The Plant-Based Athlete

茹素運動員

| 頂尖選手、醫學專家實證 |

透過植物性飲食
打造更健壯的身體

羅伯特・契克（**Robert Cheeke**）
麥特・弗拉齊爾（**Matt Frazier**）
瑞秋・霍茲曼（**Rachel Holtzman**）／ 著

周沛郁 ／ 譯
高韻均 營養師 ／ 審訂

suncolor
三采文化

一代代的運動員，都以競爭優勢之名，結合了運動和動物性蛋白質飲食，希望變得更高大、健壯、敏捷。然而大多人有所不知，他們為了短暫成功的運動表現，時常導致慢性疾病的長期痛苦。《茹素運動員》讓你看到，今日運動員（無論是體壇巨星到週末運動狂）開始接納了一個真相──他們不用犧牲長期的健康，也能達到短期目標。用植物性飲食取代動物性蛋白質飲食，不只能保護心臟、戰勝癌症、克服肥胖、防止中風，也能減少發炎，縮短恢復時間，而且能點燃運動員致勝的熱情。

— 哥倫布・巴蒂斯特（Columbus Batiste）醫師
介入性治療心臟學家

目次 / CONTENTS

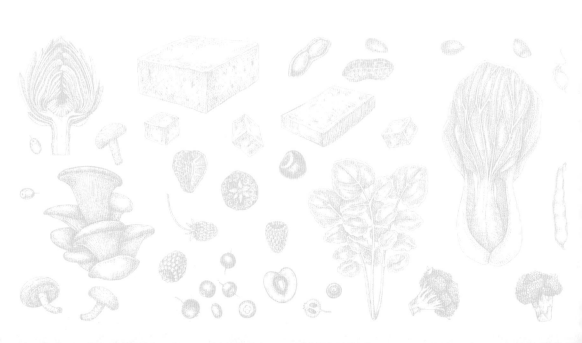

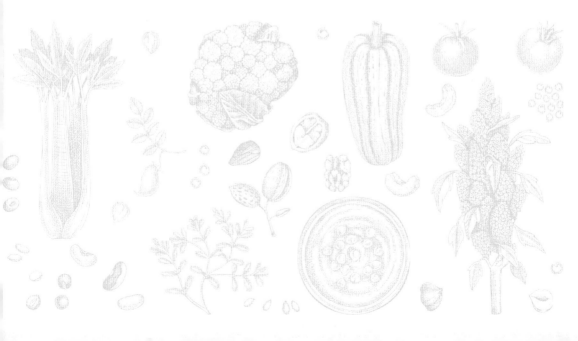

謹在此感謝所有對這計畫有貢獻的茹素運動員：

詹姆斯·威爾克斯（James Wilks），綜合格鬥冠軍

布里娜·威格利（Breana Wigley），IFBB（國際健美聯合總會）職業比基尼選手

賽喜兒·韋伯斯特（Seychelle Webster），立槳衝浪世界冠軍

達斯汀·瓦登（Dustin Watten），美國國家排球隊隊員

奧拉·華許（Orla Walsh），愛爾蘭自行車冠軍

赫妲·瓦格（Hulda Waage），冰島健力冠軍

安德烈亞斯·沃伊塔（Andreas Vojta），奧運長跑選手

大衛·費爾伯格（David Verburg），奧運短跑選手

克莉斯汀·瓦達羅斯（Christine Vardaros），職業自行車手

艾比耶·傑若米·烏多·烏多瑪（Ebiye Jeremy Udo-Udoma），美國國家沙灘排球隊員

柯林·索頓（Korin Sutton），健美冠軍

尼克·史奎爾斯（Nick Squires），健力冠軍

蕾貝嘉·索尼（Rebecca Soni），奧運游泳選手

瑪莉·史耐德（Mary Schneider），頂尖馬拉松選手

約翰·薩利（John Salley），四座 NBA 冠軍

大衛·羅瑟（David Rother），職業三鐵選手

李奇·羅爾（Rich Roll），超級馬拉松冠軍

傑若米·雷金德斯（Jeremy Reijnders），荷蘭最健壯男性（Fittest Man）

費歐娜·奧克斯（Fiona Oakes），馬拉松金氏世界紀錄保持者

詹姆斯·紐伯利（James Newbury），四屆澳洲最健壯男性

丹尼爾·內格里諾（Daniel Negreanu），世界撲克大賽冠軍

茱莉亞·莫瑞（Julia Murray），奧運滑雪選手

蘇菲·穆林斯（Sophie Mullins），英國超馬冠軍

希瑟·米茲（Heather Mitts），奧運足球員

娜塔莉·馬修斯（Natalie Matthews），IFBB 職業比基尼選手

潔希娜·馬利克（Jehina Malik），IFBB 職業健美選手

索妮亞·魯尼（Sonya Looney），越野自行車世界冠軍

薇拉·李維（Vera Levi），肌力與體能教練

喬治·拉哈克（Georges Laraque），前 NHL（北美冰上曲棍球聯盟）球員

賈許·拉瓊尼（Josh LaJaunie），超馬冠軍

凱特琳·庫克（Kätlin Kukk），愛沙尼亞自行車冠軍

江旻憓（Vivian Kong），頂尖擊劍選手

蘿拉‧克萊恩（Laura Kline），雙鐵世界冠軍

瑪姬‧卡坦（Maggie Kattan），美國田徑教練

史考特‧傑瑞克（Scott Jurek），超馬世界冠軍

約翰‧喬瑟夫（John Joseph），三鐵選手

珊達‧希爾（Shanda Hill），超馬冠軍

凱文‧希爾（Kevin Hill），奧運雪板選手

史蒂芬‧葛瑞（Stephen Gray），專業花式足球員

姐希‧蓋西特（Darcy Gaechter），皮艇世界冠軍

尤里‧福爾曼（Yuri Foreman），拳擊世界冠軍

莎朗‧菲奇曼（Sharon Fichman），WTA（國際女子網球協會）職業網球選手

瑞普‧耶瑟斯汀（Rip Esselstyn），游泳金氏紀錄保持者

凡妮莎‧埃斯皮諾薩（Vanessa Espinoza），拳擊冠軍

梅根‧杜哈梅爾（Meagan Duhamel），奧運花式滑冰選手

艾拉斯泰‧迪克森（Alastair Dixon），越野跑者

亞辛‧迪邦（Yassine Diboun），超馬冠軍

派屈克‧德羅蘭齊（Patrick Delorenzi），三鐵選手

哈莉葉‧戴維斯（Harriet Davis），IFBB 職業比基尼選手

奧蕾絲雅‧達德瑪（Olessya Dadema），頂尖體操選手

卡翠拉‧科比特（Catra Corbett），超馬跑者

大衛‧卡特（David Carter），前 NFL（美國國家美式足球聯盟）球員

布蘭登‧布瑞茲（Brendan Brazier），職業三鐵選手

蒂婭‧布蘭科（Tia Blanco），世界衝浪冠軍

金‧貝斯特（Kim Best），女子大力士（Strongwoman）世界紀錄保持人

詹姆斯‧貝賓頓（James Bebbington），皮艇世界冠軍

朵希‧鮑許（Dotsie Bausch），奧運自行車選手

羅比‧巴倫格（Robbie Balenger），超跑運動員

卡姆‧歐森（Cam Awesome），拳擊冠軍

文索‧亞力克（Ünsal Arik），世界拳擊冠軍

奧斯汀‧阿里斯（Austin Aries），職業摔角世界冠軍

　　運動員吃素，並不是新鮮事。史上有不少例子，從古羅馬的格
鬥士，到北墨西哥的塔拉烏馬拉族（Tarahumara tribe）都是茹素運動
員；塔拉烏馬拉族人可以靠著吃素，純粹為了開心而賽跑 250 公里。
雖然研究也顯示茹素運動員不是新玩意兒了，不過現在這概念比以往
都要吸引人。舉例來說，〈純素食有損耐力與肌力嗎？〉（Is a Veg-
an Diet Detrimental to Endurance and Muscle Strength?）這項研究發表
於 2020 年 4 月。研究者在 2 年的期間中，追蹤 2 組健康、年輕、苗
條而活動量大的女性（1 組吃純素，1 組是雜食）。他們評估身體組
成，估測最大攝氧量（maximal oxygen consumption，VO2 Max），
做了一個次大耐力測驗，並且測試肌力。結果顯示，2 組的體能活動
程度、身體質量指數、體脂率、除脂體重和肌力均相當。然而，結果
也顯示純素食者和雜食者比起來，估測最大攝氧量明顯比較高，次大
耐力力竭時間明顯比較長。結論呢？純素飲食對肌耐力與肌力無害，
而純素組的耐力**比較高**。有在追蹤傳奇茹素跑者費歐娜‧奧克斯、史
考特‧傑瑞克和布蘭登‧布瑞茲之類的人，看到這些發現應該不覺得
奇怪。畢竟是科學證據解釋了他們的運動成就，而不是運動成就解釋
科學證據。

　　本書可以看到許多茹素運動員（例如奧運金牌選手和世界冠軍）
的成功故事，他們來自各種體育背景，故事十分激勵人心。不過我最
有興趣的是他們運動表現背後的科學。我們知道許多基本知識，例如
植物能提供所有人類所需的蛋白質；植物性食物中的抗氧化物質比動

物性食物高了 64 倍；只有植物含有纖維，而只有動物性食物含有膳食膽固醇；植物中，每一大卡熱量的營養密度比遠高於動物性食物。不過事情遠遠沒那麼簡單。無論我們討論的是綠葉蔬菜中的一氧化氮可能增加血流量，抗氧化物質可能有助於修復肌肉組織，植物可能改善靜態代謝率，不吃動物性蛋白質可能降低肥胖的風險，科學文獻都一再闡明，植物長久以來都是我們偏好的能量來源——而現在，在追求成功而長久的運動生活形態時，植物可能是我們的解答。

羅伯特和麥特，以及本書中概述的許多運動員，都體現了這些事實。《茹素運動員》不只援引數十年的個人經驗和世界級的成功故事，也汲取了早期與劃時代研究，因此成為氣勢如虹而亮眼獨到的資源。多聽取這本書裡的建議，唯獨這樣才能創造新的生活形態（而不只是飲食），改善運動能力以及整體生活品質。你選擇在盤子裡擺進什麼食物，很可能會決定你有沒有機會變得最健康、快樂、勻稱。要深思熟慮、明智地選擇，同時發掘你身為運動員最理想的自我。

——麥克・葛雷格（Michael Greger）醫師

美國生活形態醫療學會會士（FACLM），《紐約時報》（*New York Times*）暢銷作家，
著有《食療聖經》（*How Not to Die*）、《食療聖經 減重版：終極瘦身》（*How Not to Diet*），
並創立 NutritionFacts.org 網站。

第一章

成為茹素運動員

chapter 1

全球許多頂尖運動員，世上最高大、最強壯、最敏捷的那些人，他們世界級的表現背後，其實藏著一個祕密武器。這些選手極度仰賴那武器，堅稱那祕密武器幫助他們更拚命、更持久、動作更迅速、表現更出色，還能預防受傷、加速復原。贏得奧運獎牌、世界盃冠軍、溫布頓冠軍、超級盃和打破世界紀錄，都歸功於這祕密武器。不過這個祕密武器並不是高科技的設備或折磨人的訓練方案，也不是有一群敬業的訓練員，甚至不是運動員的基因。相反的，這辦法不貴、容易取得，而且有意嘗試的人都可以達成——就是**植物性飲食**。我們來挑些證據看看。

2019 年夏天，**艾莉克斯・摩根**（Alex Morgan）幫助美國女子足球隊一舉踢得世界盃冠軍，進入聚光燈下。而艾莉克斯把她的力量和耐力歸功於植物性飲食。同樣在 2019 年夏天，世界排名第一的網球員**諾瓦克・喬科維奇**（Novak Djokovic）在持久戰中，以黑馬之姿勝過了羅傑・費德勒（Roger Federer）截至目前，七度奪得溫布頓冠軍。向喬科維奇問起他自己的表現，他很乾脆地聲明了植物性飲食對他的體力、精力和整體表現都有幫助。職業網球巨星**維納斯・威廉絲**（Venus Williams）因為疲倦和關節疼痛，而從美國公開賽退賽，之後完全退出網球賽，結果發現自己罹患修格蘭氏症候群（Sjogren's syndrome，又稱乾燥症＊）這種自體免疫疾病，於是求助於植物性飲食。採取植物性飲食後，不過隔年，維納斯・威廉絲就贏得了溫布頓冠軍和奧運金牌。妹妹**塞雷娜**（小威廉絲）稱霸女子網球多年，幾度完全茹素，目前也以植物性飲食為主（主要是素食，部分動物性食物）。

＊審訂註：乾燥症最常影響唾液腺和淚腺，嚴重時會導致角膜損傷、感染；口乾而造成吞嚥困難，影響
　　患者的生活品質。

2017 年，NBA 全明星球員**凱里・厄文**（Kyrie Irving）從克里夫蘭轉戰波士頓的時候，終於有機會脫離勒布朗・詹姆士（LeBron James）的陰影。新球隊起步意外緩慢，於是厄文採取了植物性飲食。塞爾提克隊（Celtics）接著連贏 13 場，厄文再也沒回頭，而且成為球隊的隊長，也是多年的全明星球員。現在厄文是布魯克林籃網（Brooklyn Nets）的檯面人物，為 NBA 留下了植物性飲食的影響。凱里在 2019–2020 球季的第一場比賽打破了 NBA 的紀錄，在新球隊第一次亮相就得了 50 分。而 NBA 不只有凱里一個球員利用植物性飲食作為競爭優勢——另一位全明星賽球員**達米安・里拉德**（Damian Lillard）也是 NBA 排名前 10 的球員，也為了減重、提升速度而採取植物性飲食。里拉德達到了他的目標，讓自己從二線球員躋身 NBA 的最佳球員之一。**克里斯・保羅**（Chris Paul）、**加瓦勒・麥基**（Ja-Vale McGee）、**德安德魯・喬丹**（DeAndre Jordan）、**威爾森・錢德勒**（Wilson Chandler）等等 NBA 球星，都為了改善表現而採用植物性飲食。克里斯・保羅在 2019–2020 的球季重振雄風，充分證明保羅遵循植物性飲食超過一整年之後體驗到的益處，即使在生涯相對後期，仍然創造了他數一數二精彩的賽季。國家女子籃球協會（Women's National Basketball Association，WNBA）中，植物性飲食正熱門，有些世界最厲害的女性籃球員，包括**黛安娜・陶樂西**（Diana Taurasi，被視為史上最強的女性球員），都為了能量、表現和壽命而擁抱了植物性飲食。WNBA 球星**莉茲・坎貝奇**（Liz Cambage）、**蕾貝卡・布朗森**（Rebekkah Brunson）和**妮卡・歐古米克**（Nneka Ogwumike），都靠植物性飲食提升比賽表現。

2017 年，美國國家美式足球聯盟的線衛**德瑞克·摩根**（Derrick Morgan）和田納西泰坦隊的其他先發防守線鋒都採取了植物性飲食，摩根帶領他的隊伍，九年來第一次進入季後賽。而華盛頓隊（Washington Football Team）的先發進攻線鋒也不落人後，他們在 2017 球季有一段時間也採取了植物性飲食。不久前，前 NFL 最有價值球員**凱姆·牛頓**（Cam Newton）為了運動的益處而採用了植物性飲食。凱姆參加了主流媒體管道的一個純素至上（Vegan Strong）宣傳活動，頌揚受傷復原過程中採取植物性飲食的成效。植物性飲食提供了優質燃料以支持他復出，擔任 NFL 的先發四分衛。

拳王**麥克·泰森**（Mike Tyson）遵循植物性飲食 10 年之後，恢復了健康和運動員的青春、運動能力與力量，以 54 歲之齡重返拳擊擂臺。終極格鬥選手**內特·迪亞茲**（Nate Diaz）、**尼克·迪亞茲**（Nick Diaz）、**麥克·丹齊格**（Mac Danzig）、**詹姆斯·威爾克斯**和其他許多人，都擁抱了植物的力量，增進耐力，在累人的運動之後促進恢復；此外，知名的美國與世界拳擊冠軍**提摩西·布萊德利**（Timothy Bradley）、**大衛·海伊**（David Haye）、**卡姆·歐森、文索·亞力克**和**尤里·福爾曼**，都採納植物性飲食來增進耐力，撐過世上最辛苦運動之一的激烈回合，並且迅速恢復，持續進步。

奧運獎牌得主**希瑟·米茲、蕾貝嘉·索尼、梅根·杜哈梅爾**和**朵希·鮑許**都知道蔬食擁有修復以及增進表現的能力，因此至今擁抱植物性飲食，並且鼓勵其他人一起吃素。史上最偉大的一位奧運選手——田徑傳奇人物**卡爾·劉易士**（Carl Lewis），將他有史以來最優異的表現，歸功於純素生活和植物性飲食。劉易士贏得 10 面奧運獎

牌，其中九面是金牌；他為了傑出的世界級茹素運動員打下基礎，他們跟隨他的腳步，贏得奧運的榮耀。

板球名人**維拉·哥利**（Virat Kohli）不只是全球數一數二的板球高手，贏得傲人的獎項與頭銜，也在 ESPN 百位最知名運動員中名列第七，登上富比士百大收入最高的運動員，也名列《時代》雜誌最具影響力的百大人物。哥利並不孤單——全球前 21 位深具影響力的運動員之中，採用植物性飲食的名人還有**萊昂納爾·漢米爾頓**（Lionel Hamilton）和**路易斯·漢米爾頓**（Lewis Hamilton）。

路易斯·漢米爾頓七度拿下一級方程式世界冠軍，或許是世上最著名的賽車手。其他頂尖的茹素運動員通常避而不談自己的純素生活，但路易斯對於他採取的植物性飲食十分坦誠。路易斯不只採用植物性飲食，也經常向廣大的粉絲推廣這種生活方式，鼓勵他的數百萬粉絲為了自己的健康和環境健康，擁抱植物性飲食。路易斯在 2019 和 2020 年分別創下世界紀錄，成為所有運動中最常勝的冠軍之一，也是今日全球知名度最高的一名運動員。

此外還有影星**阿諾·史瓦辛格**（Arnold Schwarzenegger）。阿諾幾乎成了力量和陽剛的同義詞，而他也證實不一定要吃肉才能長肉。其實，阿諾最近採取植物為主的飲食，也鼓勵其他人仿效。

植物性飲食已經不再是運動員的趣聞了。回想一下近年的新聞標題：

《今日美國報》（*USA Today*）：**植物性飲食占領了運動界**
CNBC：**NFL 球員和其他運動員為何開始吃純素**

《美國新聞與世界報導》雜誌（*U.S. News & World Report*）：**運動員吃素也能表現出眾**

《富比士》雜誌（*Forbes*）：**運動愈來愈素的五個原因**

《紐約時報》：**路易斯・漢米爾頓改變了飲食，從此叱吒風雲**

愈來愈多奪牌的職業選手、奧運選手和其他頂尖運動員為了健康而接受植物性飲食，他們意識到植物性飲食不只增強體能到超乎想像的地步，也能延長他們的職業生涯和**壽命**。這強大的證據證明**人體不需要肉類、蛋或乳製品，也能變強壯**。如果 NBA 最耀眼的巨星可以在球季的 82 場高強度比賽中生龍活虎，NFL 最傑出的大將能在美國體能需求最高的主流運動中如魚得水，而職業網球選手可以撐過辛苦的整個球季，並且面對極端天候和時差，想想看一般運動員採取健康的植物性飲食，會有怎樣的體驗。在過去 20 年我們分享的生涯中，我們一向致力推廣這樣的訊息，而這也是《茹素運動員》的重點──教你把這些策略應用在生活中，釋放你的潛能，然後讓你親身體驗這些傑出的運動員在現實生活中怎麼吃、怎麼訓練、怎麼恢復。

我們都知道，純素主義是現代最流行的一種生活方式。這很合理──幾乎所有試過這種飲食的人（無論是完全採納植物性飲食，或是好奇嘗試素食），都會因為攝取更多植物、更少動物食品而受益，包括減少過多的體脂肪，穩定血糖（甚至有多例逆轉了糖尿病），降低膽固醇，減輕心臟病，緩解關節疼痛和其他發炎，解決各種慢性病。

現在該迎接這個運動的下一場革命──茹素健身了。這在素食的世界並不是新概念──這我們很清楚，因為我們幾個運動選手茹素的經驗，加起來已有 30 年。羅伯特・契克被視為純素健美運動的教

父，從 1990 年代中期就是純素運動員了。而麥特・弗拉齊爾則是馬拉松選手，從 2009 年起，就藉由全球數一數二的茹素運動員平臺——無肉運動員（No Meat Athlete，nomeatathlete.com），引導對茹素運動員生活方式的討論。多年來，我們倆以研究和親身經驗為證，保證運動員茹素不只能得到足夠的蛋白質和完善的營養，也能有出色的運動表現，絕對能達到最嚴苛的體能目標。我們幫助了數以千計的讀者發掘了他們的可能性，包括老練的選手到週末運動狂、死忠的嚴格純素者到對素食好奇的嘗試者。而在此之前，這樣的內容還不曾進入主流的健身討論中。《茹素運動員》將改變這樣的情形。

延續開創者的努力

早在網路出現、甚至在有這方面的書本和紀錄片、可以表明自己是素食者或純素食者、社交媒體的網紅業配產品，或光是靠肌肉發達、身材勻稱就能賺錢之前，許多冠軍運動員就已經靠著植物補給能量了。現代的素食風貌有了種種變化。在這之前，也有奧運奪牌的茹素運動員挺身抨擊糧食不公、政府補助畜牧業、環境劣化、養殖工廠和虐待動物。也有茹素運動員只是表明他們不需要動物性蛋白質就能與頂尖選手競爭。許多運動員（甚至在數十年前）就開始採取植物性飲食，希望改善運動表現，而且如願以償。但如果真的有效，當時為什麼沒流行起來？俗話說得好，積習難改。改變需要時間，而違反

常情即使值得，也不容易。不過此一時也、彼一時也，屬於現代茹素運動員的時代即將來臨，我們在全書裡將不斷帶到這個主題。

茹素運動員自從羅馬格鬥士時代就已存在。法醫科學家研究格鬥士的骨骼組成之後，判定他們吃的主要是植物性飲食。[1] 雖然奧運早期有些茹素奧運選手的紀錄，不過 1970、80 年代才見證了茹素的傳奇運動員崛起，他們為了運動表現而採用植物性飲食（可能是蛋奶素食，也可能是純素）。其中包括田徑名人**愛德溫‧摩西**（Edwin Moses）和**卡爾‧劉易士**、健美界的大人物**比爾‧珀爾**（Bill Pearl）、**安德列亞斯‧卡林**（Andreas Cahling），還有女子網球冠軍**瑪丁娜‧娜拉提諾娃**（Martina Navratilova）。1977 到 1987 年間，摩西連續贏得了驚人的 122 場比賽。摩西的競賽項目是 400 公尺跨欄，只要腳一滑，或跑鞋上的釘子在跨欄的橫杆上刮一下，就可能跌倒，打斷蟬聯冠軍的完美紀錄，因此這個成績特別不可思議。摩西採取無肉飲食，之後又四度打破世界紀錄，贏了兩面奧運獎牌和兩面世界錦標賽金牌。這對所有關注的人傳達了一個訊息：如果世上數一數二的運動員（何況還屬於充滿爆發力、高強度的運動項目），都能不吃肉而得到那麼耀眼的成功，我們其他人的成就會是如何？

摩西的生涯正在走下坡時，另一位田徑巨星正如日中天。卡爾‧劉易士是短跑和跳遠選手，1984 年在洛杉磯奧運和摩西相偕得到金牌，之後成為有史以來最偉大的奧運冠軍之一。劉易士曾經在不同場合表示，他在田徑場上最好的一年，是他吃純素的第一年，而劉易士至今仍然熱中推廣植物性飲食。大約在同一時期，瑪丁娜‧娜拉提諾娃正準備成為史上數一數二（甚至**最厲害**）的網球女將。娜拉提諾娃的成就和紀錄似乎永無止境，包括職業生涯中單雙打世界排名第一都

維持了數百週。她的職業生涯很長——直到 40 多歲，仍然表現優異。娜拉提諾娃曾經在一段訪談中表示，她能持續完成職業網球賽的主要原因，是她的飲食愈吃愈素。雖然娜拉提諾娃在她打網球的年間只是吃蛋奶素，還不是嚴格純素者，但她從退休後就採取完全植物性的飲食。

約翰・薩利曾拿下四座 NBA 冠軍，1990 年代他在球員生涯快結束時，開始大力推崇植物性飲食的益處，為許多 NBA 球員開啟擁抱植物性飲食的大門。約翰・薩利後來在南加州開了一家純素餐館，是超越肉類（Beyond Meat）的早期投資者，出現在這題材的無數紀錄片和文章中。不過對茹素運動員鼓舞最大的是 1990 年代那些長跑選手，最著名的是**布蘭登・布瑞茲**、**露斯・海德里希**（Ruth Heidrich）和**史考特・傑瑞克**。三人都是素食和長跑界的傳奇人物，證實了植物能為一些最有挑戰的人類運動成就提供能量，包括超過 160 公里的超級馬拉松。在這樣不可思議又令人信服的事蹟之後，純素健美選手**肯尼斯・威廉斯**（Kenneth Williams）、**羅比・哈茲利**（Robbie Hazeley）和**亞歷山大・達蓋茲**（Alexander Dargatz）等人，以及綜合格鬥（mixed martial arts，MMA）選手**麥克・丹齊格**和**傑克・希爾茲**（Jake Shields）等人也加入這個行列，為更多追隨他們的人鋪路。

最後，無論是耐力型、力量型還是爆發型運動員，都能靠著植物性飲食達成目的、成功的事實無庸置疑——大眾終於注意到了，於是在 2000 年代初，誕生了一場運動。羅伯特的「純素健美」（Vegan Bodybuilding & Fitness）網站成立於 2003 年，很快就成了成千上萬茹素運動員的熱門目的地，他們來自各種不同背景，形成了一個社群。麥特的「無肉運動員」網站在六年後加入戰局，成為同類之中最

大的平臺，也是目前人口數百萬的茹素運動員社群的領導之聲。

我們一同見證了先驅們為大家鋪路，並且將他們引領的潮流發揚光大。羅伯特兒時臥室裡有卡爾・劉易士的海報（當時他並不知道劉易士吃素），麥特則在他第一本書邀請到布蘭登・布瑞茲為其寫序。這旅程一路發展到植物性飲食真正成為體育界的主流，收穫滿滿。這些不可思議的人物教我們的是，如果所有運動員基本上接受同樣的訓練，得到類似的表現結果，那運動員之間的差異是什麼？差異在於恢復效率更好、更頻繁接受訓練的能力，以及改善整體速度、耐力、力量和表現的能力。這假設一開始是：「差別會不會在於營養呢？」一代代過去，這些運動員證實了假設無誤。他們也證明了，並沒有依運動類別而有專門飲食這回事。我們現在有充足的證據（包括親身經驗和一些科學研究），顯示一般而言，規畫良好、熱量充足的植物性飲食足以提升能量、減少發炎現象、促進運動恢復、減少痠痛、提供最有效率的運動前後能量、增進腸道健康與消化、減少過多的體脂肪，甚至改善睡眠──而且不限於哪種運動。何況還有眾多茹素的醫師、營養師和其他醫療專業人員熱心宣揚植物性飲食對心臟、神經系統、精神疾病、功能與生活形態醫學，以及預防、逆轉自我免疫疾病的健康益處。

由於植物性飲食的好處愈來愈為人所知，愈來愈多傑出選手現身分享他們的經驗，證實這種飲食轉變如何不可思議地增進他們表現，不只克服慢性病、大幅超越個人目標，而且讓他們的生涯壽命遠遠超過常態。而這勾起了兩個非常重要的大問題：這些運動員**究竟做**了什麼，才能讓他們的植物性飲食發揮最大的效用，而你**究竟如何**才能得到同樣的益處？

這正是我們接下來要告訴你的事。

全球最功勳彪炳的知名茹素運動員包括職業橄欖球、籃球、足球和網球員,衝浪、摔角、MMA、自行車和三鐵選手,以及長跑、拳擊、健力與健美選手;他們告訴我們,他們為了得到最佳的結果、受到最少傷害而採取飲食、訓練法的特定微妙要素。接著我們會提供按部就班的藍圖,讓你知道要如何為**自己**建立最理想的茹素健身方案。我們會幫你判斷究竟應該吃什麼、吃多少、什麼時候吃(取決於特定的生理因素,例如性別、年齡、身高、體重、活動類型、健身目標——耐力、靈活度、力量或速度),以及如何更快、更有效率地在高強度訓練之後復原;如何走進廚房,做出最美味營養的食物。

在這過程中,除了頂尖茹素運動員的親身經驗之外,我們納入了大量醫學和營養專家(包括醫師和註冊營養師*)的意見。他們在研究和患者身上看到的情形,證實了我們(以及本章中提過的所有運動員)在健身房目睹過的事:植物擁有促進循環、提高血氧、減輕發炎、排除不良毒素、滋養肌肉、保持心臟健康、滋補腦部的神奇能力——上述這些,都能讓運動表現突飛猛進。再加上把這種強大的燃料依據你的身體需求(無論是動是靜)量身訂作的專業知識,幫助訓練更上一層樓,進入茹素運動員的層次。

信不信由你,**所有人**(不只運動員和生活形態活躍的人)都能因為吃更多原型植物而受益。我們只希望你以開放的心態,看看讓體適能更上一層樓有哪些可能,以及植物性營養在你的健康、運動與日

*審訂註:指經營養師國家考試及格,並依營養師法領有營養師證書者,得充營養師。我國營養師法規定,非領有營養師證書者,不得使用「營養師」名稱及執行各款營養師業務。

常表現扮演怎樣的角色。如果你採納了我們（以及這些頂尖運動員與醫療專家）的建議，你就握有威力無窮的法寶，能在訓練與表現上助一臂之力，同時對你的整體健康也大有裨益。

　　就如同之前說過，我們知道這種做法有效。但你必須像這些運動員一樣，願意付出努力、投入這趟漫長的旅程。希望你遵循本書列出的建議，帶著十足信心地擁抱植物，助你達成更完善的健身新目標。既然是值得奮鬥的挑戰，就必然有辛苦之時與阻礙。不過成功與否，端看你怎麼克服。等你脫胎換骨，和成千上萬的運動員一樣經驗過植物性飲食的益處之後，就會變得更強壯、更敏捷，也更堅韌。與此同時，我們會陪著你，亦步亦趨地替你加油。

＊　　　＊　　　＊

「對運動員和其他經常運動的人士而言，植物性飲食最大的好處是能預防高血壓、發炎、減少氧化壓力、脂毒性和西式飲食相關的腸道菌叢失調。茹素的益處似乎包括提供能量、功能和復原。我常常受到打破世界紀錄的頂尖茹素運動員激勵。有些年紀7、80歲或更年長的茹素人士仍然健康、精力充沛，沒有慢性病，他們激勵了我。對我而言，這是真正嚴苛的考驗……著眼長期健康，沒什麼比得上植物性飲食。」

──布蘭達・戴維斯（Brenda Davis），

註冊營養師、作家、研究者、演講師

「植物性飲食首要的益處就是縮短恢復時間。我可以做更多訓練，進步更快。少了營養壓力*（nutritional stress），我的皮質醇濃度降低，睡眠也改善了。」

——布蘭登・布瑞茲，超馬冠軍

「業界接受運動員吃植物性飲食也能活下去，已經很多年，不過現在多虧了那些拓土開疆的傳奇人物，其他健康專業人士也明白我們採取植物性飲食不只能活下來，而且容光煥發！我挑戰了我大學接受的肌動學（kinesiology）和膳食營養學教育，著手尋找真相。吃原型植物性飲食（但沒那麼認真）不到一星期，我已經舉得更重——我好幾年都沒破那麼多個人紀錄了。而且我隔天就能比賽，幾乎感覺不到發炎反應。我在舉重時恍然大悟，對我的肌動有種深刻的直覺，因為有史以來第一遭，我的身心控制達到超乎從前想像的境界。」

——亞莉莎・史壯（Alyssa Strong），
美國運動醫學會認證運動生理學家

＊審訂註：指攝取的營養素不足以滿足新陳代謝的需要。

「我在物理治療學校就學時在醫院工作，期間漸漸發現，我需要改變飲食，以避免我目睹的那些健康問題。這絕對是個長遠的決定，而不是為了短期表現。如果（運動員）沒有補充適當的能量，就不會得到好成績。」

　　　　　——史考特‧傑瑞克，連續七度贏得西部各州百哩耐力跑
　　　　　（Western States 100-Mile Endurance Run），兩度贏得
　　　　　135 哩惡水超級馬拉松（Badwater Ultramarathon）

「對我來說，改吃原型植物性飲食最大的不同是我精力更旺盛，訓練的痠痛減少。因此，我一週可以多訓練一天。」

　　　　　—— 傑若米‧雷金德斯，2018 年荷蘭最健壯男性

了解食物背後的力量：巨量營養素、微量營養素和熱量密度

chapter 2

既然你正在讀這本書，就表示你為了讓自己的健康和運動能力更上一層樓（即使只是到二樓），而願意考慮放棄動物性食物、改吃植物性食物的可能性。這是好事，你會在本書的每一章看到，充足的證據顯示那樣的轉變對你的健康和運動能力都將有驚人的影響。而**李奇·羅爾**正是在生命中一段關鍵時期改吃植物性飲食，而在身心、運動與生活形態全面性轉變的典型例子。

李奇·羅爾是超級馬拉松跑者、主持《李奇·羅爾 Podcast》（*Rich Roll Podcast*），並且是今日世界上最受歡迎的茹素運動員之一。李奇的人氣如日中天，對許多頂尖運動員和思想領袖而言，光是受邀上他的節目，就是某種「成就」；有點像登上雜誌封面，或在電視上盛大亮相。李奇的粉絲超級死忠，不過從前並不是這樣，這現象其實是不久前的事。李奇最著名的一段話是：「我直到 43 歲，才達到運動員的巔峰，直到 44 歲才寫了我的第一本書。直到 45 歲才開始自己的 Podcast 節目。30 歲時，我以為我的人生就這樣了。現在我52 歲，我知道我的人生才剛開始。繼續跑下去，絕對不放棄。看著你的風箏翱翔天際。」過去 10 年，他的人生脫胎換骨了，而植物性飲食是他個人成長的中心。

李奇和我們訪問過的許多運動員一樣，有著複雜的過去。他曾是史丹佛大學的傑出游泳選手，但他卻臣服於藥物與酒精，落入監獄與勒戒所，看著自己的人生四分五裂。李奇就像許多自己改頭換面的人一樣，有過大夢初醒的經驗。他身為丈夫和四個孩子的爸，在他40 歲生日時雖然人很清醒，卻超重 23 公斤，在上樓梯時痛苦地倒下，擔心自己隨時會心臟病發。李奇離開運動選手的生涯已久，但他覺得必須改變人生的方向，重拾健康與活力。若不變得健康快樂，就

得繼續生病、消沉；於是李奇決定振作起來。他採用了植物性飲食，重拾游泳，開始跑步，也買了一輛自行車。由此開啟了一段超級馬拉松的生涯，而李奇最後因此成了各大雜誌的封面人物，被選為《男士健身》雜誌（*Men's Fitness*）的全球 25 名最健壯男性。這也是李奇探索超級鐵人賽（Ultraman triathlon）的開始，他將以創新者和世界級運動員的身分，留下深遠的影響。李奇最終成為超級鐵人賽數一數二的佼佼者，在世界超級鐵人賽（Ultraman World Championship）戰績優異，不斷創下紀錄。李奇雖然有游泳的背景，但在第一次參與超級鐵人賽的兩年前，甚至不曾擁有自行車。那場為期三日的比賽中，李奇一天之內居然騎了 274 公里。

2010 年，李奇和他的超級耐力賽選手同伴傑森・萊斯特（Jason Lester）完成了所謂的 EPIC5 挑戰，一週之內，在夏威夷的五座島上完成了五次鐵人三項。兩年後，李奇出版了他暢銷第一名的回憶錄，《奔跑的力量》（*Finding Ultra*），寫出我們之前提過的名言；其餘的你都知道了。李奇現在坐五望六，仍然每天運動。他的精力大多投注於獲獎的 Podcast，分享世界各地傑出人士和思想領袖的故事。對李奇而言，對話是讓世界更美好的關鍵。如果我們可以談論重要議題，提出富含意義的問題，毫不批判地專注傾聽，針對如何讓社會進步能有建設性的對話，就能辦到。其實，李奇最初正是因為追求知識、渴望提升自我，才會開始接觸植物性飲食，而植物性飲食促成了他今日支持代表的一切。

李奇在吸毒、酗酒、憂鬱、壓力和糟糕的飲食習慣吞噬他的人生之後，植物性飲食的滋養幫助他發掘了身為運動員的路。植物性飲食究竟如何實際影響了李奇的運動表現呢？李奇吃營養豐富但熱量

低的食物，發現靠著原型植物性飲食，就能吃下更多食物，卻又能減重。而且動物性食物會造成發炎、引發疾病；避免動物性食物，吃下彩虹般的各色食物，可以攝取更多的總營養素，熱量來源多樣化，例如水果、蔬菜、豆類、穀物、堅果、種子，這些食物全都營養豐富。李奇減重之後，運動更輕鬆、更有效率，更能樂在其中，他游泳、騎自行車、跑步，迎向對運動和生命的新熱情。營養密度高的蔬果昔成為李奇的一大主食，少了動物性蛋白質、膳食膽固醇、大量的飽和脂肪與高熱量密度的食物，李奇吃下遠比以前更多的健康食物，而那些食物含有最多的維生素、礦物質、抗氧化物質、纖維和植物營養素。對李奇而言，植物性飲食令人煥然一新。李奇不再和大部分美國人一樣擔心心臟病發、因為體重過重而覺得疲倦懶散，而是把他的身體變成由植物驅動的機器，達成不可思議的運動成就，例如連續幾天完成鐵人三項。

可以說，少了植物性飲食的影響，諸如精力大增、加速復原、改善整體運動能力與心情的效果，《李奇・羅爾Podcast》就不會存在，也不會有這麼令人震撼的故事可以傳頌。李奇和其他許多人一樣，全心投入一種永遠改變他的飲食和生活方式；並且植物性飲食也可能永遠改變許多人。

李奇對你我而言，都是特別激勵人心的運動員。這些年來，我們有幸汲取他的智慧；他的睿智令人嘆服，尤其是他的格言，「持續投入」，提醒了所有人，即使遇到困難挫折，也要繼續努力。這看似簡單，但如果你確實日復一日持續投入，做你熱中的事，就會在過程中得到快樂，甚至發掘自己最好的一面。

李奇‧羅爾的生平，以及本書裡其他世界級運動員的故事裡都有充分的證據顯示，選擇植物性而非動物性食物，對於運動表現有**翻轉全局**的效果。有些頂尖運動員完全靠植物補充能量，因此這不只是我們能親身證實的事——醫學與科學領域也證實，植物是最理想的運動能量來源。我們現在可以信心滿滿地說，植物是比較優質的能量來源。這要歸功於近期科學研究的結論：

‧純素飲食無損耐力或肌肉力量。其實，純素食者的次大耐力甚至可能優於雜食者。[1]

‧遵循素食，特別是純素飲食模式，和耐力跑其實不會牴觸，也是運動員雜食性飲食之外的一個健康選擇。[2]

‧在耐力型運動中，植物性飲食由於能影響血流量、身體組成、抗氧化能力、系統性發炎和肝醣儲存，因此被認為可能有助於改善表現、加速復原。這些特質為運動員倚重植物性飲食，提供了科學基礎。[3]

接下來幾章裡，我們將幫助你解答一個常見的關鍵問題：「那我究竟該吃什麼？」因為說到茹素運動員，這問題的答案就不像「不吃動物性產品」或「只吃蔬食，主要是原型食物」那麼單純了。這一章裡，我們會詳細拆解，從基礎開始介紹該怎麼為茹素的身體提供能量——尤其是被鞭策到極限的身體。

首先要知道的是**巨量營養素、微量營養素**和**熱量密度**。這些概念不只會影響你要吃哪些植物性食物，也影響了吃的份量和比例。學會參考這些因素，調整你的飲食，才能確保你有效地利用你的燃料，

無論你的健身目標是減重、增重、增強耐力、力量，或是爆發力。我們最後會談到如何規畫你個人的飲食計畫，不過首先要來分析你吃下的東西的整體細節，這樣你就不用照單全收——你將知道要怎麼規畫均衡的植物性飲食，而這飲食法將滿足你身為運動員、全方位健康的一切需要。（沒錯，其中包含大量的蛋白質——不過這稍後再說！）

以下有幾個運動員如何在現實生活中實踐的例子，讓你稍微明白，運用日常飲食的營養素與熱量組成，能得到多大的力量。

首先，我們先從熟悉的來。羅伯特 10 歲出頭就開始吃素，他告別長跑生涯，開始涉足健美運動的時候，目標是迅速練出大量肌肉。羅伯特 20 歲時，擁有最適於長肌肉的睪固酮，加上滿腔熱血，熱切地鍛鍊肌肉……卻一敗塗地。問題在於，羅伯特仍然用跑者的方式思考。他從小就是跑步選手，大學時跑過一年的越野賽跑，所以運動時必須燃燒大量熱量，吃下的食物量又不多。因此他身高 180 公分，卻能維持 68 公斤的體重，有利於跑步。羅伯特轉戰舉重時，為了保持身材持續跑步（而且樂在其中），此外還騎自行車、每日做健身操，例如伏地挺身、捲腹和重量訓練，但熱量攝取卻沒有大幅增加。所以經過整整一年的訓練之後，羅伯特沒長肌肉，身型也沒變魁梧，體重連半公斤都沒增加。他甚至在一本日記上記錄他的每日運動，希望、期待改變，卻沒有如願。

羅伯特的問題並不是植物性飲食讓他長不了肌肉——而是因為他不了解熱量密度和總熱量攝取與消耗的重要性。基本上，羅伯特雖然目標是增肌，燃燒的熱量卻遠超過攝取的熱量；他的飲食和目標互相矛盾。羅伯特挫折不已，幾乎完全放棄時，發現了健身生活（Body for Life）計畫。健身生活計畫是當時極為流行的重量訓練規畫，他受到鼓舞，遵行了一週六天的運動目標，並且記錄運動和熱量攝取。這目標也鼓勵他一天六餐，每三小時吃一次，因此能頻繁攝取充足的熱量。羅伯特不再騎自行車，減少了跑步量，納入計畫性的例行重量訓練，終於讓他的目標能夠持續。這段期間他也做了紀錄，每天抽空評估判斷哪些做法有效哪些不行。

結果不證自明。羅伯特經過沒增肌、體重沒改變的一整年之後，在 12 週內增加了 8.6 公斤，10 個月之間增加了 12.7 公斤。隔年他又增重 4.5 公斤，又一年之後，他成為健美選手，幾年後拿到健美冠軍。羅伯特以他煥然一新的 91 公斤身形，確立了純素健美真的可行。那單純的身體轉變，不只讓羅伯特的身上多了肌肉，也給了他自信，讓他能相信自己、相信植物性飲食的力量。羅伯特為了不虐待動物而開始吃純素，接受吃素可能阻礙運動表現的可能性——至少 1990 年代他身為高中五項運動的純素運動員時，幾乎所有朋友、隊友和教練都這麼告訴他。當羅伯特成為舉重選手，辛苦增肌的時候，他開始懷疑他們說的對不對。不過羅伯特向自己也向他人證明了，不只可以吃素長肌肉，甚至能在他據說無緣參與的運動中奪冠。

在這之後他更加了解營養密度和熱量密度，因此能選擇適合的食物，讓他對增肌目標的投資得到最好的報酬；並在 40 歲時達到大約 100 公斤的體重，比他 25 年前剛採用植物性飲食時多了整整 45 公斤。寶貴的教訓通常會深深地刻印在經驗中。羅伯特經過多次失敗並從那些經驗中學習，而且不屈不撓地以開放的心胸再度嘗試，才從原本嘗試而失敗，歷經努力最終成功。

麥特一開始的理想也很遠大……然後跌得更重。

麥特成長的過程和大部分小孩一樣，運動、吃一般美式飲食，直到上大學才認真看待自己的飲食和健康。他和一些朋友決定他們不只要跑馬拉松（雖然當時幾乎不曾跑超過 4.8 公里），而且要得到參與知名波士頓馬拉松的資格。當時，波士頓的資格是在 3 小時 10 分鐘之內完成一場馬拉松—— 1 公里配速大約 4 分 30 秒。這時間比較接近麥特跑 1.6 公里的個人記錄，和跑馬拉松的速度天差地遠，但麥特不以為意，開始紀錄距離，摸索著成為跑者。六個月後，麥特和朋友越過聖地牙哥搖滾馬拉松（Rock 'n' Roll Marathon）的終點線……他們經歷了這輩子最痛苦的 4 小時 52 分鐘，比波士頓的錄取標準慢了超過 100 分鐘。

但這沒有成為麥特跑步生涯的終點，反而成了起點。麥特沒因為令人失望的成績而沮喪；反而其中的可能性鼓舞了他——如果我現在的身體狀況足以完成馬拉松，那麼我要跑快 100 分鐘，需要怎樣的身體狀況？我的運動、營養和恢復要多麼自律？我必須鍛鍊出多麼堅強的心態？

接下來七年，麥特朝著波士頓的目標努力，不斷失敗，不過愈來愈能避免受傷、訓練得更有效率。或許更重要的是他能夠針對最佳表現來調整飲食。開始這過程幾年後，麥特決定不再吃豬肉、牛肉（主要是為了道德因素）。麥特想吃素，但他和許多運動員一樣，擔心蛋白質攝取不夠。所以麥特一開始先不吃四條腿的動物，然後再接下來幾年間，逐漸排除了家禽和魚肉。麥特搜尋過如何靠著素食供應耐力型運動的能量，但幾乎沒找到有幫助的訊息，於是決定用部落格

來詳細記錄自己的實驗，他稱之為「無肉運動員」（No Meat Ath-
lete）。

　　雖然運動表現並不是麥特的激勵因素，但自從麥特不吃肉之後，
運動表現（以及也很重要的訓練後復原狀況）好到超乎他意料。他的
體重減了幾公斤，不過力量不變。最驚人的是，他的馬拉松訓練里程
達到新高之後（長跑可以跑到 32 公里，加上平日毫不鬆懈的速度和
節奏訓練），他並沒有放慢腳步。從前這種程度的訓練他總是會受
傷，但這次……完全沒有。經過一個夏天他這輩子持續最久、強度最
高的訓練之後，麥特以 3 小時 9 分 59 秒的成績越過了紐約康寧市
（Corning）酒杯馬拉松（Wineglass Marathon）的終點線，比他夢想
賽事的合格標準快了 1 秒。（其實不是 1 秒；官方的合格標準是 3 小
時 10 分 59 秒，所以麥特其實快了 1 分又 1 秒。）

　　麥特終於拿到波士頓的資格之後，他把重心放在超級馬拉松。
他開始跑 50 公里和 80 公里來試驗純素飲食。麥特跑第一場 160 公里
賽事的時候，已經吃純素整整兩年了。在他吃純素之前，三個月內跑
兩場馬拉松一定會受傷。但現在麥特每週固定跑 96 公里，其中 48 公
里是在週末中間休息不到 24 小時的前提下分兩次跑完，此外他還能
在短短幾個月之內跑一場 50 公里、一場 80 公里、一場 160 公里的賽
事。麥特從來沒被受傷影響，他歸功於植物性飲食的營養密度和抗發
炎特性。

規畫適合自己的植物性飲食

我們之後會詳細討論如何依據你獨一無二的生理、運動計畫和目標，來量身訂作飲食法，不過目前先來談談所有成功的植物性飲食有哪些基本要素。

首先是**巨量營養素**又稱三大營養素。巨量營養素存在於所有食物中，能供應身體需要的能量，也是運動表現的一大影響因素（其他因素還有：整體健康與健全）。飲食要為你提供能量，就必須含有精確校準的巨量營養素和充足的微量營養素。如果你某種巨量營養素吃太多而另一種吃得不夠，就可能造成攝取過多熱量、體脂增加；或是沒有足夠的能量來運動，甚至攝取的維生素、礦物質不足以在運動之後幫你修復身體。如果哪種巨量營養素攝取不足，不只是訓練，你的整體健康也可能受影響。

飲食中的巨量營養素有三大類。並同時提供熱量（或能量）：**蛋白質、碳水化合物和脂肪**。這些營養素都有各自的益處，所以每一種巨量營養素都有各自的一般建議量。攝取並消化三大營養素、由腸子吸收之後，會送到血流中，接著由肝臟代謝，最後提供許多特定生物功能的能量。

蛋白質

· 幫助生長（對兒童、青少年、孕婦特別重要）
· 促進組織修復

・強化免疫功能

・製造基礎荷爾蒙和酵素

・在缺乏碳水化合物時提供能量

・保持淨肌肉量

碳水化合物

・為身體提供能量（我們身體所有組織和細胞都能用葡萄糖當能量；
這是許多碳水化合物的組成分）

・對中央神經系統、腎、腦和肌肉（包括心肌）運作至關緊要

・可以儲存在肌肉和肝之中，以利之後提供能量。

・對腸道健康和排除廢物很重要

脂肪

・協助一般生長與發育

・提供能量（脂肪是我們最濃縮的能量來源）

・促進吸收某些維生素（例如維生素 A、D、E、K、類胡蘿蔔素等
等「脂溶性維生素」）

・為器官吸收衝擊

・維持細胞膜完整

・增進食物的風味、口感，延長食品保存穩定性。[4]

微量營養素：需求少、效用大

雖然談到食物組成的時候，巨量營養素通常是目光的焦點，但我們無法忽略微量營養素不容忽視的效力。這些維生素和礦物質提供來自植物的深度營養素。要維持身體健康，微量營養素不可或缺。微量營養素在產生能量、免疫功能、保護身體不受氧化傷害與氧化壓力影響、製造神經傳導物質、生成與修復肌肉、肌腱、韌帶和軟骨，扮演了至關緊要的角色。這些維生素和礦物質讓我們的血液充氧，保持骨骼強壯，補充電解質——如果希望擁有出色的體適能，這些都是不可或缺的要素。

大部分的微量營養素都無法由我們的身體製造，所以必須從飲食中取得。不過，有些營養素是例外（例如維生素 D 和 B_{12}），無論是否吃素，時常都需要補充（詳見第六章）。其他所有微量營養素都應該從我們吃的食物中攝取。然而，雖然知道這些營養素的天然來源很好，這樣才能刻意努力吃下含有最多營養素的食物（例如在羽衣甘藍與結球萵苣，或是馬鈴薯與薯片之間作出抉擇），你絕對不會設法各別達到每日的維生素和礦物質需求。相反的，吃各式各樣的植物性食物，可以確保你得到充足的營養素，包括多樣化的微量營養素。目標不是在吃水果的時候想著維生素 C，吃葉菜的時候想著維生素 B_2，吃地瓜的時候想著維生素 B_7（Biotin，生物素），或邊想著其他維生素或礦物質，一邊吃含有那些營養素的特定食物。

除非你的健康狀況有需要，否則沒必要吃下特定微量營養素 10 倍的每日建議攝取量（recommended daily allowance，RDA）。自然

界裡並不容易找到那麼大量的營養素，也很少需要攝取那麼高的劑量。市面上數以千計的食品添加了萃取的營養素，以達到每日建議攝取量的數倍、甚至數十倍，那些食品可要小心。相反的，水果、蔬菜、堅果、穀物、種子和豆類的均衡飲食，只要攝取足夠的熱量，就能提供夠多元而充足的微量營養素；這稍後會進一步說明。（注意：雖然植物性飲食中大部分的營養素都很豐富，不過某些維生素和礦物質仍不容易從植物中攝取，尤其是維生素 B_{12}。我們將在第六章講到營養補充的選擇。）

水溶性維生素的植物來源

維生素 B_1：豆漿、西瓜、栗子南瓜

維生素 B_2：營養添加的全穀物製品和麥片

維生素 B_3：營養強化的全穀物製品、菇類、馬鈴薯

維生素 B_5（Pantothenic acid，泛酸）：全穀類、青花菜、酪梨、菇類

維生素 B_6：乾豆類*、豆腐、香蕉

維生素 B_7：全穀類、黃豆

維生素 B_9（Folate，葉酸）：蘆筍、菠菜、米豆

維生素 C：柑橘類水果、馬鈴薯、甜椒、番茄

*審訂註：本書之豆類、豆子、乾豆類等名詞是指紅豆、綠豆、皇帝豆非「大豆類」之各種豆類。

脂溶性維生素的植物來源

維生素 A 先質（類胡蘿蔔素）：地瓜、胡蘿蔔、芒果

維生素 E：綠色葉菜、堅果

維生素 K_1：羽衣甘藍、菠菜、青花菜、蘆筍、四季豆

巨量礦物質的植物來源

鈣：綠葉蔬菜

氯：食鹽

鎂：菠菜、青花菜、乾豆類、種子

鉀：水果、蔬菜、穀物、乾豆類

鈉：食鹽、醬油、蔬菜

微量礦物質的植物來源

鉻：堅果

銅：堅果、種子、全穀物、乾豆類、加州蜜棗

氟：茶

碘：加碘食鹽

鐵：水果、綠色蔬菜

錳：堅果、乾豆類、全穀物、茶

硒：巴西堅果

鋅：乾豆類、全穀物

熱量密度

我們先別管微量營養素，回頭來看巨量營養素。稍後會探討吃碳水化合物、脂肪和蛋白質分別代表的意義，不過我們目前暫時把這當基礎，來了解營養的另一重點——**熱量密度**（calorie density）。

熱量密度是**一單位食物含有的卡路里**——每公克、每公斤、每份等等的卡路里。你冰箱或食品儲藏室裡最常見的食物，熱量密度有多有少——非澱粉類蔬菜（菠菜、羽衣甘藍、四季豆、花椰菜、青花菜等等）的熱量密度遠低於油、其他加工食品，當然更低於動物性食物。

熱量密度是食物巨量營養素含量的一個數值，因為不同的巨量營養素有不同的熱量密度。拆解下來是這樣：

脂肪：9 大卡／公克

酒精：7 大卡／公克

蛋白質：4 大卡／公克

碳水化合物：4 大卡／公克

可以發現，脂肪含量高的食物，熱量密度高於碳水化合物含量高的食物，所以一份花生醬的熱量遠高於相當份量的一份萵苣。垃圾食物的熱量密度高於水果，也是這個原因——垃圾食物含有大量的添加油脂和其他加工成分，提高每份食物中的總熱量。熱量密度也大大影響了飽足感——也就是吃過之後覺得多飽。你的胃有伸張受器，因此能知道你吃下多少食物。但富含熱量、體積小的食物（例如油；1

公克純脂肪的熱量是 9 大卡）在你胃裡占的空間非常小，不會把胃「滿了」的信號傳到你的大腦。因此為了得到飽足感，會吃更多，結果過度攝取熱量。另外，體積大但熱量低的食物（例如十字花科的蔬菜、水果和豆類），會塞滿你的胃（而且帶來大量營養素）——只是你攝取的熱量比較少。

以下是各類一般食物的熱量密度表：

食物的熱量密度表	
蔬菜	0.44 大卡／公克
水果	0.66 大卡／公克
未精製的複雜醣類	1.1 大卡／公克
豆類	1.32 大卡／公克
動物性蛋白質	2.2 大卡／公克
精製碳水化合物	3.09 大卡／公克
垃圾食物	5.07 大卡／公克
堅果和種子	6.17 大卡／公克
油和其他純脂肪	8.82 大卡／公克

這很重要，因為：

· 了解熱量密度，就不會吃得過多或過少。如果你每日需要攝取 3000 大卡，才能維持目前的理想體重，卻想吃什麼就吃什麼，完全不在乎熱量密度，就有可能超出那個數字，體重逐漸上升，或沒達到那個數字，而體重逐漸下降（因而無法練出高品質的肌肉）。

· 熱量密度揭示了當你堅持植物性飲食時，可以擺脫單調食物來源的束縛。比方說，你吃一大碗穀物、蔬菜和豆子，得到的熱量遠超過一份牛排。既然你終究希望飲食以碳水化合物為主（第四章將會討論這部分），表示你可以達到攝取目標，而且通常不會覺得空虛——無論你一天裡多常需要補充能量。

· 熱量密度在飲食計畫中扮演了實際的角色，能幫你比較同樣份量的不同食物。舉例來說，從熱量密度的角度來看，400 公克的水果和 400 公克的堅果差別可大了。（前面的熱量密度表可以看到，水果大約有 265 大卡，而堅果的熱量則高達 2470 大卡。）所以我們也會談談要怎麼巧妙地規畫一餐，才能既享受熱量密度比較高的食物，這些食物又不用占滿你的盤子。

標示不老實

閱讀食品標示的時候，務必查看每克微量營養素的熱量密度。比方說，看能量棒或蛋白棒背面的時候，可能看到像「7公克脂肪」這樣的文字。你可能看不出這有什麼意義，不過如果你知道每公克脂肪的熱量是 9 大卡，快速心算一下，就會知道 200 大卡的「蛋白棒」或「能量棒」應該叫作「脂肪棒」，因為其中將近 1/3 的熱量來自脂肪，其餘則來自碳水化合物和蛋白質。而且這種「蛋白棒」可能含有 12 公克的蛋白質，乍聽之下很夠，但此外還有 30 公克的碳水化合物。既然你知道蛋白質和碳水化合物每公克都有 4 大卡，那你立刻就明白，你吃的不是蛋白棒了；你被推銷的是穿著蛋白棒外衣的碳水化合物棒。

同樣的，如果你發現一罐烹飪噴霧油百分之百是脂肪，但聲稱自己不含脂肪，也該心生疑慮。進一步挖掘，可能發現一份噴霧油是「噴 1/3 秒」的份量，這是根本不可能的事。既然份量那麼小，就不用和大份量的食物用相同的食品標示標準。所以，你可能裝了一大盤炒蔬菜，想著你在食物噴上了不含脂肪的噴霧，結果卻發現增加的熱量百分之百來自脂肪──而且每公克 9 大卡。

熱量密度速查

我們來看看常見食物的熱量密度吧！

熱量密度高	熱量密度中	熱量密度低
3.09–8.82 大卡 / 公克	**0.77–1.65 大卡 / 公克**	**0.22–0.66 大卡 / 公克**
油	小扁豆	羽衣甘藍
加工食物	腰豆	菠菜
杏仁	鷹嘴豆	青花菜
核桃	黑白斑豆	胡蘿蔔
腰果	黑豆	花椰菜
花生醬	糙米	豌豆
杏仁醬	乾豌豆瓣	芒果
腰果醬	馬鈴薯	香蕉
葵花子醬	地瓜	藍莓
南瓜子	芋、薯類	草莓
葵花子	豆腐	櫻桃
芝麻	天貝	蘋果
	燕麥	柳橙

熱量密度與營養密度

　　要知道，熱量密度和營養密度完全不同。熱量密度是指單位食物或飲料含有的熱量，營養密度則是單位熱量的食物或飲料含有的營養。比方說，植物油的熱量密度是每公克 9 大卡，因此是世上熱量密度最高的食物（所有油和純脂肪來源也一樣），但營養密度（每大卡的營養素含量）卻非常低。相反地，羽衣甘藍每公克大約只有 0.22 大卡，這類蔬菜的熱量密度非常低，每大卡的營養素含量卻是所有食

物中最高的，因此從健康的角度來看，營養密度遠超過油，營養素的投資效益也遠比較高。

熱量密度和營養密度對健康的影響那麼大，顯然在規畫飲食的時候應該扮演重要的角色。我們要先打破一個很常見的錯誤觀念：一種食物的熱量高，不表示就該成為你盤子裡的重心。我們知道，液體油和其他形態的純脂肪是熱量密度最高的食物，但你不該把一碗橄欖油當作規畫晚餐的重點。而芝麻雖然是食物，但也不該當作規畫晚餐的重點，因為芝麻的熱量密度太高了。要選就選豐盛而熱量密度低一點的食物，並以那為重心來規畫一餐——例如燕麥、乾豆類、豆腐、天貝、馬鈴薯、糙米、小扁豆或芋、薯類。這些食物的熱量密度比較低，所以可以**大量**享用，又不會超過熱量限制。

這裡的重點是，有些食物很適合主導一餐，有些則適合搭配（配菜），也有些是附屬物（淋上、灑上、滴上的佐料）。各種食物在你規畫一餐時扮演什麼角色，應該取決於熱量和營養密度。

以下是主食、配菜和佐料的一些例子。178 頁有完整的清單。

主食	配菜	佐料
乾豆類	**綠色蔬菜**	**香草植物**
小扁豆	羽衣甘藍	羅勒
黑白斑豆	菠菜	百里香
鷹嘴豆	蘿蔓萵苣	蒔蘿
黑豆	瑞士甜菜	牛至
紅腰豆	芝麻葉	香芹

主食	配菜	佐料
穀物	十字花科蔬菜	香料
米飯	青花菜	薑黃
藜麥	白花椰菜	肉桂
小麥	高麗菜	黑胡椒
大麥	球芽甘藍	薑
燕麥	櫻桃蘿蔔	胡椒薄荷
小米	蕪菁	肉豆蔻

澱粉類蔬菜	非澱粉類蔬菜	種籽
馬鈴薯	胡蘿蔔	亞麻仁籽
地瓜	蘆筍	芝麻
大蕉（Plantains）	茄子	葵花子
白核桃瓜	甜椒	南瓜子
栗子南瓜	小黃瓜	奇亞籽
芋、薯類	四季豆	石榴籽
歐防風	菇類	罌粟籽
玉米	櫛瓜	西瓜子
木薯	洋蔥	

高蛋白質食物	含水量高的水果	堅果
豆腐		
天貝	西瓜	腰果
麵筋（活性小麥蛋白）	莓果	杏仁
堅果醬	柳橙	核桃
種子醬	哈密瓜	開心果
植物組織蛋白	葡萄柚	榛果
（Textured Vegetable	鳳梨	核桃
Protein，TVP）	桃子	巴西堅果
黃豆製品		

扎實的水果	佐料
酪梨	莎莎醬
香蕉	醬料
波羅蜜	鷹嘴豆泥
李子	酪梨醬
杏桃	番茄醬
柿子	芥末
梨子	芝麻醬
木瓜	果醬

常見點心	常見飲料
蘇打餅乾	植物奶
蘋果泥	蔬果汁
綜合堅果點心	咖啡
綜合烤燕麥（Granola）	茶
果乾	椰子水
點心／能量棒／蛋白棒	汽泡水
能量果膠／能量軟糖	現榨果汁
米餅	不含乳製品的克菲爾益生菌（kefir）
不含乳製品的優格	發酵飲料（紅茶菌，又稱康普茶，kombucha）

　　從營養的角度來看，你每一餐的基本目標是包含各類的一、兩樣食物，例如含有米飯、乾豆類、酪梨、萵苣和番茄的墨西哥碗（burrito bowl）。然後再加上風味強烈的食材（尤其是香草植物、香料和佐料），讓你的一餐鮮活起來。我們第七章會更詳細地討論，要怎麼依據你真正的熱量需求，規畫成功的一餐。那麼一來，你就知道自己的燕麥片要配什麼，綠蔬果昔裡要丟進什麼食材，或怎麼搭配一碗均衡的沙拉碗或捲餅。（第十一章的食譜是疑惑時的好參考。）不過基本的底線是：只要你一餐之中有理想的熱量（你的熱量密度系統

正是為這而設計），加上整天吃下的點心和飲料，就會得到足夠的營養益處。

現在回頭來看巨量營養素。一方面，雖然巨量營養素有助於解釋熱量密度（碳水化合物和植物性蛋白質的熱量比較低，脂肪的熱量比較高），但巨量營養素其實是飲食中的**營養素**組成元素之一——我們認為相較於只考慮熱量，這是看待食物比較健康、長久的方式。

之前已經在「主食」、「配菜」和「佐料」食物的部分提過，雖然你可以透過純脂肪來得到高達 3000 大卡的熱量，卻還是一直感到飢餓，這是因為透過高熱量脂肪所提供的食物份量相對少了很多，不足以填滿你的胃。而身體偏好的能量來源中，脂肪排在碳水化合物後面，是次要的能量來源。雖然脂肪是密度極高的能量來源，沒有碳水化合物的時候會拿來利用，但身體會想要儘可能用碳水化合物來運作。所以如果完全不吃那整類的巨量營養素，你的身體就少了偏好的能量來源，以及含有那類巨量營養素的食物提供的所有維生素、礦物質、抗氧化物質、纖維和水分。只攝取高蛋白當熱量和營養來源也一樣——這方面確實有爭議，因為高蛋白質飲食通常在某些社群很受歡迎，不過蛋白質是巨量營養素之中效率最差的能量來源，我們將在第三章詳細討論。這不是說哪種巨量營養素不好——前面也說過，所有巨量營養素都不可或缺。不過知道怎麼得心應手地運用各種巨量營養素，再結合你對熱量與營養密度的知識，就不再只是單純地不吃動物性食物（忽略健康的其他面向），而能真正運用植物的力量。接下來幾章裡，我們會花一些時間來看碳水化合物、蛋白質與脂肪，這些巨量營養素對我們飲食有什麼貢獻，以及如何規畫餐點，完美突顯這些巨量營養素的益處。

巨量營養素速查表

擔心吃植物性飲食吃不到充足的巨量營養素嗎？別擔心！我們做了一個巨量營養素的速查表，精選 80 種我們最愛的植物性食物，分析其中的巨量營養素，並且有簡單飲食計畫，可以用來準備符合數值的輕鬆餐點。請至「無肉運動員」（nomeat-athlete.com/book-bonus）下載使用。

＊　　＊　　＊

「採取植物性飲食讓我更懂得閱讀標示、了解我的食物裡有什麼。我學會輕鬆維持體重，而且能量充沛。我不用花那麼多精力減重，可以省下更多力氣把人擊倒！」

——卡姆・歐森，美國業餘拳擊冠軍

「大家對我選擇植物性飲食有疑問，但我比他們認識的大多人都精力充沛，這他們從來不曾懷疑。我很早就了解到，別再試圖教人理解我的選擇，只要以身作則就好。只要你健康、健壯、活躍、精力旺盛，大家就會想知道你做對了什麼。」

——賽喜兒・韋伯斯特，世界級立槳選手兼教練

「我在北美冰上曲棍球聯盟（National Hockey League，NHL）打球，改成植物性飲食的時候，力量和耐力立刻改善。我決定吃純素的那天，甚至找醫生做了體檢，遵循植物性飲食六個月後，我的力量、耐力、血液數據和所有數字都大幅改善。我再也沒回頭。」

——喬治·拉哈克，前 NHL 冰上曲棍球員

「20 年前，我從吃蛋奶素變成純素食者，我現在的精力比當年還要好。我不再一天過一半就精疲力竭。我的心智能量也增強了，這在比賽需要高度專注的時候很有用，例如高強度的越野公路車，或是我在一連五小時的公路賽需要對細微動作極為敏感的時候。」

——克莉斯汀·瓦達羅斯，職業自行車手

第三章

蛋白質知多少

chapter 3

我們概略地講過巨量營養素，也解析了熱量密度，現在該來思考要如何把你一天之中攝取的這些熱量，分配給各種巨量營養素。這三種巨量營養素之中，幾乎所有運動員（尤其是茹素運動員）最先想到的，通常都是蛋白質。畢竟所有純素食者（尤其是運動員）最常聽到的問題就是：「你要怎麼吃到足夠的蛋白質？」

有數十萬、甚至數百萬的茹素運動員（我們在逛社交媒體平臺的時候，就會自然而然地認識他們），日常吃著愛吃的食物且熱量比例適當，完全不擔心蛋白質需求。NFL 的美式足球員**大衛・卡特**正是這樣的一名運動員。四年間，大衛在 NFL 為五個球隊效力，雖然當時他不過 25 歲上下，一個體重 136 公斤的防守線鋒受到的勞損卻已經造成影響。疼痛變得太嚴重，雙手和手指開始失去知覺，有些日子，他手肘痛得幾乎無法撐著身子從浴缸裡爬出來。大衛靠著止痛藥繼續打球。為了尋求解決辦法，大衛看了顛覆性的紀錄片，《餐叉勝過手術刀》（*Forks Over Knives*），片中檢視了大部分（甚至全部）的退化性疾病可以靠著戒除動物性飲食和加工食品而受到控制、甚至改善的說法。大衛倒掉了自己的奶昔，一夜之間吃起了純素。肌腱炎是大衛的一大困擾，後來得知吃乳製品可能導致肌腱炎，這成了他極需的當頭棒喝。原本他一餐就能吃完六個雙層漢堡，再加上起司和主食，例如雞胸肉和豬排，就會得到非常標準的美式足球飲食。正是這種飲食讓他的身體受到發炎、體脂過高、高血壓的摧殘──當時他才是 25 歲的運動明星。

大衛一夜間改吃植物性飲食，立刻得到可以量測的結果。第一個月，大衛減了 18 公斤。不到兩個月，他的疼痛都消失了。他這輩子從來不曾這麼強壯、敏捷，他把這神奇的結果和隊友分享，他的新

飲食法和運動表現的新助力，引起隊友好奇。他身形變得輕巧，動作更敏捷，跑得更遠，而且擺脫了疼痛。不過大衛身為 NFL 的防守線鋒，必須維持大約 136 公斤的體重。所以大衛求助於一些純素的健美教練，他們為他規畫了一萬大卡的植物性飲食計畫，大衛靠著這樣回到 136 公斤，完全由植物提供能量。即使增重之後，大衛還是比多年來整天吃動物性蛋白質的時候更瘦、更敏捷。

為了增重、維持理想的身體質量，大衛非常注重攝取大量植物性蛋白質，每天每公斤體重最多要吃 2.7 公克，總計每天要吃下的蛋白質高達 **360 公克**。而大衛的這些蛋白質不是來自起司堡，而是用白豆為基底，用水果添加色香味來做植物蛋白粉。他吃下米飯、豆子、燕麥、腰果（尤其是他最愛的純素腰果起司）、綠色蔬菜和大量水果。大衛每兩個小時吃一次，在餐間吃零食，製作大量蔬果昔整天飲用，因此身為茹素運動員，還能累積攝取驚人的一萬大卡熱量。

大衛從 NFL 退役時，不再需要維持 136 公斤這種時常不健康、不能長久的體重。於是大衛再度調整食物的比例和熱量攝取，很快就減了 18 公斤。他仍然辛勤訓練，維持比他在 NFL 時更有效率的運動員體魄，雖然他還是很愛用吃東西撫慰自己——不過最近他安慰自己的食物是鷹嘴豆堡、純素腰果起司通心粉，還有植物性高蛋白格子鬆餅。這種飲食不但延長了大衛的生涯，也救了他一命，大衛十分熱中於這種飲食。因此大衛致力於把植物性飲食的益處傳授給運動員（尤其是少數族群）。

不過需要重量、力量和速度的運動員該怎麼從植物得到足夠的蛋白質，親身示範的不只有大衛。大衛開始植物性飲食之旅將近 10

年前，NFL 歷史上最偉大的邊鋒**東尼・岡薩雷茲**（Tony Gonzalez）經歷過類似的轉變。東尼和大衛一樣，一開始迅速減重，在幾週之內掉了 6.8 公斤。雖然東尼吃純素僅僅一個月左右，不過他攝取植物性飲食多年，認為他的生涯之所以能延長**七年**，是這種飲食的功勞。**亞利安・福斯特**（Arian Foster）是另一位在生涯巔峰採用植物性飲食的 NFL 球星。亞利安身在美式足球最辛苦的一個位置，即使需要食物供應能量，盤裡仍然沒有動物性食物。亞利安在接下來那一季仍然是 NFL 的頭號跑衛，衝球（又譯跑陣）和達陣次數都領先群雄。NFL 田納西泰坦隊的**德瑞克・摩根**奉行植物性飲食，激勵了隊上的防守線鋒和其他 10 名球員起而效法。2017 年，他們 10 年來首度進入季後賽。**格里夫・瓦倫**（Griff Whalen）在 NFL 的最後幾個球季曾任幾個球隊的外接手（包括在印第安納波利斯小馬隊的四個球季），當時他完全靠植物性飲食。**凱姆・牛頓**為了克服受傷、促進恢復和表現而改吃植物性飲食，之後迎接了恢復生機、更有活力的生涯。這位前 NFL 最有價值球員，很可能是現在 NFL 中最坦白的茹素美式足球員。如果像這樣的 NFL 球員都能從他們的飲食中得到足夠的植物性蛋白質，那你也很可能有機會做到。

不過如果你還不相信植物能為大量增肌提供能量，可以看看**潔希娜・馬利克**的例子，她是職業健美選手，生來就吃純素。光是要成為職業健美選手已經夠困難了——他們承受極大的壓力，必須增加特定大小、形狀、特定量的瘦肌肉。有些運動員相信，唯一的辦法是大啖動物性蛋白質，每天吃下多達六隻雞、幾打的雞蛋。許多人依賴同化性藥物，像是類固醇與荷爾蒙。這時，潔希娜登場了。

潔希娜總愛說：「我和我的五位手足都打從娘胎開始就吃純素。」（其實值得一提的是，潔希娜的兄弟姊妹都是運動員。）她可以說是在舞臺上長大，三歲就開始獨舞表演。不過她剛開始跟大家說她想成為職業健美選手的時候，遭到了嘲笑。大家說，她不吃肉，不可能長出那樣的肌肉。不過一年年過去，她艱苦訓練，最後開始在健美比賽獲勝了。2014 年，潔希娜締造了歷史，成為第一位出生就吃純素的國際健美健身聯合總會（International Federation of Bodybuilding and Fitness，IFBB）職業選手。「我在第一場全國賽中得到 IFBB 職業卡時，讓所有笑我的人都閉上嘴！成果最有說服力。這下子誰能笑到最後？」

潔希娜常被問起純素健美的生活形態相關的問題，而其中最常見的問題，當然都關乎她吃什麼、會不會下廚、吃怎樣的營養補充劑，以及怎麼得到足夠的蛋白質，支撐其茹素的專業健美生涯。潔希娜說，蛋白質對健美選手很重要，但她從來不擔心自己吃進多少，因為「所有食物都含有蛋白質」，而她從早吃到晚，很清楚自己吃了什麼。她也指出，這年頭多虧了營養素密度高的植物性食物市場需求不斷成長，要達到她的蛋白質目標簡單多了。無論是自己下廚或買調理包，都有不少美味的選擇。潔希娜最愛的有素食漢堡和香腸、素雞肉、素食河粉、植物性蛋白質飲品和高蛋白餅乾，當然還有原型食物，像燕麥、腰果、炒羽衣甘藍、生菜沙拉、蔬菜、水果和堅果。潔希娜也吃一些補充劑，用三溫暖來放鬆、伸展，遵守典型的健美訓練課表。

不過真的讓潔希娜覺得努力有回報的是（或許像她的全國冠軍那麼有回報），許多母親聯絡她，讓她知道她們因為她而讓孩子從小

吃純素，還有運動員因為她的激勵而採取植物性飲食。潔希娜知道她能帶來改變，對大家的生命有正面的影響，與有榮焉。

好啦，所以植物顯然能讓力量型運動員的蛋白質這一塊無後顧之憂，那耐力型運動員呢？這就有請**瑪莉·史耐德**了。瑪莉是長跑選手，擁有 2020 年美國奧運馬拉松資格賽的入場資格，個人最佳紀錄是 2 小時 42 分 01 秒（等於平均每公里以 3 分 50 秒的驚人速度跑完 42 公里）。瑪莉是加州聖地牙哥普拉多路跑隊（Prado Racing Team）的核心成員，在全美各地贏得不少比賽。不過瑪莉從前並不是茹素運動員。而且即使身為有兩把刷子的運動選手，也並非一直順順利利。瑪莉一輩子都有慢性缺鐵的困擾，一向勉強在正常數值內，遠低於最適合運動表現的數據。不過這在瑪莉開始植物性飲食之後，有了劇烈的變化——出乎大家意料；主要是因為一般認為吃紅肉才能補充鐵。瑪莉開始吃植物性飲食前的兩個月，鐵含量是 46 微克／分升（mcg/dL），正常值是 40 至 190 微克／分升。她累到無法達成她希望的鍛鍊、運動頻率。其實有些時候，瑪莉痠痛又虛脫，完全無法訓練。甚至嚴重到瑪莉在慢性疲勞的狀態下訓練、比賽。

當瑪莉改成植物性飲食的時候，她對蛋白質非常執著，因為她已經習慣吃大量肉類了。每一餐都以某一類的肉為主，再搭配澱粉類碳水化合物或蔬菜。瑪莉擔心的是所有吃過素的人聽到膩的問題：「你要怎麼補充蛋白質？」她缺鐵的問題也加重了這些擔憂。不過吃素短短四個月後，瑪莉的鐵含量就幾乎翻倍，來到了 76 微克／分升。而且不只是血液數值證實瑪莉有進展，她也開始注意到身體有些十分顯著的改變。瑪莉不再吃動物性食品之前，腿上有靜脈屈張，但現在完全消失了。而且大家都以為吃素的人蛋白質會吃不夠，但瑪莉

根本沒因此而有氣無力；吃植物性飲食之後，她反而精力**更**充沛。採用植物性飲食之前，瑪莉在餐後總是懶洋洋，「需要小睡一下或喝杯咖啡，才能撐過一天」。但改變飲食之後，她整天都活力十足。即使經過辛苦又漫長的運動或比賽（包括馬拉松），瑪莉當天也不需要癱在沙發上休養了。對瑪莉而言，變化就是**那麼劇烈深遠**。瑪莉的恢復速度大幅改善，她認為這也是植物性飲食的功勞。引用瑪莉的話：「我以前運動之後，都會痠痛幾天。現在，絕大部分的情況下，我當天或隔天早上就覺得完全復原了。馬拉松之後，我不像以前一樣痠痛疲倦幾星期，頂多幾天——甚至沒什麼感覺。」瑪莉復原的效率變好了，因此能在訓練中跑得比以往更遠、更快，而且更常比賽。瑪莉也注意到，她改變飲食之後也改變了身體組成，不曾刻意努力，就讓肌肉增加，體脂肪降低。

　　她親身學到的是我們將在這章解析的事：幾乎所有植物性食物裡都有蛋白質，整天的飲食都會累積蛋白質。所以即使是高碳水化合物的飲食，也能吃進足夠的蛋白質，同時讓身體儲有充足的燃料。現在，瑪莉的長距離訓練和馬拉松賽跑的能量來自大量的碳水化合物，不過她會確保加入我們熟知含有大量蛋白質的食物——各種豆子、小扁豆、豆腐和天貝。瑪莉總結了植物性飲食的跑步成就：「以前有人會問我，這種飲食法是否能長久永續。我自己投入其中，成為參與頂尖賽事的茹素運動員楷模，我知道大家等著看我怎麼做，我能不能這樣吃又出類拔萃。我在 14 個月裡跑了五場馬拉松，其中四場跑出了個人最佳成績，2020 年 2 月在美國奧運女子馬拉松資格賽跑出第 51 名的成績，期間沒受傷也沒有慢性疲勞，於是批評和懷疑都平息了。」

我們希望你從這些例子中學到的是，無論你是力量型、耐力型運動員、業餘運動員，或是週末運動狂，吃植物性飲食攝取充足的蛋白質，是可以輕鬆達成的目標。植物性蛋白質食物含有營養或增肌的效益，和動物性蛋白質相比毫不遜色。動物性蛋白質有許多包袱，像是膽固醇、過多的熱量、致癌物質、飽和脂肪、缺乏纖維，何況還有嚴重的環境影響、虐待動物問題。但你可以直取源頭，得到植物中的胺基酸，一併得到伴隨的營養素和益處。

蛋白質的基礎常識：
植物與動物性蛋白質

一般人問：「我蛋白質吃得夠嗎？」（這我們之後保證會談到）我們覺得比較重要的問題是：「我們為什麼那麼執著於蛋白質？」就來抽絲剝繭一下吧。

我們已經知道蛋白質是一種巨量營養素，1公克的熱量是4大卡，在肌肉組織生長與修復、製造基礎荷爾蒙和酵素，扮演了重要的角色，也和維持淨肌肉量、促進免疫功能有關。蛋白質的主要功能和嬰兒、兒童到成人的生長與肌肉維持、運動後的修復有關。**不過雖然蛋白質至關緊要，卻受到過度吹捧了。**

許多的運動員（包括原本就體重驚人的人）擔心他們一旦蛋白質吃「不夠」，就會萎縮消瘦，所以不斷追求蛋白質——以動物性食品、蛋白粉飲料、額外添加蛋白質的食品等等形式。此外還有數百萬人不只生活靜態、不運動，而且聽信廣告行銷的話，為了「健康」而去吃蛋白質飲品和蛋白棒。此外，還有知識不足的醫療專業人員散布恐慌——宣稱吃植物性飲食的人，絕對無法得到足夠的蛋白質。

我們是怎麼養成對蛋白質的執著，尤其是動物性蛋白質和分離式蛋白呢？（分離式蛋白是食物補充劑，其中含有碳水化合物、脂肪，時常去除纖維和水分，分離出特定的營養素〔在這裡是蛋白質〕，供人濃縮攝取。）就像許多健康相關的風潮一樣，答案是廣告行銷。只要有利可圖，人們就會想辦法利用一種說法，讓顧客覺得自己需要而上鉤。就這樣，蛋白質和肉品公司常常和酒商、菸草商和藥商一樣，利用聰明有效的策略，說服民眾（時常從小開始），他們的產品不只吸引人，而且對健康**不可或缺**，即使實情不是如此。

1930 年代，電視開始普及的同時，肉類和動物性產品也成為健康與體能的同義詞。在此同時，畜牧業擴張，動物性食品更是無所不用其極地向消費者推銷。美國人（和世界各地許多國家的國民）看廣告推行吃肉很健康、有男子氣概且不可或缺後，開始依賴肉類、奶和蛋來滋養。不久，吃大量動物性蛋白質就成了常態，從早餐的培根和蛋，午餐的烤牛肉、火腿或火雞肉三明治，到晚餐的牛排和馬鈴薯。

至於體育界，1970 年代運動營養相關產品（尤其針對健美運動員的產品）成熟了，動物性蛋白質一飛沖天。牛奶中的蛋白質（酪蛋白和乳清）原本是製作起司時的廢棄副產品，現在萃取出來，製成粉

末加入分離蛋白質補充劑，當成神奇的蛋白質妙方，推銷給運動員。1970 年代，喬‧韋德（Joe Weider）和阿諾‧史瓦辛格靠著他們健美雜誌封面照和酪蛋白、乳清補充劑的廣告，讓健美變得家喻戶曉之後，消費者開始捧場，創造了現在市值數億的運動營養產業。蛋白粉演變成蛋白棒和代餐粉、支鏈胺基酸粉、必需脂肪酸，以及許許多多的補充劑，現在不只在世界各地的「健康食品」商店買得到，在超市也能選購。不同組合、配方和承諾的產品如雨後春筍；廣告塑造加上代言運動員示範的肌肉量、力量和運動技能深植人心，而這些產品承諾滿足消費者的集體渴望。美國人已經對蛋白質過度執著，貪得無厭，因此高蛋白飲食（尤其高動物性蛋白質的飲食）成為美國的典型生活方式。時至今日，脂肪和碳水化合物都曾被抹黑為健康問題的元凶，而我們仍然執著於蛋白質，努力到處尋找更多的蛋白質。

不過事情是這樣的：**你其實不需要那麼多蛋白質，而且可以從植物中得到所需的一切。**後面章節會談到怎麼確保吃進充足的蛋白質，到時候會再談這方面的細節。一般的蛋白質攝取建議是依據體重（公斤）；一般成年人建議的每日每公斤體重攝取量是 0.8 公克。*所以如果你的體重是 68 公斤，無論你是什麼性別，都建議你每天攝取 54 公克（0.8 乘以 68）的蛋白質。

接下來還要再計算一下。蛋白質是由 20 種不同的胺基酸組成。你的身體可以製造其中 11 種（稱為非必需胺基酸），所以還得從你的飲食中得到 9 種必需胺基酸。吃下多樣化的植物性食物，就能湊齊

---

*審訂註：臺灣衛福部「國人膳食營養素參考攝取量」第八版成人之蛋白質建議量：19-70 歲成人建議攝取量為每公斤體重 ×1.1g，71 歲以上為每公斤體重 ×1.2g。

這9種。其實，**所有植物性蛋白質之中，或多或少都含有一些必需胺基酸**。而你的身體是個神奇的機器，在一天裡陸續把原料交給身體，身體就會替你製造「完整」的蛋白質。所以你早上吃的燕麥、中午的沙拉、晚餐的豆類，一併提供了你需要的蛋白質。因此**並沒有特定的營養素需求，需要吃來自動物或動物性食物（例如肉、奶、蛋）的蛋白質，或需要從補充劑中得到——因為所有植物性食物裡，原本就含有合成蛋白質所需的胺基酸。**

最近發表在《美國臨床營養學期刊》（*American Journal of Clinical Nutrition*）的一則研究，以2986名19到72歲吃植物性飲食和雜食的男女為實驗對象，比較他們的肌肉量與力量。他們發現，只要有吃足夠的蛋白質，那蛋白質來源是植物或動物，並不重要。[1] 不過國家生技資訊中心（National Center for Biotechnology Information）的一則研究發現，不用一心增加整體的蛋白質攝取，只要增加一天中植物性來源的熱量，就足以滿足97%的人的蛋白質需求。研究者的結論是，規畫純素和素食運動員的營養需求時，應該把重點放在增加熱量攝取，藉此達到最理想的蛋白質攝取量。[2]

好啦，這下子你恐怕不需要那麼多蛋白質，也知道你可以從植物得到足夠的蛋白質。不過在開始探討該怎麼把這應用在日常飲食之前，我們還想解析為什麼植物有益於你的健康與訓練，以及動物性蛋白質其實沒這些好處。

動物性蛋白質對人體沒好處

我們現在知道，動物性蛋白質飲食可能和美國許多頭號死因有關，包括肥胖、糖尿病、高血壓和器官衰竭。其實美國人的頭號殺手是心臟疾病，而心臟疾病和富含動物性蛋白質的飲食有直接關係，包括肉、奶、蛋以及時常大量的攝取膳食膽固醇（只見於動物性食物）和附帶的飽和脂肪。那是因為膳食膽固醇和動物性脂肪會在動脈中形成斑塊，阻礙血液流向重要器官。血流下降導致一些病況，例如勃起障礙、心臟疾病、心臟病發作、中風。不難想像這對運動員也不好，因為良好的循環和血液流動，才能有最佳的耐力、力量和恢復力。

此外還有發炎和氧化壓力的問題。發炎未必是壞事。其實發炎非常有用，能讓你的免疫系統幫忙打擊入侵者。不過，受攻擊的「警報」反覆觸發你的免疫系統，就會導致經常或慢性的發炎。這種狀態可以說是你的身體在攻擊自己，因此導致組織損傷——又稱為氧化壓力。發炎可能是由一些因素造成，可能短期（急性）也可能長期（慢性）發炎。感染和受傷時常引發急性發炎，而反覆接觸刺激物（尤其是壓力以及某些食物），則會造成慢性發炎。研究明確證實，攝取紅肉和加工肉品與發炎、氧化壓力增加有關。[3] 慢性發炎的後果很糟——這是今日世界最主要的死因。這也是肥胖和氣喘背後的元凶；50% 的死亡和發炎相關的疾病有關，例如心臟病、中風、癌症、糖尿病、慢性腎臟病以及非酒精性脂肪肝，此外還有自體免疫與阿茲海默氏症之類的神經退化疾病。[4] 光譜的另一端比較輕微，不過仍然和運動員息息相關——發炎和氧化壓力對訓練也有影響。也就是運動愈多，愈難復原，運動之間需要更長的休息時間——這部分我們會在第八章更詳細地探討。

了解發炎

「發炎是身體癒合反應的基礎，因為發炎能把營養素與免疫系統活動送到傷處或感染處。許多情況下，發炎有益，而且是癒合的必需。但是當發炎不再發揮功效，變成慢性或延誤復原，那就成了問題。我們現代的生活方式中，有許多潛在的因素會觸發發炎，例如環境毒素、吸菸、體重過重、慢性壓力、睡眠品質不佳、活動不足……以及我們的飲食。」

——琳達·普羅萊特（Linda Plowright）醫師，整合醫學醫師

大部分食物依據成分，多少可以視為促發炎或抗發炎食物。我們希望能改變飲食，減少促發炎食物，把重點放在抗發炎食物。標準的美國飲食中，促發炎食物的比例非常高。比方說：

· 通常有著不健康的比例的 Omega 脂肪酸攝取，像是過高的 Omega-6 脂肪酸攝取量。我們的身體用 Omega-6 脂肪酸合成荷爾蒙，但 Omega-6 脂肪酸促發炎，而 Omega-3 脂肪酸通常比較抗發炎。

· 原型植物性飲食以升糖指數較低的食物為主，相較之下，標準美式飲食裡有一堆食物的升糖指數都偏高，而吃這些食物會導致血糖快速飆高。血糖飆高會造成人體對糖和蛋白質的反應異常，稱為糖化作用（glycation reaction），產生促發炎物質，稱為糖化最終產物。這些物質可能損害 DNA，破壞細胞膜，加速老化。

‧動物性食物（肉類、乳製品和蛋）會促發炎，尤其是當這些被飼養成食物的動物，被餵食著非天然、穀類為主的飼料。因為這會使肉類、乳製品或蛋之中的促發炎脂肪含量較高，尤其是飽和脂肪。

原型植物性飲食相對遠遠更抗發炎，所以在許多方面更適合對抗運動引發的發炎，包括：

‧蔬果中的天然色素有強大的抗發炎效果。

‧全穀類或碎粒穀物因為能使血糖升高得較慢，而沒那麼促發炎。

‧原型植物性飲食的 Omega-6 和 Omega-3 脂肪酸比例通常比較理想。

‧原型植物性飲食中，通常多數的食物含有特定的強大抗發炎抗氧化物質，可以降低氧化壓力以及產生的自由基。這些原型植物性飲食包括橄欖、綠茶、黑巧克力，一些香草植物和香料，例如薑和薑黃（尤其加上黑胡椒），還有十字花科的蔬菜，例如羽衣甘藍、青花菜、花椰菜、球芽甘藍和萵苣。

多虧了許多研究和世界衛生組織，我們也知道肉類（尤其牛肉、豬肉和羊肉），特別是加工肉品（例如熱狗和罐頭午餐肉），與罹患某些癌症有關，特別是大腸直腸癌、胰臟癌和攝護腺癌，關聯性和吸菸與肺炎一樣強烈，甚至導致加工肉品現在被列為第一類致癌物。研究者發現，不只攝取動物奶和女性罹患乳癌風險提高有關係（高達80%），[5] 而且酪蛋白這種乳蛋白也會促進攝護腺癌細胞增生。[6]

運動界記錄過不少大量攝取動物性食物和慢性疾病之間的關聯，尤其是職業美式足球、健美和其他重視身體質量的運動，運動員為了

長肌肉，會盡量多吃動物性蛋白質。這些運動員的壽命一律很短，而且幾乎都會罹患心臟病、癌症、糖尿病、肥胖和其他不良健康狀況。許多大量攝取動物性蛋白質的運動員（包括不少我們有私交的健美運動員）40 出頭就死於心臟病和器官衰竭，不幸地，這趨勢放諸四海皆準。

按照健康、保健與營養最高權威的說法，肉類很不好。科學研究支持這個說法，證實食用動物性產品和罹患慢性病之間的關聯。但如果肉類那麼不好，為什麼這沒成為公眾討論中更重大的議題呢？

麥克・葛雷格（Michael Greger）醫生著有暢銷書《食療聖經》（*How Not to Die*），他聲稱答案是因為吃肉「很正常」。基本上，大部分的人吃肉是因為大家都吃肉。事情差不多就這麼簡單，不過比較現代肉品工業和幾代以前的菸業，會發現事情還要再邪惡一點。七千則研究顯示了吸菸和罹患肺癌機率之間的關聯之後，公共衛生局長才報告吸菸有礙健康，可能致癌。為什麼需要七千則研究，才有人採取行動，阻止人們吸菸而拯救性命呢？

因為吸菸很正常。就連醫生也吸菸，而鼓勵病患戒菸，等於鼓勵病患做他們自己都不願意做的事；要醫生做出這樣的建議，許多醫生會不自在。吸菸就是生活的一部分——可能發生在餐廳裡、工作時、運動賽事中、家裡、酒吧、派對上，沒錯，還有醫生的辦公室裡。如果我們知道吃肉通常對自己不好，為什麼沒人出聲呢？這個嘛，世界衛生組織確實有說，而且說很多年了。有些醫生知道這是怎麼回事，也在仗義直言，寫書、在紀錄片裡發聲、撰寫並發表論文與研究、巡迴演講，甚至教育大學職員和學生，讓大家知道食用動物性

蛋白質的危險。植物性飲食（或單純不吃肉）的訊息沒進入大眾媒體，成為全國性的話題，主要的原因是：

1. 吃肉已經變成常態了。
2. 許多大企業和（美國）聯邦經費仰賴人們繼續吃肉。
3. 很多人不願意改變生活形態，即使那真的會要他們的命。

　　這是很大的障礙，不過也是許多茹素運動員、專家、大廚、醫生和作家近年更直言不諱的事。現在看來，似乎更該把這訊息告知社會大眾了。

那魚類呢？

　　雖然有些人記錄了吃魚的健康益處（主要和 Omega-3 脂肪酸有關），但支持植物性飲食的醫生同意，一般動物性蛋白質的風險，和海鮮特有的一些問題，遠遠超過吃魚可能有的任何好處。尤其是魚肉含汞，而汞會傷害腦、心臟、腎、肺和免疫系統。雖然小型的魚類和海鮮，例如鮭魚、鱈魚、蝦和鱒魚的汞含量比惡名昭彰的魚類低（例如馬頭魚、劍魚、鯖魚、鮪魚），但已經足以促使許多醫療專業人員建議別吃了。另一個問題是塑膠微粒。塑膠微粒是湖裡、海裡塑膠製品老化的殘跡。吃浮游生物的小魚吃掉這些微粒，食物鏈更上方的大魚吃掉小魚，最後人吃掉大魚。吃下塑膠微粒不只會損害器官，也會滲出有毒的化學物質（尤其是干擾荷爾蒙的雙酚 A〔bisphenol A，BPA〕），可能破壞免疫功能，影響生殖健康。[7]

吃養殖魚類沒有好多少，因為這些魚在養殖的時候必須常常添加抗生素，研究發現，就連養殖的鮭魚體內，工業毒素多氯聯苯（polychlorinated biphenyl，PCB）也高得驚人，很可能是因為這些鮭魚吃的碎魚肉來自野外捕撈的成魚。[8]

拯救地球：別吃肉

　　要徹底否決肉類，就不能不談談吃肉對地球的負面效應。除了對人體有重大的害處，肉也是傷害地球的一大元凶——全球暖化有50% 是畜牧業的傑作。這主要是牲畜和牠們排放的溫室氣體，運送肉品的飛機與貨車使用石化燃料、排放廢氣，養殖工廠的有毒逕流造成水汙染，為了建造更大的養殖工廠、種植作物餵養牲畜而皆伐森林（尤其在地球之肺——亞馬遜雨林；巴西是全球最大的牛肉出口國）。此外，飼養牲畜需要的用水量驚人——比方說，把一頭牛從出生養到變成漢堡肉，每公斤牛肉需要一萬六千公升的水，其中主要是種植飼料之用。[9]

　　現在，我們確切知道生產肉類是 COVID-19 大流行背後的一個主要元凶。大部分的流行病是從動物傳給人，也就是人畜共通疾病。COVID-19 不是第一遭；先前就有鼠疫、西班牙流感、伊波拉病毒、人類免疫不全病毒（愛滋病，HIV）、H1N1 病毒（豬流感）、H7N9 病毒（禽流感）和造成 SARS（嚴重急性呼吸道症候群，又稱非典型性肺炎）的病毒。不幸的是，COVID-19 也不會是最後一個。美國疾病管制暨預防中心（Centers for Disease Control and Prevention，CDC）警告，嶄新或新興的人類疾病中，3/4

都來自動物，而我們為此創造了完美的條件。由於肉品加工業、他們造成的全球暖化，以及產業擴張導致自然棲地破壞，我們迫使動物拉近了彼此間的距離，而且拉近了和我們的距離。在最近這次健康危機之前，似乎不難覺得這種問題只會發生在亞洲或亞馬遜之類的地方。但 2009 年爆發了豬流感，是愛荷華州密集養殖豬隻的結果。而 COVID-19 讓我們看到，這些大流行並沒有國界。許多專家同意，要阻止未來再發生大流行，我們能做的最重要改變，就是停止吃肉。

考慮別再吃肉的另一個原因，是道德問題。這方面的論點五花八門，從不希望為了果腹而傷害動物，到養殖動物的生活品質悲慘。這些動物時常擠在一起，無法活動、放牧，很小就和母親隔開，而且承受很大的壓力。

幸虧除了動物性食物，還有更健康、更永續的選擇——富含植物性原型食物的飲食。即使大量攝取植物性蛋白質，也沒有動物性蛋白質那些不良健康效應。植物性蛋白質（由原型食物攝取，尤其是各種豆類和全穀物）的生物有效性和動物性蛋白質相當，還有額外的好處，例如含有天然維生素、礦物質、抗氧化物質、植物化合物、水分，最重要的是纖維，這在動物性蛋白質的食物中完全闕如。此外，動物性食物每 100 公克可能有 222 到 444 大卡，植物性食物則每 100 公克在 44 到 133 大卡之間，表示你可以吃下更大量的植物性食物，還不會超過熱量攝取目標。總而言之，這樣的食物來源不只**不會**害你生病，而且會讓你**沒那麼**病。植物和其中的抗氧化物質會對抗發炎和

氧化壓力，加上不再吃動物性食物，就能夠逆轉某些狀況，尤其是肥胖、糖尿病和心臟疾病。減掉多餘的體重，讓動脈更健康、改善血流，讓你體內充滿微量營養素，減輕發炎之後，不只表現得更好、恢復更迅速，也能延年益壽，擁有更完滿的人生。

不只這樣——**要增強力量、長肌肉時，植物性蛋白質和動物性蛋白質一樣有效**。《國際運動營養學會期刊》（*Journal of the International Society of Sports Nutrition*）2015 年的一則雙盲試驗，發現在 12 週的阻力訓練期間，服用豌豆蛋白的參與者，增加的肌肉量和服用乳清蛋白的參與者相同（高過服用安慰劑的參與者）。[10] 同樣的，一則 2013 年的研究證實，一群服用米蛋白八週的運動員，他們得到的力量和恢復效益相當於服用乳清蛋白並進行相同訓練的運動員。[11]

所以，既然有同樣的好處，又沒有吃動物性蛋白質對你的健康與地球的負面影響，何不來點豆子和米飯？

純素和原始飲食法：能不能和平共處？

近年來，許多人為了在健身房進步或減重，而改吃原始飲食；這是模仿我們穴居祖先的飲食法。我們不會認為這種飲食法一無是處，或嘮嘮叨叨為什麼那樣不對。我們想強調原始飲食和植物性飲食的共通點。

其實，典型的健康純素飲食中，大部分的食物都符合原始飲食。當然了，種子有點爭議。原始飲食不接受豆子和小麥製品。但

除此之外，我們茹素運動員吃的食物可以說穴居人都吃過，反之亦然。大部分（確實是大部分）原始飲食者的食物都是純素的。他們吃原型植物，包括一堆蔬菜和堅果，還有大量的水果，而且不吃乳製品。所以可以說這些飲食的健康版本極為相似。

以下例舉我們的幾項共識：
· 蔬菜很好，有機蔬菜更好。
· 堅果很好。
· 水果很好（不過有些但書）。
· 速食很糟。
· 牛奶是牛寶寶喝的，成年人類喝牛奶不自然也不健康。
· 原型食物非常重要；我們應該盡量吃接近自然狀態的食物。
· 加工食品罪大惡極，強迫我們接受加工食物的社會出了很大的問題。

　　你明白這些共通的信念讓我們變得多小眾嗎？我們這些拒吃速食、不喝牛奶、選擇原型食物而不吃加工食品的人，在一個加工食品充斥、腰圍迅速擴張的世界裡，成了怪胎。即使說到肉類（是原始飲食的「主食」），我們也認為大部分的原始飲食者同意，我們養殖系統產生的食物並不健康（不論是因為動物活動受限，或是因為動物的飼料或注射的東西）。

　　那麼雙方的恩怨是怎麼回事？

　　我們知道道德問題可能造成混淆。純素食者討厭原始飲食法的人以吃肉為傲，原始飲食法的人討厭純素食者試圖告訴他們，有史以來人類都在做的事突然不對了。

哪種飲食比較好的問題，可以永無止境地吵下去。信不信由你，誰也無法說服誰換邊站。不過這是個充斥慢性疾病的加工食品社會，所以這些不重要。原始飲食和純素之間的差異毫無意義。雙方都同意：**要吃原型食物**。原型食物對人類的健康才有影響，原始飲食或純素不是重點。原型食物兩者兼具，而如果我們想帶來真正的改變，就該好好利用那個共通點，和我們對健康飲食的熱忱。

現在回頭看原本的問題：「我究竟需要多少蛋白質？」

女性和男性的蛋白質和胺基酸需求相同，需求量取決於體重（公斤）。一般成人（19 到 59 歲）每日建議攝取量是每公斤體重 0.8 公克。[12] *所以如果你 60 公斤，每天就需要 48 公克的蛋白質。實際上是什麼情況呢？一杯煮過的燕麥片含有 6 公克蛋白質，加上 1 大匙花生醬有 4 公克，一杯豆漿有 4 公克，這樣就有 14 公克的蛋白質，是你每日目標的 30%，而這只是早餐。

不過給運動員的建議稍有不同。

2016 年一份針對營養與運動表現的聯合立場報告裡，[13] 美國運動醫學會、飲食協會（Academy of Nutrition and Dietetics）和加拿大營養師協會（Dietitians of Canada）建議攝取較多的蛋白質。目前的數據顯示，要支持代謝適應、修復、重塑和蛋白質更新的膳食蛋白質攝取量一般是每日每公斤體重 1.2 至 2 公克。

*審訂註：臺灣衛福部「國人膳食營養素參考攝取量」第八版成人之蛋白質建議量：19-70 歲成人建議攝取量為每公斤體重 ×1.1g，71 歲以上為每公斤體重 ×1.2g。

換句話說，如果你是純素的耐力型運動員，體重 60 公斤，那麼你每日大約需要 70 到 120 公克的蛋白質。大約比非純素非運動員多了 40% ——不過如果你的飲食均衡，能達到你每日熱量目標，那要吃下這麼多蛋白質也並非難事。此外，2021 年 2 月的一份論文——〈高蛋白質植物性飲食與適量蛋白質雜食飲食支持阻力訓練適應力：慢性純素者與雜食者的比較〉（High-Protein Plant-Based Diet Versus a Protein-Matched Omnivorous Diet to Support Resistance Training Adapta-tions: A Comparison Between Habitual Vegans and Omnivores），[14] 得到的結論是，高蛋白質（每日每公斤體重 1.6 公克）的純素飲食（植物性原型食物加大豆分離蛋白補充劑），和蛋白質搭配混合飲食（原型食物加乳清蛋白補充劑），對於支持肌肉力量和肌肉量累積沒有差別。研究顯示，只要吃下足夠的蛋白質，蛋白質來源並不會影響阻力訓練引發的適應作用。先不急著給你一個菜單，讓你看看那是什麼情況；我們要先討論會影響你如何追蹤蛋白質攝取的另一個謎：離胺酸（lysine）。

離胺酸：純素飲食中的限制胺基酸

　　好啦，說到蛋白質，純素食者特別需要考量一個問題。離胺酸是一種必需胺基酸，對於形成肉鹼（carnitine）扮演了重要的角色；肉鹼這種營養有助於把脂肪酸轉換成能量，也有助於降低膽固醇，此外也有助於產生膠原蛋白，這種纖維狀蛋白質見於骨頭、軟骨和皮膚之中。離胺酸被視為限制胺基酸，是因為植物性食物通常只含有少量的離胺酸。所以許多植物性飲食營養學家認為，達到你每日的離胺酸

需求，比達到你每日總蛋白質需求更重要。那麼一來，只要能達到你的離胺酸需求，絕對也能達到每日總蛋白質需求。

離胺酸的每日建議攝取量是每公斤體重 38 毫克（mg）。所以如果你是 60 公斤，就需要 2280 毫克的離胺酸。

幸虧許多富含離氨酸的植物性食物，也是很重要的「主食」，原本也會在你盤裡占不少位置。以下的表格整理出你可以從哪些食物吃足這種胺基酸。

食物	份量	離胺酸（毫克）
天貝	1/2 杯	754
麵筋	100 公克	772
小扁豆	1/2 杯	624
豆腐	1/2 杯	582
莧菜	1 杯	515
藜麥	1 杯	442
開心果	1/4 杯	367
南瓜子	1/4 杯	360

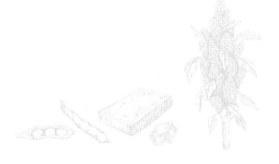

餐點中的胺基酸

以下列出兩名純素運動員的菜單範例,示範如何追蹤蛋白質攝取——而要達到最佳數值有多輕鬆。

🥬 崔伊

崔伊身高 178 公分,體重 70.3 公斤,正在為波士頓馬拉松做訓練。
他的每日蛋白質需求是 70.3 公斤 ×1.3 公克= **91 公克**。
每日離胺酸需求是 70.3 公斤 ×38 毫克= **2671 毫克**。

他要達到每日蛋白質需求(包括離胺酸的需求)的飲食如下:

餐點	食物	蛋白質	離胺酸
早餐	全麥麵包 2 片	7.3 公克	93 毫克
	花生醬 2 大匙	8.0 公克	290 毫克
	豆漿 227 公克	9.2 公克	439 毫克
	香蕉 1 根	1.3 公克	59 毫克
點心	鷹嘴豆泥 半杯	4.0 公克	291 毫克
	中東鹹脆餅 2 片	4.0 公克	144 毫克
	蔬菜棒 1 杯	1.3 公克	102 毫克
午餐	素烤豆子 1 杯	12.0 公克	488 毫克
	烤熟的中型馬鈴薯 1 顆	4.3 公克	263 毫克
	青花菜 1 杯	3.6 公克	234 毫克

餐點	食物	蛋白質	離胺酸
點心	柳橙 1 顆	1.2 公克	62 毫克
	開心果 1/3 杯	8.2 公克	489 毫克
晚餐	板豆腐 142 公克	12.0 公克	651 毫克
	藜麥 1 杯	8.1 公克	442 毫克
	豌豆仁 1/2 杯	3.9 公克	463 毫克
	玉米 1/2 杯	2.3 公克	272 毫克
點心	乾烤鷹嘴豆 1/4 杯	3.6 公克	243 毫克
	草莓 1 杯	1.0 公克	37 毫克
	總量	**95.3 公克**	**5062 毫克**

🥬 莎拉

莎拉身高 157 公分，體重 56.8 公斤，是健力運動員。

她的每日蛋白質需求是 56.8 公斤 ×1.6 公克＝ **91 公克**。

每日離胺酸需求是 56.8 公斤 ×38 毫克＝ **2158 毫克**。

　　這是她的範例菜單：

餐點	食物	蛋白質	離胺酸
早餐	鋼切燕麥 3/4 杯	7.5 公克	501 毫克
	奇亞籽 1 大匙	2.0 公克	150 毫克
	可可豆粒 1 大匙	1.0 公克	70 毫克
	奇異果 1 粒	1.1 公克	200 毫克

餐點	食物	蛋白質	離胺酸
點心	豆漿優格 170 公克	6.0 公克	439 毫克
	南瓜子 3 大匙	6.6 公克	270 毫克
午餐	中等大小全麥貝果 1 顆	10.0 公克	186 毫克
	花生醬 2 大匙	8.0 公克	290 毫克
	豆漿 227 公克	9.2 公克	439 毫克
點心	烤黃豆 1/3 杯	22.6 公克	427 毫克
	柳橙 1 顆	1.2 公克	62 毫克
晚餐	燙莧菜 1 杯	9.3 公克	515 毫克
	熟黑豆 1/2 杯	7.6 公克	523 毫克
	熟扁豆 1/2 杯	8.9 公克	624 毫克
	燙菠菜 1/2 杯	3.0 公克	115 毫克
	總量	104 公克	4811 毫克

仔細看這兩個例子，會發現其中都有均衡的下列幾種食物組合：

・水果

・蔬菜

・豆類

・堅果

而且完全沒有下列食物：

・蛋白粉

・人造肉

・極高量蛋白質的餐點

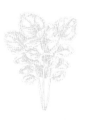

重點是：很多運動員覺得吃素就要補充加工食品和蛋白粉，但即使不吃，要達到茹素運動員的每日需求也不難。

要吃到熱量充足的飲食，卻沒吃夠蛋白質，還沒那麼容易。許多美國人輕而易舉就吃下每日需求三到四倍的蛋白質。別忘了，並不是吃下愈多蛋白質，就會長出更多肌肉。攝取的蛋白質如果超過身體需求，不是會排掉，就是會轉換成脂肪儲存。所以雖然想要攝取足夠的蛋白質，但還是希望碳水化合物是你盤子裡的主食。我們之後會進一步探討那樣的分歧是什麼情況（以及脂肪扮演的角色），不過目前先這麼說吧，如果你吃下營養豐富又多樣的原型植物，你就有不錯的開始了。

如果你還擔心飲食中怎麼吃下足夠的蛋白質，下次採買食物的時候，可以參考這個植物性蛋白質來源清單。

堅果和種子

杏仁	杏仁醬	花生	花生醬	腰果	腰果醬	開心果
核桃	榛果	南瓜子	葵花子	亞麻仁	奇亞籽	

豆類

紅豆	黃豆	鷹嘴豆	小扁豆	白豆	切半乾豌豆
腰豆	皇帝豆	黑豆	白腰豆	豌豆仁	

穀物

藜麥	莧菜籽	野米	小米	蕎麥	燕麥	卡姆小麥
苔麩	粗粒玉米粉	布格麥食				

蔬菜

球芽甘藍　　菠菜　　苜蓿芽　　水田芥　　馬鈴薯　　蘆筍

波特菇　　青花菜　　球花甘藍　　羽衣甘藍　　綠葉甘藍

微加工的植物性蛋白質食物

豆腐　　天貝　　麵筋　　堅果　　用發芽穀物做的麵包

植物性蛋白質飲品（蛋白粉）　　植物性蛋白棒　　植物性蛋白質布丁

種子和綠葉蔬菜打成的蔬果昔

黃豆製品：戰勝恐懼的真相

　　豆製品是常常受誤解的食物，因為黃豆好處多多，數十年來在我們飲食（以及其他許多茹素運動員的飲食）中占了不小的地位，存在於一些亞洲飲食也有數千年之久，所以我們想澄清幾點。「黃豆製品」是指黃豆做成的產品，而黃豆屬於豆類。黃豆製品包括全黃豆產品，例如毛豆（未成熟的黃豆）、豆漿（打碎乳化的黃豆）、豆腐（凝固豆漿）以及天貝（黃豆發酵），以及許多黃豆加工食品（也就是大豆分離蛋白）：大豆油和黃豆粉（見於許多包裝食品），植物組織蛋白（用於肉類代替品）和乳製品的替代品，例如優格和起司。

　　黃豆最天然的狀態是完整、品質優良、營養素密度高的蛋白質。黃豆自然不含膽固醇，飽和脂肪含量低，多元不飽和脂肪含量高（這是我們喜歡的脂肪，其中包括 Omega-3），也提供纖維、

維生素 B 群、鐵、鋅和各種抗氧化物質。吃全黃豆製品和降低膽固醇、生育力改善、減少更年期症狀，並且降低骨質疏鬆、糖尿病、心臟病和乳癌的風險有關。這是因為黃豆和一般認為的不同，並不含有雌激素；黃豆中其實有植物性雌激素這類有益物質，稱為異黃酮（isoflavone）。總而言之，這些植物中的天然化合物，能選擇性調控雌激素的受器。翻譯成白話是：這些天然物質會讓組織得到雌激素的正面效益，而對於不需要雌激素的組織，則有抗雌激素的作用。[15] 所以放心，這些植物性雌激素無損你的男子氣概。而要提升淨肌肉量時，黃豆製品確實和動物性的蛋白質來源一樣有效，甚至有過之而無不及，因為黃豆有額外的健康效益，尤其是心血管代謝方面的好處。[16]

不過，這也取決於你是怎麼吃黃豆的。我們已經提過原型食物比加工食品好，而黃豆也一樣。微加工的黃豆製品（例如豆腐、天貝和豆漿）有益健康，但萃取過的分離蛋白卻不像整粒黃豆能提供纖維或營養，而且經常伴隨著其他營養含量較差的成分，例如精製糖和反式脂肪。

可以的話，理想的選擇不只是選整粒黃豆製品，還要選有機、非基改的全黃豆。（「有機」也包括非基因改造，所以如果看到有機的標籤就沒問題。）傳統的黃豆時常是用實驗室人工操縱過的基因改造材料種植出來。雖然基改生物（genetically modified organism，GMO）對健康的危害並沒有可靠的獨立長期研究，但許多健康專家擔心那樣的基因改造可能影響人體，因此建議別吃這些食物。美國沒有法律要求廠商揭露他們的產品是否受過基因改造，不過基改食物無法得到有機認證。所以最可靠的辦法就是購買有機或標示非基改的產品。

以下是 35 種富含蛋白質的植物性餐點靈感，讓你見識有形形色色充滿蛋白質的美味佳餚：

· 墨西哥碗（burrito bowl），含穀物、豆子和蔬菜

· 咖哩飯，含米飯、豆腐、甜椒和胡蘿蔔

· 炒豆腐，含豆腐、菠菜、菇和番茄

· 烤天貝三明治，含裸麥麵包、德國酸菜和植物性起司

· 泰式咖哩，含豆腐、椰漿、菇類、甜椒和青花菜

· 小扁豆湯，含蔬菜和大麥

· 素食漢堡，含萵苣、番茄、醃黃瓜和植物性起司

· 天貝或豆腐三明治，含萵苣、番茄、醃黃瓜和植物性起司

· 墨西哥辣「豆」醬，含豆子、蔬菜

· 小扁豆餅，含蔬菜、香草植物和香料

· 黑豆湯，含玉米、番茄、紅蘿蔔和洋蔥

· 墨西哥夾餅，含麵筋、甘藍菜、番茄和莎莎醬

· 墨西哥捲餅，含米飯、豆子、酪梨、萵苣和番茄

· 捲餅，含天貝、綠色蔬菜、芽菜和調味料

· 沙拉，含豆腐、各種蔬菜切片、綠葉蔬菜和調味料

· 麵筋串，加上蜜汁或淋醬

· 炸鷹嘴豆和蠶豆丸，配香草植物和香料

· 花生醬三明治，含麥芽麵包和果醬

· 糖醋豆腐，含豆子、青椒和紅甜椒

· 燉鷹嘴豆，含小扁豆、大麥、西洋芹、洋蔥和玉米

· 炒飯，含豆腐、小黃瓜、青花菜和紅蘿蔔

· 烤麵筋串，含綜合蔬菜

· 新鮮豆腐春捲，含沙嗲醬、白蘿蔔絲、紅蘿蔔

- 燕麥片，加堅果、水果、種子
- 白豆羽衣甘藍湯，含蔬菜高湯
- 杏仁醬與斯卑爾脫小麥鬆餅，加莓果、楓糖漿
- 波隆納豆腐醬義大利麵
- 天貝壽司，含糙米、海帶、酪梨、小黃瓜、紅蘿蔔
- 韓國豆腐鍋，含油豆腐、糙米、蔬菜、辣醬
- 全穀麥片，加豆漿、綜合莓果、堅果
- 地中海藜麥沙拉碗，含橄欖、酪梨、烤紅甜椒、橄欖油、紅酒醋
- 菠菜豆腐千層麵，佐義式紅醬與橄欖
- 地瓜鷹嘴豆漢堡排，含洋蔥、亞麻仁粉、辣椒粉
- 小扁豆義大利麵，含菠菜、植物肉與義式紅醬
- 披薩，加菇類、橄欖、菠菜、番茄乾、青椒

關鍵是你可以輕而易舉地吃進充足的蛋白質，完全不需要為了滿足巨量營養素攝取需求，而做出任何犧牲——還是可以享用你最愛的食物。令人食指大動又富含蛋白質的植物性餐點靈感還多著呢！想看更多範例，請見第十一章的食譜。

可列印的蛋白質食品採購清單

說真的，你應該不用像一般人那麼擔心蛋白質吃得不夠。不過如果你還是擔心，沒問題：可以去下載我們的植物性蛋白質食品採購清單（Plant-Based Protein Grocery List），其中列出我們最愛的植物性蛋白質來源，並且針對胺基酸提供了一些額外資訊，確保你得到需要的一切。請到 nomeatathlete.com/book-bonus 下載。

「在健力的世界裡，尤其認為蛋白質是王道。我一週花幾小時在健身房把身體逼到極限，而且必須及時恢復，48 小時之後再來一次。身為體重 100 到 113 公斤的健力運動員，我一天吃下 200 到 260 克的蛋白質。信不信由你，目前高蛋白的純素食物不難找，所以我不覺得這樣特別困難。」

——尼克・史奎爾斯，國際健力冠軍，加州健力紀錄保持人

「我是心血管中心護理師，看到愈來愈多 3、40 歲的運動員在運動時心臟病發被送進來。看到那麼多不到 50 歲的人動脈阻塞，還是很驚人；以前心臟疾病和心臟病是「老年病」，現在再也不是了。我也看到愈來愈多運動員在心臟病發之後，開始反省他們的飲食選擇。介入性心臟學家不會討論飲食，而這些病患（無論是不是運動員）渴望的不只是醫療。他們想知道他們的飲食有沒有影響，該不該避開或開始吃某些食物。這時候，植物性飲食的白衣天使（在下本人我）就會在他們耳邊低語，建議少吃點動物性食品。」

——艾芭・曼德斯（Alba Mendez），護理學學士，註冊護士

「身為腸胃學家，我對於飲食對我們健康的利弊有第一手的經驗。動物產品或許『好消化』，不過在腸道裡卻會產生促發炎的副產物。另一方面，富含纖維的原型食物效果恰恰相反，會減輕發炎，和改善消化道、腎臟和心血管健康、益壽延年有關。原型食物會讓我們的身體健康茁壯，這點無庸置疑，因為原型食物是我們腸道與腸道微生物群

系高效工作、保持腸道健康、免疫系統在完美狀態、體適能維持巔峰的燃料！」

——凡妮莎‧曼德斯（Vanessa Méndez）醫師，
認證腸胃科醫師兼內科醫生與遠距照護主任，
任職於植物性醫學中心（Institute of Plant-Based Medicine）

「身為專長運動針灸的針灸與中醫師，我每天都會治療到運動員。要支持運動員撐過訓練，我的首要建議是儘快採用植物性飲食。」

——希爾妲‧A‧岡薩雷斯（Hilda A. Gonzalez），
針灸暨中醫師、註冊針灸師

「兒童和年輕運動員選擇植物性飲食絕對能成長茁壯。其實，我常在診間勸告年輕運動員，如果想改善表現，就要注意營養。飲食中包括纖維和抗氧化物質，而且富含水分，對活動量大的人很好，兒童也不例外。這是我們能為自己的健康與福祉做的最棒的一件事。」

——雅米‧卡索拉‧蘭卡斯特（Yami Cazorla-Lancaster），
小兒科醫師、教練、作家兼講者，擁有骨療、
公衛學位、理學碩士，美國小兒科學院院士

「身為運動員與猶太教士，我發現要達成身心目標，營養至關緊要。我認為對終極的健身『成就』而言，必須攝取最不『暴力』的食物。自從我改吃植物性飲食，就覺得遠比以前有精神了。」

　　　　　──尤里‧福爾曼，以色列第一位世界拳擊冠軍

第四章

碳水化合物：
人體完美的燃料

chapter 4

現在我們應該講得很清楚，蛋白質不再會是你盤裡的主食。那樣一來，該用什麼食物取代呢？答案可能出乎你意料。我們告訴運動員（尤其是力量型運動員）他們**應該**用什麼當飲食的基礎，他們常常很驚訝。畢竟主流健身社群中的人，不會天天聽到叫他們多吃這一類食物，尤其是說到增肌的時候。然而我們知道這是千真萬確：**碳水化合物**才是重點。

我們都曾體驗過耐力和力量型運動，發現表現最佳時的營養計畫中，碳水化合物攝取量高，即使必須增肌也一樣。我們認為之所以成功，追根究柢是因為富含碳水化合物的食物含有最多營養。這些食物的總營養密度指數最高（ANDI score，Aggregate Nutrient Density Index，根據食物的營養與卡路里比例而評分），且作用遠不只提供熱量供應能量，還能減少發炎、幫助運動後復原、增進水合，促進電解質、維生素與礦物質分配到你體內。而大部分富含碳水化合物的原型食物，都有少量的脂肪和適量的蛋白質，我們身體需要的正是這樣，因此成為運動員完美的燃料。營養素就像運動——怎麼種就怎麼收。不過要把這問題說清楚，最強而有力的辦法是眼見為憑。我們邀請一些頂尖的職業選手、奧運選手和世界級的運動員提供見證，他們遵循我們的座右銘——說到最理想的飲食，碳水化合物才是王道。

說到王道，如果你想知道史上成就最高的茹素運動員是誰，**史考特‧傑瑞克**應該名列前茅。看看他的成就簡述，就會明白為什麼了。史考特或許不像我們寫到的一些茹素運動員，拿過奧運獎牌，不過他過去 20 年的生涯顯示他是史上數一數二的偉大超馬跑者。而且史考特不只是傑出的超馬跑者，還被《跑者世界》（*Runner's World*）奉為史上前十大偉大跑者。史考特 1999 年開始傳奇的職業路

跑生涯，從此改吃植物性飲食，之後贏得了《國家地理雜誌》（National Geographic）年度探險者、《超級長跑》（Ultra-Running）雜誌的年度超馬跑者四次、《男性健康》（Men's Health）雜誌的史上百大最健壯男性等等榮耀。

比史考特的榮耀更令人佩服的是讓他得到這些榮耀背後的成就，史考特吃了數十年的植物性飲食，因此成為茹素運動員社群的先驅。可以說史考特替其他起而效法的人鋪了路，在世界各地馬路和泥土路跑了數千公里，破了耐力跑的紀錄。1999 年到 2005 年間，史考特連續七年在西部各州百哩耐力跑奪冠。史考特也兩度贏得世上最艱辛的賽跑——惡水 135 超馬（Badwater 135 ultra-marathon），這 135 哩（217 公里）的賽跑在七月中旬、溫度高達攝氏 54 度的時候，穿越加州死亡谷（Death Valley），海拔爬升超過 2590 公尺。在那樣的狀況下跑那麼長的距離已經很難想像了，更不用說是第一名。史考特也在 2015 年創下了阿帕拉契山徑縱走（Appalachian Trail thru-hike）的速度紀錄，以 46 天 8 小時 07 分的時間，完成 3523 公里的路徑，在不斷變換的天候中大幅上下，有些情況十分嚴苛。這趟旅程太深刻，史考特在他的著作《北方》（North）中寫到這段經歷，這本回憶錄寫的是他在阿帕拉契山徑中自我發現的蛻變探險。史考特保持了 24 小時中在一場路跑中跑出最長距離的紀錄—— 266.7 公里，相當於一天跑完六場半的馬拉松。這樣的成績對我們大部分的人而言不可思議，而那正是讓史考特這種世界級茹素運動員的故事那麼令人信服的原因。而且史考特吃素吃了幾 10 年——這事實為其他運動員開啟了大門，鼓舞人心，覺得他們也能信任植物性營養的力量，得到亮眼的運動成績。這是獻給世界的一份大禮。

史考特聲稱植物性飲食對他的跑步成就有貢獻，縮短恢復時間，提升了整體耐力。那麼史考特破紀錄的超馬是靠什麼補充能量呢？首先，史考特很愛綠色飲料──蔬果昔和果汁打入羽衣甘藍、菠菜、大麥草、芝麻葉、螺旋藻和綠藻。史考特和我們一般人一樣，加進水果來蓋過強烈的菜味，同時加入碳水化合物的能量、電解質、抗氧化物質，以及來自莓果、鳳梨、香蕉和芒果的那些風味。史考特投入於運動營養，而這對運動員而言，是不可或缺的法寶。他利用糙米和豌豆蛋白、必需脂肪酸和含有好脂肪的酪梨和椰子這些原型食物，讓他的飲食更完整，此外也吃澱粉類蔬菜、各種豆類、穀物、堅果和種子。史考特說：「有些人認為你吃植物性飲食吃不飽，但其實要看你吃的食物量，有沒有吃夠高品質的脂肪。我很愛吃。這就是植物性飲食的美妙之處──除非你滿肚子都是垃圾食物，否則都能吃下大量（真正的）食物。」

說到為超跑選手供應能量，史考特說，你必須找到你最容易消化的食物，每 2、30 分鐘就吃下 25 公克的碳水化合物，用大量的水分和電解質配著下肚。史考特超級著重有益運動的食物，而這對他那樣的運動極為重要。要驅動他的身體一次跑超過 160 公里，最關鍵的是攝取正確比例的碳水化合物、蛋白質和脂肪。巨量營養素的比例、進食時機、運動補充劑和總熱量攝取，對於每天運動 30 到 60 分鐘、每週運動幾天的業餘運動員沒那麼關鍵（雖然仍舊重要），不過對史考特而言，卻可能決定表現的成敗。史考特說：「身為運動員，我非常注意我怎麼為身體提供熱量，不過其實也很有趣。」史考特住在科羅拉多州，他喜歡在那裡的農民市集買東西，在家煮菜，而各式各樣的食物總是讓他的植物性飲食很豐盛。史考特甚至說，他會在比賽中

吃捲餅之類的固體食物（對，你沒看錯），他長跑中的一部分營養補充法是吃下高熱量的固體食物，為路上或山徑上的好幾個小時路程提供能量。無論是捲餅、三明治、素壽司或披薩，史考特在山徑上下都有各式植物性的飲食。他花許多時間跑步，有時在超長賽事中跑24小時，因此身體已經習慣在跑步時吃「正餐」，而不是依賴能量果膠或飲料。史考特的身體需要遠比那更基本的東西，這些年來，他從試誤學習中發現最適合自己的辦法。史考特說，其實沒有放諸四海皆準的辦法，因為所有人的身體都不同，不過充足的能量不可或缺，而你透過實驗和練習，就會找到怎樣的食物最能為長時間運動提供能量。

不過原本為什麼選擇植物性飲食呢？史考特在明尼蘇達長大，當過獵人、漁民——套句他的話，是貨真價實吃肉和馬鈴薯的單純傢伙。但他踏進醫療產業，進入物理治療，然後進入醫界之後，看到許多慢性疾病。他尋求其他方式變得健康，而飲食對整體健康的影響令他著迷。

史考特讀了自然保健專家（例如安德魯・威爾醫師）的著作，得知植物性飲食的長期健康益處，深受啟發。接著他讀到牧牛人轉行成為直言不諱的動物權運動者霍華・李曼（Howard Lyman）所寫的《紅色牧人的綠色旅程》（*Mad Cowboy*），這些作家啟發了史考特全面地檢討飲食，改變生活形態，成為純素運動員。史考特開始跑超馬賽跑的第一年雖然已經跑過一些超級馬拉松，但他其實才開始長達20多年的生涯。不過在放棄肉與馬鈴薯的飲食，換成蔬果昔、水果、蔬菜、純素捲餅和蔬食壽司以後，他的表現結果如何呢？史考特描述他改吃植物性飲食時，有說到這點：「我開始注意到恢復的好處，我身體在運動和比賽時可以表現穩定。而這（對表現而言）至關緊

要。」他又說：「吃純素飲食時，我不只身體組成改善，肌肉量也增加了。很多人認為吃動物性食品才能得到大量的肌肉量，或爆發型運動需要的足夠肌肉量，這種觀點不斷被推翻。」當然了，史考特成為叱吒風雲數十年的跑者，這一路上全靠著植物提供熱量，由此打破了迷思。

我們知道史考特留下的歷史傳承（這是一條激勵之路，鼓舞了下一世代的茹素超馬跑者），而且完全起於他想知道如何讓其他人健康，這正是史考特的傑出路跑生涯對許多人的意義。他們因為史考特立下的典範而讓自己的人生更美好。

妲希‧蓋西特是史上第一位（也是唯一）以皮艇划完亞馬遜河全長的女性。亞馬遜河是世上最長的河流，從源頭到大海，總長6759公里。妲希21歲的時候開始吃植物性飲食，大約當時，她開始認真投入激流泛舟和皮艇探險。妲希成長過程中，有打排球和其他正規運動的背景，最後涉足攀岩與登山，當時她在尋找下一個冒險目標，最令她心動的是皮艇。

妲希選擇的運動幾乎在所有方面都很有挑戰。首先，她有安全疑慮；不管是水上的危險狀況、野地的野生動物，或在亞馬遜，總是可能遇上海盜和盜伐者。（其實妲希開始旅程之前剪掉了頭髮，遠看看不出性別。）此外，妲希時常必須背著23公斤的皮艇步行幾公里，還不包括14公斤的露營設備與食物。妲希身高不過163公分，體重54公斤，要費盡每一分力氣才能完成挑戰。妲希補給熱量的時候，著重的是兩大因素：她的飲食和心理狀態。為了確保她有足夠的能量持續前進，她靠的是富含植物性碳水化合物的多樣性菜單。以下以她在家與在皮艇上的一日飲食為例。

典型居家的一天

早餐：燕麥碎粒和植物奶

午餐：素食漢堡（主要是紅豆作成的素排）

晚餐：墨西哥碗，含米飯、黑白斑豆、豆腐、搗碎的紅辣椒、橄欖油、胺基酸醬油、酪梨、番茄、洋蔥、甜椒，搭配玉米片和辣醬

典型皮艇上的一天

早餐：貝果、酪梨、辣醬

午餐：在河上有時沒得選擇，所以能量棒就行了

晚餐：脫水黑豆或小扁豆湯

　　強大的心理狀態也幫助她度過極端的戶外狀況和離開舒適家園的漫長時光。姐希這麼談到面對挑戰與阻礙：「如果你讓這些事成為焦點，就會變成難以忍受的情況。但如果你可以維持正面的態度，專注於周遭、身體正在做的神奇事物，那麼身處在那個狀況中，感覺絕對會好很多。」而她不會因為在路上（或河上）而不繼續遵循植物性飲食。「當我結束為期一週的河上旅行，我的全隊隊員走進一間餐廳吃漢堡，而我坐在停車場替自己煮一餐，這需要非常有決心。不過過去 20 年總是很值得。」

　　征服亞馬遜超過五年之後（中間又歷經種種挑戰），姐希想投入一樣激勵人心的事情。為了慶祝她的 40 歲生日，她決定在科羅拉多州的駝鹿山（Elk Mountains）跑 64 公里，需要爬升 4877 公尺——她僅僅為跑步訓練六週就達成了。按她的敘述：「在我吃植物性飲食之前，那種事情百分之百無法想像。」

不只是耐力型運動員會因為高碳水化合物飲食提供的能量和熱量而獲益。你可能沒想過，許多團體運動員，甚至有許多健美和健力運動員，都吃碳水化合物相對比較高的飲食。所以我們想讓你認識一位世上貨真價實最強壯的運動員——**凡妮莎・埃斯皮諾薩**。凡妮莎茹素至今 20 年，稱霸她參與過的所有運動領域。

2000 年代初，凡妮莎在打美國高中籃球聯賽時，開始進行植物性飲食，之後得到全額獎學金，為當時排名第七的科羅拉多州大學女籃隊效力，並取得運動科學學士學位。接著凡妮莎被印第安納狂熱隊（Indiana Fever）網羅進了 WNBA。然而，她從沒穿著 WNBA 戰袍踏進籃球場。凡妮莎父親曾是職業拳擊手，父親過世之後，凡妮莎決定離開 WNBA，在家陪伴母親，然後投入拳擊以紀念亡父。凡妮莎很快就成為科羅拉多金手套拳擊州冠軍，之後的運動生涯投入舉重，期許自己盡可能變得強壯。凡妮莎練出的肌肉和力量，超乎許多人的預期。重訓多年之後，凡妮莎決定涉足健力比賽。她的第一戰就幾乎創下世界紀錄，接著屢戰屢勝，一路打上奧運舞臺，那是世界最富盛名的健美盛事。

凡妮莎身為頂尖的籃球員、拳擊手、舉重選手和健力選手，學過運動科學，知道要打造可以達到那些成就的身體，靠的不只是蛋白質。而運動員要每天都要表現最佳，就必須增進運動能力、提升免疫力、維持健康，因此複雜醣類中的微量營養素不可或缺。雖然她每日營養計畫中少不了蛋白質和脂肪，碳水化合物卻是基本。

凡妮莎精心計算的餐點由原型、真正的食物組成，看看一週間餐點的營養素分析，會發現凡妮莎的熱量攝取偏重碳水化合物，其次

是脂肪，再來才是蛋白質，而且總是富含纖維和水分。雖然凡妮莎確實對富含蛋白質的食物情有獨鍾（許多力量型運動員都一樣），但別忘了，很多這種富含蛋白質的食物也富含碳水化合物，有些的碳水化合物含量更超過蛋白質。豆子是很好的例子，例如：紅豆、綠豆、皇帝豆……等吃起來粉感較重的豆類。雖然我們常覺得豆子是富含蛋白質的植物性食物，但豆子的熱量有 2/3 是來自碳水化合物。（黃豆是例外，所以豆腐、天貝是比大部分其他豆子更高密度的蛋白質來源。黃豆的蛋白質含量高，極少加工的豆腐和天貝中，蛋白質含量甚至更高，所以這些食物才能用途廣泛，能取代動物性蛋白質。）凡妮莎飲食中的其他蛋白質來源（例如藜麥和小扁豆）也富含碳水化合物，而各種蔬菜、綠葉蔬菜和水果也是，這些食物讓她的菜單充滿大量的微量營養素。

參考凡妮莎的一些飲食規畫和食譜，計算一整個星期的營養素資訊，她的平均攝取量如下：

每日熱量：2270 大卡

每日來自碳水化合物的熱量：1100 大卡

每日來自蛋白質的熱量：540 大卡

每日來自脂肪的熱量：630 大卡

巨量營養素攝取比例：碳水化合物 48%，脂肪 28%，蛋白質 24%

平均每日攝取膳食纖維：74 公克

以下用最常見的報告數據方式來總結：

熱量：2270 大卡

碳水化合物：275 公克

蛋白質：135 公克

脂肪：70 公克

膳食纖維：74 公克

如果你迅速查看以公克為單位的這些營養素，又不考慮熱量密度，得到的結論很可能是凡妮莎的熱量主要來自碳水化合物，其次是蛋白質，最後是脂肪。不過實際上不是這樣。我們前面說過，每公克碳水化合物和蛋白質的熱量只有 4 大卡，但每公克的脂肪卻有 9 大卡。所以雖然蛋白質的份量將近脂肪的兩倍，但凡妮莎飲食中來自脂肪的熱量（大約每日 630 大卡）卻超過蛋白質（大約每日 540 大卡）。所以知道平均巨量營養素的比例（凡妮莎的大約 50：25：25，是運動員常見的數字）和各種巨量營養素的公克數很有用，因為大部分的營養標示的寫法都是標明公克。

看看凡妮莎擔任籃球員、拳擊手和健力選手的經歷，或許會覺得她應該個子很高，體重介於 68 到 91 公斤。其實凡妮莎身高僅僅 160 公分，體重 59 公斤，但硬舉成績超過 181 公斤，蹲舉 165.6 公斤，臥推則是驚人的 111 公斤。由於凡妮莎的體型，加上舉重、拳擊和短跑屬於短時間的爆發性運動，因此她的每日平均熱量攝取將近 2300 大卡，而不像許多更高大或訓練時間更長的運動員是 3000 大卡。雖然凡妮莎非常結實，骨架上的肌肉尺寸比大部分她這重量的男性運動員還要大，且凡妮莎保持低體脂，不會為了想多吃一點而吃進過多的熱量——尤其是凡妮莎不想要因儲存的脂肪增加額外體重，而阻礙表現。

靠植物提供能量

我們的腦子和肌肉都**比較喜歡**用碳水化合物當燃料（其次是脂肪，而蛋白質則是最後的選擇——這我們之後會再詳談）。碳水化合物吃下之後，會先轉化成葡萄糖，然後以肝醣的形式儲存在肝臟和肌肉裡，之後提供能量。我們運動時，身體會提取儲存的肝醣當作燃料。在我們燃燒完這些肝醣庫存的時候，身體則用儲存的脂肪當作次要的能量來源。（前一章提過，蛋白質很少當作能量，不過一般誤以為可以。這在本書中會反覆提及。）

你或許聽過吃低碳飲食的論點（包括生酮飲食），認為不吃碳水化合物，就能迫使身體利用儲存的脂肪當能量。這概念是說，身體不用葡萄糖，而是利用脂肪和胺基酸，就能燃燒脂肪，同時促使胰臟減少產生胰島素，有助於降低血糖。不過這種生理狀態稱為酮症（ketosis），並不能長期進行。還記得我們說你的腦子需要葡萄糖當燃料嗎？酮症的狀態時，你的肝會開始產生酮體當作葡萄糖的緊急備用品，但那仍然不是你腦子偏好的能量來源。所以讓你的身體持續處於酮症的狀態，可能有礙健康，最終引發慢性病。對於有些人可能有效，不過我們可不會想為這種事賭上健康。另一方面，碳水化合物則是可以立刻利用的能量來源，維持巨量營養素平衡，支持最佳的生理功能。

所以就來多吃點碳水化合物吧！首先，要知道不是所有碳水化合物都生來平等；碳水化合物有簡單和複雜兩類。可以把**複雜醣類**想成未加工的原型食物，其中纖維和澱粉都維持原狀——像是全穀物、各

種豆類和蔬果。而**簡單醣類**則**經過加工**——例如蘋果打成了蘋果汁，當然還有精製食物，例如糖、紅糖、玉米糖漿和加工穀物，包括白麵粉，以及所有添加了非天然糖分的食物或飲料，例如蛋糕和汽水。

這兩類醣類最大的不同是，簡單醣類消化快速，使你的血糖一時劇升，接著是同樣迅速的下跌；複雜醣類則需要比較久的時間分解。你從果汁、糖果、能量飲料、能量果膠和甜食這些簡單醣類中得到迅速作用、迅速到達頂峰的能量；小扁豆、玉米、南瓜和芋、薯則提供緩慢釋出的燃料。名人訓練師約翰‧皮耶（John Pierre）是植物性飲食營養學與健身專家，他描述這些碳水化合物之間的差異令人印象深刻。簡單醣類就像在壁爐裡燃燒的報紙，而複雜醣類則像火上緩慢燃燒的一截原木；一種很快就耗盡，另一種能長時間提供能量。

簡單醣類不簡單

限制簡單醣類的主要原因是因為其中含有大量的糖。2014 年，世界衛生組織把糖分的每日建議攝取量減半，從每日總熱量的 10%減少到 5%。以一般身體質量指數（body mass index，BMI）的成年人而言，相當於每天吃進 6 小匙或 25 公克的糖。一般運動飲料，一瓶 567 公克就可能含有超過 35 公克的糖。大家最常買的 907 公克瓶裝飲料，價格通常在 30 元臺幣上下，其中最多含有 50 公克的糖，相當於每日建議攝取量的兩倍。

許多人沒意識到他們攝取的大部分糖都「藏在」加工食品裡。
舉例來看：

· 1 罐汽水可能含有高達 10 小匙（40 公克）的糖。

· 1 大匙的番茄醬含有 1 小匙的糖。

· 1 碗市售含糖的穀麥片含有 20 克的添加糖分。

· 1 份果汁可能含有高達 40 公克的糖。

· 1 份市售加果乾或糖的穀麥片常常就有 6 小匙的糖。

· 1 份 340 公克的冰茶裡可能加了 33 公克的糖。

· 蛋白棒含有高達 30 公克的添加糖分。

· 保存在糖漿裡的罐頭水果。

· 1 份瓶裝蔬果昔可能含有高達 24 小匙的糖。

· 烤肉醬、義大利麵醬和其他醬料、佐料時常含有大量的糖，1 份就有好幾小匙的糖。

除非有策略地使用來補充運動中消耗的熱量，否則額外攝取簡單醣類，時常導致攝取過多的熱量。依據美國國家衛生研究院（National Institutes of Health），攝取過多熱量和患上肥胖、第二型糖尿病、心臟病和癌症的風險機率升高有關。

此外還有人工甜味劑（例如阿斯巴甜、糖精和蔗糖素）的問題。人工甜味劑見於紐甜（NutraSweet）、怡口糖（Equal）、纖而樂（Sweet'N Low）和善品糖（Splenda）等等產品中。這些人工代替物是由天然物質製成，經過化學改造，與體重增加、不利減重、干擾消化道菌群平衡、加重嗜甜和影響血糖有關。

要重拾你對營養的掌控，首先要意識到飲食中的加工食品——精製糖和白麵粉、含糖飲料、包著巧克力的能量棒和蛋白棒，以及潛伏在日常中那些不必要的簡單醣類。你可以開始剔除這些食物，可以一樣一樣來，也可以一鼓作氣。雖然不大容易，不過為了讓你的營養素攝取符合健康與運動目標，這個挑戰很值得。一旦有能力拒絕不利健康的食物、擁抱讓你發揮最佳狀況的食物，也有很大的激勵作用。

至於原型食物中的糖分——一點也不用擔心！許多食物自然含有糖分，而我們自然能吃。水果和蔬菜也含有水分與纖維，會減輕天然糖分原本對身體的負面效應，例如胰島素激增。不過糖分萃取、濃縮、加進其他食物（或單獨吃）的時候，就成了問題，不但影響血糖，而且基本上不含微量營養素。含有大量簡單醣類的食物也常含有大量脂肪（例如糕點和其他甜點）。

另一方面，原型植物（尤其是水果和蔬菜）的熱量非常低，身體會把其中的糖分當作燃料或儲存成肝醣供之後使用。（相較之下，又甜又油的高熱量食物，熱量如果沒完全當作燃料消耗掉，就會儲存成脂肪。）我們吃的加工食品大多會以脂肪的形式儲存，唯一的例外是運動前或運動間攝取的少量簡單醣類，像是能量果膠和運動飲料會在運動中當作燃料消耗掉。因此水果是大自然的完美短效能量來源，完美地充滿水分、纖維、抗氧化物質、維生素和礦物質。水果是最佳的運動前食物之一，這章稍後我們會進一步討論。而某些食物，例如將熟的水果（像是香蕉），會釋放出更多糖類（能量），以這些糖類對能量的影響來看，基本上是把複雜醣類轉換成簡單醣類。果乾雖然不再是含有水分的完整狀態，但也富含纖維和簡單醣類，因此成為簡

單醣類法則的另一個例外；簡單醣類法則主要適用於加入其他食物的分離、加工或萃取的糖分。

你該仰賴哪些醣類？答案通常都是複雜醣類，這大概不算意外。含醣的原型食物，像是綠葉蔬菜、十字花科蔬菜、水果和各種豆類，以真正能評估其中營養素的營養密度來看是世上最健康的食物。雖然微加工的穀物，營養素含量不像水果、蔬菜和各種豆類那麼豐富，產生能量的品質和營養素產量卻遠好過非植物性食物。小麥、燕麥、米飯、大麥、藜麥、蕎麥和斯卑爾脫小麥，都是世界各地族群飲食的基礎，通常也是遵循植物性飲食的時候吃最多的醣類來源。對本書中提到的許多奧運和職業運動員而言，穀物是日常飲食計畫的一大主角，尤其和各種豆類與蔬菜結合，組成熱量充足、營養豐富又能量滿滿的菜單，為運動供應燃料。

最能說明複雜醣類的營養益處（以及植物性食物在這方面遠勝過動物性食物的證據），莫過於喬爾・富爾曼（Joel Fuhrman）醫生發明的總營養密度指數（Aggregate Nutrient Density Index，ANDI）。總營養密度指數參考了 34 種重要營養素參數，依據每大卡食物提供的微量營養素來替食物「打分數」，最低 1 分（營養密度最低），最高 1000 分（營養密度最高）。猜得到哪種食物是總營養密度指數裡 1000 分的榜首嗎？沒錯，就是綠葉蔬菜，尤其是十字花科的綠葉蔬菜。下頁是其中一些範例，可以看到不同類食物的差異：

常見食物的總營養密度指數計分表

羽衣甘藍：1000

綠葉甘藍：1000

芥菜：1000

水田芥：1000

瑞士甜菜：895

菠菜：707

芝麻葉：604

蘿蔓萵苣：510

球芽甘藍：490

胡蘿蔔：458

高麗菜：434

青花菜：340

花椰菜：315

甜椒：265

菇類：238

蘆筍：205

番茄：186

草莓：182

地瓜：181

櫛瓜：164

朝鮮薊：145

藍莓：132

結球萵苣：127

葡萄：119

哈密瓜：118

洋蔥：109

亞麻仁籽：103

柳橙：98

小黃瓜：87

豆腐：82

芝麻：74

小扁豆：72

桃子：65

葵花子：64

紅腰豆：64

豌豆仁：63

櫻桃：55

鳳梨：54

蘋果：53

芒果：53

花生醬：51

玉米：45

開心果：37

燕麥片：36

蝦子：36（得分最高
的動物產品）

蛋：31

核桃：30

香蕉：30

杏仁：28

酪梨：28

白馬鈴薯：28

雞胸：24

牛絞肉：21

薯條：12

切達起司：11

蘋果汁：11

橄欖油：10

白麵包：9

玉米脆片：7

可樂：1

要注意羽衣甘藍的分數比分數最高的動物性食物高了 27 倍，而豆腐的營養密度比任何肉、奶、蛋都高了兩倍。（我們在第三章解釋過，黃豆雖然惡名昭彰，但豆腐其實是一個得到蛋白質的理想辦法。）但問題是：綠色蔬菜的熱量不高。所以雖然擁有最高的總營養密度指數分數，每大卡的營養素最高，卻不可能靠著吃菜葉來攝取大量熱量。所以你的總熱量攝取中，需要多樣的營養素。羽衣甘藍、綠葉甘藍、菠菜和球芽甘藍之類的食物，營養密度非常高，但為了運動員要精力充沛，需要吃進足夠的熱量，就得搭配熱量密度更高的食物，像是地瓜、豆腐、小扁豆、各種豆子、天貝、酪梨、堅果醬、燕麥和米飯。

餵養你的腸

把原型植物碳水化合物當作飲食的基礎，有另一個理由：這也是腸道偏好的食物來源。腸子是消化系統的一環，其中含有數兆的微生物，主要是細菌。有些細菌有益，能促進健康，有些則會導致發炎。我們的目標是讓天平傾向於益菌，這時候就需要原型植物了。你吃植物（尤其綠葉蔬菜）得到的纖維能餵食益菌，阻擋致病的細菌。而讓益菌得到充足的植物纖維，能帶來強大的效益，不只能治好發炎、平衡酸鹼值，修復消化問題（例如腸燥症和憩室炎），降低得到結直腸癌的風險，改善精力，消除脹氣。此外，因為你的腸道可以直接和腦部、荷爾蒙和免疫系統通訊，所以照顧好這個重要發電廠，是保持心情平衡、代謝旺盛、壓力反應平穩、免疫反應調節理想的關鍵。

甜美的意外

有些情況下，需要的並不是複雜醣類的植物性食物——尤其是需要迅速補充能量，不想讓消化速度慢下來的時候。比方說，跑馬拉松時，電解質飲料加上簡單醣類能迅速供應能量，但小扁豆卻辦不到，因為小扁豆含有澱粉和更複雜的醣類。所以耐力型運動員會用能量果膠、水果軟糖、能量棒、點心棒與運動飲料，雖然這些食物顯然缺乏營養——這些產品包裝方便，適合迅速食用，即使在跑步途中或騎在自行車上也很方便。換作香蕉、蘋果或其他整顆的水果、蔬菜、各種豆類或穀物，有時候就行不通（不過你有時會在超級馬拉松的急救站看到他們提供馬鈴薯之類的食物，因為消化這些食物要消耗的能量夠低，你的身體有辦法消化一點額外的纖維）。所以運送、嚼食、消化原型食物有困難的時候，簡單醣類形式的燃料就利大於弊。

此外也要注意，你可以用真正的食物做自己的運動營養品，例如把椰棗剖開，和椰子水打在一起做成超級能量飲，其中含有椰棗裡的天然糖分和椰子水裡的天然電解質。素食耐力運動社群多年來稱之為「**棗特力**」（改自 Gatorade 開特力運動飲料）。

不吃精製糖類或人工甜味劑的原則有另一個（小小的）例外——**天然甜味劑**。這些植物性糖分經過極少的加工，你可以偶爾用來為食物調味，例如隔夜燕麥，或是做一批地瓜布朗尼（373 頁）。這些有益的甜味劑包括椰糖、楓糖、菊薯糖漿（yacón syrup）、高粱糖漿和甜菊糖。甜菊糖萃取自甜菊（*Stevia rebaudiana*），這種植物特別值得一提，因為甜菊的升糖指數是 0，不會讓你的血糖或胰島素驟升驟降。

你盤子裡的碳水化合物

碳水化合物是身體偏好的能量來源，因此吃很多碳水化合物很合理——依據你的活動量，大約占總熱量的 50% 到 70%。究竟要吃多少碳水化合物，取決於你做哪類運動。一般而言，比較著重耐力的運動，仰賴總熱量較高比例來自碳水化合物，而力量和爆發型則通常仰賴較低比例的碳水化合物攝取，蛋白質和脂肪攝取則可能增加。

要找出怎樣適合自己，最好的辦法是先試試 70% 的碳水化合物攝取，然後再試 50% 的碳水化合物攝取，各持續兩星期，記錄你攝取的食物和你的感覺，然後逐漸尋找最理想、最實際的組合。對於大部分的耐力型運動員而言，最佳的碳水化合物、脂肪、蛋白質比例大約是 60：20：20（有些運動員在 70：15：15 的表現比較好），大多力量型運動員則適合 50：25：25 的比例。用 MyFitnessPal 或 Cronometer 之類的食物計算機 app，有助於掌握這些比例。

一旦確認哪個碳水化合物、蛋白質、脂肪的範圍最適合你，就可以用公克數來看待，而不是熱量百分比。前幾天（甚至一星期），可能最好記下你吃的所有東西（或輸入 app），計算巨量營養素，就能明白分析結果和理想之間的差距。你愈意識到原型植物性食物中的熱量和巨量營養素，愈可以不靠乏味的記錄來判斷攝取量，而是依據自己的感覺和得到的結果。

要決定吃**什麼**的時候，高碳水化合物的食物幾乎不受限制，因為其中幾乎包括所有水果、蔬菜、穀物和各種豆類——而且愈多愈好，所以只要你吃的東西多樣化，符合依特定運動目標而訂的每日熱量限制就可以了，因為不是所有複雜醣類的作用方式都相同。我們先

前討論過，燕麥、馬鈴薯、糙米、小扁豆、芋、薯、各種豆子和其他澱粉類碳水化合物之類的食物，能長時間提供能量，然而水果和澱粉較少的蔬菜之中的碳水化合物，通常燃燒得比較快。所以如果你在10到30分鐘後要運動，需要迅速消化的碳水化合物能量，水果就是很好的選擇。但如果是在幾小時之後才要運動，那麼熱量密度更高的食物，例如馬鈴薯、燕麥、米飯或各種豆子就是比較好的選擇，能提供緩慢釋放、更持久的碳水化合物燃料。同樣的，如果你在超過一小時的運動中開始流失精力（例如舉重時開始沒力，或跑步、騎車時有撞牆的感覺），那麼較快見效的複雜醣類就有幫助。快要開始運動時，吃一根香蕉或幾把莓果可以讓你結束時也神采奕奕。運動之後，像芋、薯、南瓜、小扁豆和米飯之類澱粉量較高、比較有飽足感的碳水化合物很適合恢復。

幸好碳水化合物類的食物選擇眾多又多樣。以下列出運動員理想的碳水化合物來源，以及最適合攝取的時機。

水果（運動前後的絕佳燃料）				
蘋果	覆盆子	鳳梨	櫻桃	波羅蜜
柳橙	草莓	李子	葡萄	百香果
香蕉	蔓越莓	桃子	番茄	無花果
藍莓	芒果	油桃	葡萄柚	奇異果
黑莓	香瓜類	杏桃	椰棗	紅石榴

澱粉類蔬菜
（適合提升運動前能量，訓練前一至二小時與運動後的營養素）

芋、薯	大蕉	馬鈴薯	白核桃瓜
地瓜	豌豆仁	栗子南瓜	

低澱粉與非澱粉類蔬菜（適合運動後營養素）

甜菜根	四季豆	櫛瓜	白花椰菜	羽衣甘藍
萵苣	蘆筍	胡蘿蔔	朝鮮薊	球芽甘藍
玉米	洋蔥	青花菜	小黃瓜	櫻桃蘿蔔

豆類（適合運動後滋養、飽足感）

紅腰豆	蠶豆	小扁豆	切半乾豌豆
黃豆	米豆	鷹嘴豆	黑白斑豆
黑豆	紅豆	皇帝豆	

穀類與仿穀類（適合運動前能量與運動後營養）

糙米	藜麥*	莧菜籽*	斯卑爾脫小麥
白米	蕎麥*	野米*	布格麥食
燕麥	大麥	小米*	

＊藜麥、蕎麥、莧菜籽和小米基本上是「仿穀類」的種子——很像穀類，被人當作穀類食用，擁有許多和穀類相同的好處。同樣的，我們把野米放在穀物那一類，不過野米其實是水生植物，在世上一些地方被視為蔬菜。而番茄其實是水果，花生其實是豆類，但我們常因為使用方式而把番茄歸類為蔬菜，把花生歸類為堅果。

別忘了，即使是為了改善運動表現而吃，吃東西也不用變得無聊。利用這裡列出的食物來規畫自己的飲食計畫的時候，可以愈有創意愈好；此外也可以用上許多沒列出的食物，以及富含蛋白質的豆腐、天貝和其他高蛋白食物與優質脂肪來源，像是酪梨、椰子、堅果、種子和花生醬。把這些食物組合起來，將世界各地的料理當作靈感來源，加進醬料、香草植物與香料來調味，吃原型的植物性食物就不只是實用，更是享受了。

這份清單裡沒有簡單醣類，因為飲食裡的簡單醣類應該有限制。務必把來自加工食品的簡單醣類降到最低。把運動前能量飲料留到真正需要的時候再喝，電解質飲料則用在格外累人的運動，尤其是天氣熱的時候。別拿貨架上裹著巧克力的「能量棒」，改吃藍莓或綜合堅果點心吧。運動前、中、後都盡量利用原型植物性食物，但如果你的運動有需要，必要的時候還是可以吃能量果膠、飲料和簡單醣類——只要別依賴這些東西補充營養，務必用原型植物性食物和飲水，補充運動消耗的營養。

＊　　　＊　　　＊

「我改吃植物性飲食的時候，注意到我遠比以前更有精力，身體也更結實了。我吃素至今七年，感覺棒極了！我幾乎每天都運動，而且只有在非常激烈的運動之後才會感到痠痛。我感覺身輕如燕，運動時也更有力氣。」

——蒂亞・布蘭科（Tia Blanco），世界職業衝浪冠軍

「我感覺身體更加輕盈，不只體重減輕了，步伐也更輕巧而不那麼遲緩。我整天的能量比較平穩，復原的時間也縮短許多。」

——亞辛·迪邦，超馬跑者

「自從採用植物性飲食之後我變得更強壯，重訓的重量提高了。整體來說，我這輩子身體從沒這麼健康過。」

——大衛·費爾伯格，奧運短跑金牌

「植物性飲食所提供的能量遠比其他飲食高，因此我能兩度以 136 公斤的體重跑完蒙特婁馬拉松全程。在我開始吃植物性飲食之前，從來不覺得自己能跑 42 公里。」

——喬治·拉哈克，前 NHL 冰上曲棍球員

「運動是提高組織血流量、促進氧氣輸送最強大的辦法之一。遇到重大挑戰時，肌肉組織裡的粒線體會複製，產生一系列影響深遠的代謝作用。肌肉組織裡，粒線體生合成反應最重要的一個影響是提高胰島素敏感度。這麼一來，肌肉就能用少量的胰島素，從血液中吸收大量的葡萄糖作為能量立刻使用，或儲存成肝醣稍後使用。對胰島素敏感的肌肉效率極高，會優先以肝醣當作燃料。吃各式各樣的原型植物性食物（包括水果、澱粉類蔬菜、各種乾豆類和全穀物），能提供運動員來自碳水化合物能量的大量肝醣，讓胰島素敏感的肌肉使用非常少

的胰島素，得到高效產生 ATP 所需的燃料。研究顯示，對胰島素敏感的人，許多慢性病的罹患風險都低很多，包括第二型糖尿病、心血管疾病和癌症。因此，對胰島素敏感能改善運動中的肌肉功能，同時大幅減少長期的慢性病風險。」

——賽樂斯·漢姆巴塔（Cyrus Khambatta）博士，
《紐約時報》暢銷書《掌握糖尿病》（*Mastering Diabetes*）作者

「大家聽過腦腸軸，也就是我們腸道裡的微生物能影響我們的心情、大腦功能，甚至食欲。不過你知道腸子和肌肉也有連結嗎？研究顯示，隨著年紀增長，我們的腸道微生物群系有助於維持肌肉尺寸、力量和功能。新研究顯示，我們的腸道微生物甚至可能強化運動表現。你可能外表有如希臘神祇，體內卻腐朽不堪。無數的健美運動員為了眼前的體態而犧牲長期健康。這樣子委屈求全完全沒必要。吃植物性飲食就能擁有最佳體態又能更健康。腸道微生物叢與發炎、免疫系統有關，而對增肌和運動後復原而言，發炎與免疫系統一樣關鍵。優化腸道環境，在健身房就會有進展而且恢復得更快。要提升腸道微生物體做法很明確——吃大量各式各樣的植物。」

——威爾·布爾西維奇（Will Bulsiewicz）醫師，
臨床試驗碩士，《纖維好燃料》（*Fiber Fueled*）作者

第五章

脂肪：不全是壞東西

chapter 5

這麼說或許奇怪，但脂肪是飲食中不可或缺的一部分。雖然脂肪有時在健康、健身、運動表現和減重這些領域成為一大忌諱，但脂肪其實是三大巨量營養素之一，也是維持生命所需。不過開始探討之前，要先體認到，人人身上**都有脂肪**。即使你覺得自己**胖**，我們還是先用比較健康的觀察——人人身上都有脂肪。再說一次：脂肪不可或缺。脂肪能保護你的器官，幫助身體吸收營養素、產生重要的荷爾蒙、支持細胞生長，並且替身體提供能量。其實，脂肪是你身體第二喜歡的能量來源（第一名是碳水化合物）。你的碳水化合物庫存耗盡之後，接著用來當能量的是脂肪，而不是蛋白質，尤其是長時間運動或一節訓練之後。此外，我們也希望你能接受，**吃下脂肪未必會讓你變胖**。所以與其學著避開脂肪，我們建議要學會怎樣攝取來源最健康、份量最理想的脂肪，才能得到最佳的結果。

所以說到增強運動表現，運動員要怎麼改進脂肪攝取呢？我們和一些頂尖選手談過，他們擁抱脂肪，刻意盡量吃下最自然、最健康的脂肪。

奧斯汀・阿里斯是職業摔角世界冠軍。再繼續下去之前，我們想先澄清，沒錯，我們知道職業摔角是編排過的體育娛樂，並不像大學摔角或奧運摔角那樣，根據特定的體育技巧，或由兩名選手以技術相搏。然而雖然職業摔角經過編排，但摔角選手卻要把身體練出大肌肉、力氣、耐力與柔軟度，在現場觀眾眼前表演出力與敏捷的困難動作。而奧斯汀正是這樣的傢伙。職業摔角是充滿男子氣概的運動，與職業美式足球、橄欖球或拳擊比起來甚至有過之而無不及。職業摔角與綜合格鬥並稱週間晚間電視「最有男人味」的運動節目。所以愈來愈多職業摔角選手不再吃動物性蛋白質時，許多人應該覺得奇怪。

奧斯汀早在 2002 年就拒吃任何形式的動物性蛋白質，成為嚴格的純素運動員，挑戰了當時的現狀。接著，奧斯汀靠著純素食讓身體變得更精實，而且更美觀（意思是線條分明）的職業摔角選手。奧斯汀名次不斷攀升，在世界各地的摔角錦標賽中贏得冠軍，最後得到產業鉅頭 WWE（World Wrestling Entertainment，世界摔角娛樂）的工作。除此之外，奧斯汀獲選在「摔角狂熱」（WrestleMania）表演，這是職業摔角的超級盃，全球有數百萬人觀看。

我們認識奧斯汀很多年了，談起他的植物性飲食法時，他說自己明確地採用脂肪作為總熱量將近 1/3 的攝取來源，即使可能有人會批評脂肪攝取量過高他也不以為意。其實，奧斯汀的脂肪攝取量（勉強）落在我們建議的一般準則範圍內，在他 3000 大卡的飲食中占到高標的 30% 左右。奧斯汀主要吃原型食物，而達到這樣的脂肪攝取量多是靠吃堅果、堅果醬以及以脂肪量高聞名的食物，例如酪梨、種子和各式各樣的堅果。他其餘的熱量攝取相較之下比較接近許多力量型運動員，大約 50% 的熱量來自碳水化合物，而剩下的 20% 來自蛋白質。奧斯汀知道脂肪是僅次於碳水化合物的理想燃料，是能量的一大優質來源。由於脂肪是最濃縮的能量來源，熱量密度比碳水化合物和蛋白質高了一倍以上，所以奧斯汀不用擔心自己的巨量營養素。奧斯汀也知道，維持最佳飲食的重點不是總脂肪攝取，而是吃哪些類的脂肪。

為了維持體重，奧斯汀每天大約吃六餐，主要是原型食物外加他在洛杉磯最愛的幾間素食餐廳的加工食品。他的目標是每次正餐都吃下 20 到 30 公克的脂肪（他一天吃三次正餐），每日總計攝取超過 100 公克的脂肪。奧斯汀每週大約訓練四天來維持肌肉量，偏好用自

由重量訓練（例如啞鈴和槓鈴動作）來鍛鍊、維持肌肉和力量。說到職業運動員生涯，奧斯汀也一派輕鬆。奧斯汀不把自己看得太重，不讓壓力對自己的健康造成負面影響。他個性隨和，睡眠品質良好，有助於高品質的植物性飲食和日常鍛鍊。

雖然奧斯汀身在睪固酮旺盛的職業摔角產業，他的植物性飲食卻不曾遇過太多阻力。而其中最困難的是巡迴期間讓供膳人員了解、接受摔角選手菜單上的素食選擇，不過其他運動員向來也支持奧斯汀「不同的飲食」。其實，許多人被勾起了好奇心。信不信由你，奧斯汀在 WWE 初亮相的幾年後，有些全球頂尖的職業摔角選手也採取了植物性飲食（至少一陣子），最著名的是 WWE 的多屆冠軍丹尼爾‧布萊恩（Daniel Bryan，原名**布萊恩‧丹尼爾森**〔Brian Daniel-son〕）、WWE 冠軍 CM 龐克（CM Punk，原名**菲利普‧布魯克斯**〔Phillip Brooks〕）、WWE 州際冠軍萊貝克（Ryback，原名〔**雷恩‧艾倫‧瑞福斯**〔Ryan Allen Reeves〕〕和艾麗（Allie，原名**蘿拉‧丹尼斯**〔Laura Dennis〕）；而艾麗至今仍然採用植物性飲食。本書寫作時，職業摔角圈裡估計有數十名茹素運動員。有時只要有一人以身作則、為其他人鋪路，讓他們受到啟發，覺得他們也能靠著植物性飲食得到理想的運動效果就好。

像奧斯汀這樣的力量型運動員採用高脂的植物性飲食，其實很常見（尤其是高達 3000 大卡的熱量攝取），不過擁抱脂肪的不只是他們。長跑、三鐵和超馬選手很清楚該怎麼攝取高熱量，替他們一連幾小時的訓練和比賽提供燃料，而且許多選手不怕脂肪熱量提供的高密度能量來源。**蘿拉‧克萊恩**在好幾個耐力型的運動領域都是頂尖好手，她知道脂肪這種燃料正適合自己。

蘿拉是雙鐵世界冠軍，在這項包括長跑和自行車的運動中贏得了世界冠軍。鐵人雙項類似鐵人三項，只是以長跑取代了游泳（比賽項目為長跑、自行車、長跑）。蘿拉也是全國三鐵冠軍（2008 年是美國隊代表），在 2013 年獲選為同年齡組的鐵人世界運動健將（Ironman All World Athlete），並且曾在她年齡組的全國女性雙鐵選手之中排名第一，一向出盡風頭。要知道，雖然這些比賽有些共通性（都是耐力型），不過蘿拉在這幾個不同的領域裡出類拔萃還是十分驚人。而且她過去 15 年來都遵循植物性飲食，還是得到這些成就。

健康的脂肪是她飲食中很重要的一環。蘿拉說：「我是耐力型的女性運動員，主要的重點始終是我攝取的健康脂肪量。對我來說，最重要的是維持健康的骨骼和關節。我雖然能輕易從植物性飲食中攝取充足的蛋白質和碳水化合物，但我總是刻意加入健康的脂肪來源，像是堅果、種子、酪梨或椰漿。攝取蛋白質和碳水化合物對運動員都很重要，但只要我吃的是健康的原型食物，而且每天吃進充足的熱量，就能吃到必需的碳水化合物和蛋白質。」蘿拉和許多頂尖運動員一樣會事前計畫，旅行時會帶著水果、蔬菜切片、鷹嘴豆泥和她最愛的旅行食物──綜合堅果點心。不過即使蘿拉準備充分，跨國旅行總可能發生令她措手不及的事。「出國旅行的時候，我會帶一些袋裝的方便飯和其他選擇，預防萬一。有一次在一場海外的世界錦標賽前一晚，我吃了一包方便飯加上店裡找到的一罐鷹嘴豆泥，然後贏了一面金牌！」

蘿拉適量規畫攝取的這些健康脂肪不但完全沒拖累她，反而是真正幫她一飛沖天。她說：「排除了飲食裡不必要的動物性食品，你的身體就不需要那麼辛苦處理、消化那些東西，有更多能量可以好好

表現。餐後倦怠的感覺完全沒了，可以全天火力全開。」

蘿拉不為每一餐的枝微末節焦慮，而是擁抱「吃得好、表現好」的整體哲學。她知道，如果盤裡盛的都是原型植物性食物，就能滿足營養需求（包括蛋白質）。其實，大家問蘿拉怎麼補充蛋白質的時候，她最愛說：「和你吃的動物一樣！」

除了營養素，蘿拉成為世界冠軍的歷程中還有其他重要的面向，健康植物性原型食物支持了她的努力，不過一切的背後都要有鋼鐵般的意志支撐。對蘿拉而言，她追求成功的動力由來已久，小小年紀就已建立。蘿拉告訴我們：「我才八歲，就全心投入運動。有些是流在我的血液裡，不過我成長的環境也競爭激烈——我父親總是鞭策我要比同儕更努力，一向逼著我付出百分之百。父親想必看到我心中的那股動力，因為我樂於接受鍛鍊，不以為苦，從不逃避挑戰。那麼渴望某樣東西的時候，就會使盡渾身解數，努力爭取。要成為世界級運動員就必須全心投入，學會在艱困的狀況下綻放光采。必須擁抱失敗、從中學習，認可成功，並藉此更上一層樓。必須腳踏實地，始終如一，並擁有內在的動力。必須抱著信心與決心，埋頭苦幹。最重要的是，必須全心喜愛這些事——這個歷程、勝利與挫敗。」

但那樣的決心也必須有制衡，需要傾聽自己身體的需求；蘿拉在生涯早期，辛苦地學到了這一課。她經歷了個人生命中一些黑暗艱辛的階段之後，跑步像是一個出口，也讓她有種能掌控的感覺。她可以掌控自己的痛苦，把自己的身體逼到極限。這種做法看似值得、有成效，卻成了代價高昂的一課；許多世界頂尖的運動員都再熟悉不過了。蘿拉沒傾聽身體的需求，沒尊重身體的極限，不顧警告訊息，忽

視受傷仍然繼續奮鬥，而且沒有充足的休息。結果導致一連串的挫敗，在一場賽事中因為中暑而倒下送醫，一場世界錦標賽和一場全國錦標賽都未完賽（DNF，did not finish），有個傷不斷惡化，最後幾乎難以行走，不得不休息 17 個月。這時她才意識到，她需要改變對運動的思維。她想持續奮鬥的時候要慢下腳步，有時仍然不容易，但她現在遠比較能掌握自己和運動的關係了。

蘿拉很高興在世界好手之間競爭 15 年之後，還能參與激烈的比賽，但她知道事情不可能永遠這樣下去。不過雖然（和所有運動員一樣）總有一天無法像以前那樣競爭，她卻對茹素運動員的未來很有信心：「看到改吃素的運動員如過江之鯽，我好興奮！各式各樣的運動中都有知名的茹素運動員，其實意義很明顯——無論你做的是什麼運動，都可以成為傲視群雄的茹素運動員。純素運動員的能見度提高，打破了從前許多人的刻板印象——吃素無法得到足夠的蛋白質，會虛弱、營養不良、不健康。而且把運動員採行植物性飲食正常化，讓下一代運動員能夠輕鬆轉換，不用再經歷素食運動員先驅面對過的一些障礙。我成為素食運動員至今 15 年，很自豪自己能打破誤解——只吃素不可能擁有長久的運動生命。而我很榮幸能把我的經驗和知識傳承給年輕運動員。」

約翰‧喬瑟夫和蘿拉一樣，知道需要均衡的飲食，才能供應能量，讓他完成鐵人三項。這挑戰需要游泳 3.8 公里，騎 180 公里的自行車，跑 42 公里，沒人覺得簡單——即使受過鐵人三項嚴格訓練的運動員也一樣。何況約翰年近 60，仍然和硬派龐克樂團 Cro-Mags 過著巡迴音樂人的熬夜、重搖滾生活，就更不容易了。不過約翰有個優勢。他吃植物性飲食 40 年了，而且是吃有機、在地的食物。

對約翰來說，一切始於 1980 年。當時約翰是一個硬派搖滾樂團的歌手，往來的其他樂團裡，有成員是拉斯塔法里信徒（Rastafarian），熱中健康、健身和植物性飲食。約翰受到他們、瑜伽社群和希波克拉底健康學院（Hippocrates Health Institute）啟發，也開始吃純素。約翰最大的動力是「不害」（ahimsa）的概念──我們無權為了食物而對其他生物施暴。對約翰來說，這個非暴力的概念，有如他生命早年經驗的解藥。約翰來自家暴家庭，待過監獄和街頭，挨過刀槍，目睹過 1970 年代紐約街頭的暴力。植物性飲食免除了虐待動物，擁抱這樣的生活方式，讓他可以超脫到一個更正向、更和平的地方。

　　約翰的叔叔熱中自行車，目前已不在人世，在約翰的叔叔尚在世時他和叔叔住了一陣子，曾在電視上看了鐵人三項比賽。參賽運動員有些人克服了癌症，有些克服了他們生命中的重大阻礙，他們的故事令約翰感動落淚。完成鐵人賽是他們個人的勝利，那一刻，約翰發誓有一天也要參賽。而約翰真的辦到了──不過那是將近 30 年後，當時他已 50 歲。而參賽的過程就像他預料的令人既謙卑又振奮。「大家都有自己參賽、打倒心魔的理由。就是這麼回事，因為人人都有心魔。我們都揹著包袱，而運動、運動的世界讓人們聚到一起。」對約翰而言，訓練和比賽的無數小時，是正面面對人生挑戰的一種方式。「大概沒有一場比賽，結束的時候我沒因為我生命中經歷的一切而帶著淚。擁有越過終點線、測試自己和自己能耐的恩賜，而你從不放棄、從不半途而廢。這就是運動教你的一課──必須堅忍而有紀律，必須有決心。而這會和伴隨的工作倫理，一同延續到你生命中的其他面向。」

約翰現年 58 歲，參加過世界各地從臺灣到墨西哥的鐵人賽。他計畫繼續參加鐵人三項直到 70 多歲，他確信雖然有人嗤之以鼻，但多虧了植物性飲食，他的目標不是遙不可及。「我有許多同儕誤信『蛋白質至上』，並且吃動物性飲食，有一堆健康問題，但我不用面對那些問題。」約翰真心覺得他現在的運動表現和 20 多歲（40 年前）沒什麼差別，他把這歸功於他的飲食、正向的態度（他簡稱為 PMA，positive mental attitude），還有一路上幫助他找到自己目標的老師。說到營養，約翰其實沒在算巨量營養素。他靠著直覺吃東西，但會維持營養「感受度」，因為他很清楚吃什麼對他的身體有效。約翰騎自行車時會補充能量果膠，運動之後攝取有機植物性蛋白飲。他很愛準備自己的食物，那些食物自然含有均衡的蛋白質、碳水化合物和脂肪。約翰不會完全避免加烹調用油，但可以的話，烹煮時會盡量減少使用。約翰把重點放在吃原型植物性食物，強調綠葉蔬菜和大量的水分。另外還有水果、堅果醬與燕麥這些會增進表現的食物。「我會依據我在做的活動，決定我什麼時候補充能量、怎麼補充，還有該怎樣恢復。」這些會依運動而不同——例如跑步前吃水果，較長時間訓練（像是長程自行車）則吃燕麥片或藜麥。

約翰說，大家注意到他在這個年紀身為茹素運動員的成就，常常詢問徵求他的看法。他的建議很簡單：「試試看。」他建議過一些人進行植物性飲食，其中十個有九個說他們感覺太好了，會繼續吃下去。約翰也承認大部分的人不在乎你說了什麼，他們注意的是你做了什麼。說到言行合一，真正以身作則，少有人能贏過這個來自紐約殘酷街巷，永遠正向、堅毅的三鐵選手。

吃脂肪，保精瘦

　　我們在第二章討論過，每公克脂肪有 9 大卡熱量，因此是熱量密度最高的巨量元素——熱量密度是碳水化合物和蛋白質的兩倍以上。所以如果某種食物一份有 10 公克的脂肪，表示那一份食物有 90 大卡來自脂肪。如果你一天要攝取 100 公克的脂肪（吃動物性產品，一點也不難），表示有 900 大卡的熱量完全來自脂肪——在一天 2000 大卡的飲食中，占了將近一半。當然了，大部分運動員每日攝取的熱量遠過於 2000 大卡，不過這個例子是為了呈現膳食脂肪如何因為獨特的熱量密度，而很容易大量進入飲食中。這可能很麻煩，原因有二。首先，很多脂肪來源幾乎沒有營養價值（尤其是加工食品中充斥的油和氫化脂肪）。第二，攝取過多的脂肪可能抵消你在健身房的努力，特別是想減重的人。雖然你的目標可能是增重，所以會攝取比較多熱量來配合你的肌力訓練法（我們在第七章會提到），你還是不會希望主要的熱量來自於脂肪，因為脂肪會排擠你從富含碳水化合物的食物得到的營養益處。所以要了解脂肪在巨量營養素組合中的意義，才能讓你的脂肪攝取維持在理想範圍內。

　　我們在第二章曾經建議你把總熱量的 50% 到 75% 分配給碳水化合物，也曾建議把你的脂肪攝取限制在 15% 到 25%（取決於哪種比例比較適合你）。雖然找到那個理想比例確實需要一點試誤學習，會依你的運動和目標而不同，不過經驗法則不變——只能讓脂肪扮演你盤裡陪襯的角色，也就是我們所謂的「佐料」食物。你的食物中需要脂肪，只是不多。

這就要來看到脂肪另一個重點：**不同的脂肪生來不平等**。除了監控你每天飲食中總共有多少脂肪，也要知道你吃的是哪種脂肪。膳食脂肪可以分成四大類：

一、單元不飽和脂肪
二、多元不飽和脂肪
三、飽和脂肪
四、反式脂肪

單元不飽和脂肪為非必需脂肪酸（nonessential fatty acids，NEFA）Omega-9。Omega-9 可以由人體合成，所以用不著從飲食攝取。不過從飲食中攝取 Omega-9 還是有好處。單元不飽和脂肪證實能減輕發炎，改善胰島素敏感度，提高「好」的高密度膽固醇，降低「不好」的低密度膽固醇，幫忙移除動脈裡造成心臟病與中風的斑塊。優質的單元不飽和脂肪來源包括堅果（像是杏仁、腰果和核桃）、酪梨、奇亞籽。有些植物油（例如葵花子油*和橄欖油）富含 Omega-9 非必需脂肪酸，不過選擇原型食物的版本（吃堅果，而不是堅果或種子萃取的油）能提供最多營養，並且含有加工油品在處理與濃縮過程中流失的微量營養素。

多元不飽和脂肪包括 Omega-3 和 Omega-6 必需脂肪酸。Omega-3 和 Omega-6 與 Omega-9 不同，屬於完全的「必需」脂肪酸，意思是我們的身體無法製造，可是它們又有太多好處，所以我們必需從

＊審訂註：傳統葵花油屬於多元不飽和脂肪酸（Omega-6）高的油品，其占比約 70％；而目前已有新品種的「高油酸葵花油」，其單元不飽和脂肪酸（Omega-9）其占比可大於 70％，故如果是以此為目的時，選購時請多留意是否標示為「高油酸葵花油」。

食物中取得。不過有個問題——我們通常攝取太多 Omega-6 必需脂肪酸，但 Omega-3 不足。

Omega-6 必需脂肪酸主要用於提供能量，對我們的生物功能極為重要，但因為食用油和其他加工食品中有 Omega-6，所以大部分美國人容易攝取過量，可能危害健康。另一方面，Omega-3 比較難透過食物得到，因此一般人攝取不足。這也有礙健康，因為 Omega-3 是我們細胞膜的關鍵建構成分，也能改善心臟健康，促進心理、心情穩定，有助於減重以及腦部發育。Omega-3 也能消炎，幫助預防失智症，減輕氣喘症狀，促進骨骼健康，減少肝臟脂肪。

Omega-6 與 Omega-3 脂肪酸的理想比例大約是 4：1 或 3：1。不過大多數人攝取的 Omega-6 與 Omega-3 比是 10：1 到 20：1 之間，甚至到 50：1 ！吃太多 Omega-6、太少 Omega-3 的風險，包括提高罹患心血管疾病、發炎、自體免疫疾病與癌症的機率。反之則會抑制這些風險。但如果你主要吃原型食物（因此幾乎避免了食用油和其他加工食品），攝取過多 Omega-6 的風險就相對比較低。然而，你還是需要努力確保你攝取適量的 Omega-3。Omega-3 最好的植物性來源有核桃、奇亞籽和亞麻仁籽。有些人覺得他們沒吃到各種自然含有這種必需脂肪酸的食物，或身體吸收、利用必需脂肪酸有困難，為了「保險起見」，決定額外補充 Omega-3。我們會在第六章進一步討論（包括你或許會考慮的其他補充劑）。目前暫且先考慮在你飲食中加入更多富含 Omega-3 的食物吧。

飽和脂肪是你不希望飲食中出現的脂肪。吃含有飽和脂肪的食物會提高血液裡有害的低密度脂蛋白膽固醇含量，增加心臟病發和中風的危險。美國心臟協會（American Heart Association）建議攝取的飽和

脂肪僅占總熱量的 5% 到 6%，這可需要警覺一點，即使你不吃動物性產品也一樣。雖然飽和脂肪常見於奶油、豬油、起司、冰淇淋和其他乳製品中，但有些烘焙食品，甚至能量棒中的加工食用油都可能含有飽和脂肪。雖然如此，但飲食中有**少量**的飽和脂肪（大約總攝取量的 5%）不只沒關係，而且還有好處。飽和脂肪的一個健康來源是椰子，其中也有中鏈三酸甘油酯（medium-chain triglycerides，MCT）。這些比較短鏈的脂肪容易消化，對健康的好處不少，例如改善大腦功能與記憶力，提升精力與耐力，降低血糖與膽固醇，幫助減重。

反式脂肪有兩種——天然和人工。天然的反式脂肪見於一些動物性食物中，尤其是加工肉類和乳製品。人工的反式脂肪則是部分氫化的植物油。我們吃下的反式脂肪以人造來源為主，合成的方法是在液態植物油中加入氫，形成半固態、半液態的油，常用於烘焙食品和高度加工的食品，例如披薩、薯片、餅乾和任何含有奶油的東西。研究證實食用反式脂肪與心臟病、發炎、低密度脂蛋白膽固醇偏高、高密度脂蛋白膽固醇偏低有關。食用反式脂肪也會導致三酸甘油脂上升，可能引發中風和心臟疾病。或許不用多說，不過我們建議完全避免反式脂肪。如果你遵循原型植物性飲食，應該比較簡單。

每日脂肪攝取原則

為了確保你的脂肪攝取在控制之下，飲食內沒有太多不健康的脂肪，我們建議你這麼做：

· 把你從脂肪攝取到的熱量限制在每日飲食的 15% 到 25%。
· 限制飽和脂肪在總熱量的 5%。

· 盡可能把反式脂肪壓低到愈低愈好。

· 盡量納入更多 Omega-3 和 Omega-9 的食物來源，同時小心不要過度攝取 Omega-6（尤其是來自食用油和加工食品的 Omega-6）。最理想的 Omega-6 和 Omega-3 比例是 4：1 到 3：1。要注意，有些食物自然含有 Omega-3 和 Omega-6 必需脂肪，例如核桃。

高脂的植物性食物包括：

Omega-3		
豆腐	奇亞籽	亞麻仁油
亞麻仁籽	核桃	營養強化食物，像是豆奶飲料

Omega-6			
豆腐	腰果	南瓜子	葡萄籽油
核桃	花生醬	芝麻仁	葵花子油
杏仁	葵花子	棕櫚油	

Omega-9		
橄欖油	高油酸葵花子油	夏威夷豆油
杏仁	酪梨	酪梨油

飽和脂肪
椰子（椰子果肉、椰子優格、椰子醬、椰子油）

還不相信脂肪可能有益嗎？

　　膳食脂肪因為常讓人聯想到甜甜圈、奶油、冰淇淋和動物性食物，這些食物因為讓人想到發胖和不健康，所以常常背負惡名。但這其實是有學問的。我們很少承認奇亞籽裡也有脂肪，很可能是因為奇亞籽遠不像充滿果醬內餡的甜甜圈那麼常見。然而酪梨、椰子、花生醬、杏仁醬、堅果和各式各樣的種子等食物其實富含植物性脂肪。這些食物一般人都能取得，只是不像披薩和奶昔那麼有吸引力。而植物性脂肪的一些好處可不容小覷。**營養學不在乎哪種脂肪的概念比較熱門，而是在乎對人體健康有益或有害的證據。**

植物性和動物性脂肪的科學實證

　　2018 年，哈福大學陳曾熙公共衛生學院（Harvard T.H. Chan School of Public Health）的研究者發表了一個為期 22 年、受試者超過九萬人的研究發現。男女受試者盡可能準確記錄他們攝取的食物，每四年收集一次資料。研究者特別有興趣的是植物性單元不飽和脂肪酸（plant-based monounsaturated fatty acid，MUFA-P）和動物性單元不飽和脂肪酸（animal-based monounsaturated fatty acids，MUFA-A）對冠狀動脈心臟病有什麼不同影響。他們的結論如下：

　　如果植物性單元不飽和脂肪取代了不健康的飽和脂肪、精製碳水化合物或反式脂肪，心臟疾病的風險就會降低，但動物性單元不飽和脂肪並沒有這樣的效果。植物性脂肪攝取增加，所有原

因的死亡率會下降 16%。相較之下，動物性脂肪攝取增加，所有原因的死亡率則會上升 21%。[1]

我們從這則研究觀察到的更多。據報告，攝取植物性單元不飽和脂肪最主要的來源是橄欖油。雖然橄欖油有各種健康好處，但是和來自其他原型食物的脂肪比起來，橄欖油的營養價值卻很低。橄欖油的總營養密度指數只有 10（最高 1000），而 1 公克的脂肪熱量是 9 大卡（光是 14 公克的 1 大匙橄欖油，就有 126 大卡熱量）。此外，像薯條、沙拉醬、植物奶油和烘焙品，也被這份報告視同為「植物性脂肪」來源。想想看，如果他們研究來自純**原型食物**的植物性脂肪的影響，會有什麼結果。如果比較精製的植物性脂肪都能讓所有原因的死亡率下降 16%，想想如果飲食中的脂肪來源是酪梨、核桃、杏仁、腰果、亞麻仁、奇亞籽和椰子，會有什麼結果！

當然，這只是一種脂肪來源的一個面向。不過其中最令人著迷的現象莫過於透過提升營養攝取，達到營養充盈、增進運動表現的主題——無論是碳水化合物、蛋白質還是脂肪，**真正的原型植物性食物**，都能提供最好的營養投資報酬。

不過別擔心——就算是有紀律的茹素運動員難免也會破例。當他們旅行、上餐廳、參加慶祝活動和假日聚會時，有時也會吃加工的脂肪（餐廳食物和烘焙品，幾乎免不了）。但是他們大部分的時候都會刻意吃健康的脂肪，所以他們的健康是扎根於天然食物的營養。

最重要的是，我們不要你害怕脂肪，甚至害怕油脂，而是意識到這些食物比重必須維持平衡。

現在，你的知識水準已經足以開始建構一個能支持訓練的最佳飲食——三種巨量營養素均衡、熱量適中、營養價值豐富的飲食。話說回來，無論我們多努力，總有一些營養和必需物質無法從食物中取得，或攝取量不足。有些運動員仰賴額外的補充劑來提升訓練效果或是得到競爭優勢。我們在下一章將分析介紹補充劑以及攝取它們的原因，有助於幫你找出適合的方案。

＊　　　＊　　　＊

　　「自游泳比賽退役之後我就改吃植物性飲食，最明顯的變化是體感和體態。我原本有運動員退役後發福的困擾（即使每天仍然運動三小時以上），自從吃植物性飲食之後，我終於對自己的身體感到自在……這可能是有生以來第一次。」

——蕾貝嘉·索尼，前游泳選手，曾榮獲三面奧運金牌

　　「雖然重量級拳擊手不需要減重，但維持體重還是很重要。我學會了傾聽身體的需求。」

——卡姆·歐森，美國業餘拳擊冠軍

「身為終身純素者（vegan since birth）之於我身為運動員的影響是，靠著嚴守健康的純素生活使我的身體 365 天都能維持在絕佳狀態。我有幸參與兩屆奧運，榮獲 X Game 的金牌與銀牌，並於美國與加拿大錦標賽奪金，這一切都歸功於我選擇遵循健康的生活方式和飲食。」

——凱文・希爾，兩屆加拿大奧運雪板選手，
曾獲 X Game 的金牌與銀牌，終身純素者

第六章

補充劑：
究竟該不該吃！？

chapter 6

也許除了蛋白質，植物性飲食最有爭議、最熱門的議題就是膳食與運動補充劑了。具體來說：

一、我需要補充劑才能得到我需要的營養嗎？

二、我需要補充劑才能有傑出的運動表現嗎？

雖然沒有非黑即白的簡單答案，但你可以吸收一些關鍵的資訊，自己做出最有根據的決定。雖然我們最終會分享頂尖運動員的經驗，以及他們如何選擇補充劑（或選擇不要），但我們首先想檢視一些補充劑、營養和運動訓練的重大迷思，哪些補充劑只是行銷花招，以及為何有些補充劑可以讓你的植物性飲食更健全。以下會更詳細解說。

植物性飲食需要補充劑嗎？

這問題很常見，但答案很複雜，因為這問題根植於我們長久以來對飲食和營養的誤解。對這個議題感到困惑來自於兩大根源：

一、有一種簡化趨勢，試圖用補充劑來解決食物問題。

二、誤以為植物性飲食營養不足

數十年來，我們都被灌輸說「多吃維他命」。記得那些摩登原始人咀嚼錠（Flintstones chewables，美國兒童維生素補充劑）嗎？全美各地住家的藥櫃裡都塞滿這些補充劑，因為醫生和藥廠堅稱人人都

需要攝取更多維他命。這麼說未必有錯——我們嗜吃速食和方便的包裝食品，所以原型植物中可以得到的維生素、礦物質和其他植物營養素，幾乎都消失得無影無蹤。這些維生素也成了超級搖錢樹。營養補充劑可能是液體、錠劑或粉末，提供一種或多種特定的營養素，而這些補充劑成了數百萬美元的全球產業，2019 年的產值高達 1300 億美元，到了 2025 年，可望超越 2500 億美元。依據美國可靠營養協會（Council for Responsible Nutrition，CRN），有 77% 的成年人會攝取膳食補充劑。其中有些是攝取必需補充劑（稍後會談到），但許多人補充的營養其實可以從飲食中得到。

這就要說到謎題的第二部分：從植物性飲食裡有辦法得到你需要的所有營養素嗎？我們在第二章深入討論過，我們確切知道植物擁有人體需要的所有必需胺基酸，而多樣化的植物性飲食只要能達到你的每日熱量需求，就能供應你身體需要的所有必需胺基酸。此外，大家都知道像是維生素和礦物質這些營養素，植物是**根源**，因此能提供大量營養素以利於健康的生活型態。經過嚴謹的營養規畫，這些飲食本身就含有大量的營養成分，所以（通常）不需要額外的綜合維生素、纖維或抗氧化藥丸。額外補充蛋白質也沒必要，因為大部分的人（包括非運動員）攝取的蛋白質常常是所需的兩、三倍——過剩的蛋白質要不是排出，就是轉換成脂肪儲存起來。雖然有少數例外（之後會談到），但一般而言，攝取維生素補充劑就像和飲食玩你追我跑。目的只是填補沒吃某些植物性食物而出現的漏洞。補充劑應當要正如其名——**補充**你的營養規畫，而不是提供營養素。

何時不再為了「保險起見」
而吃營養補充劑

　　植物性飲食可以提供絕大部分的營養需求，但即使最健康的純素食者，也可能漏掉某些要素；雜食者就更不用說了。其實不是所有營養素都來自植物。應該說有些必需營養素在植物中的含量不高（例如維生素 B_{12} 和維生素 D）；有些從植物來源吸收不夠（鋅），也有些可能屬於某些植物性食物，但西式的植物性飲食不常食用（例如碘、維生素 K_2，以及某些 Omega-3 脂肪酸）。再強調一次，我們並不鼓勵你用補充劑當成營養的支柱，而是鼓勵你補充一些對健康不可或缺的必需營養素，**補足**你的植物性飲食。差別在於，你應當繼續盡量從植物中得到大部分的必需營養素，而常吃的植物中大多沒有的營養素，或是從這些植物性來源吸收不足的營養素，才要補充。包括維生素 B_{12}、維生素 D、Omega-3、維生素 K_2、碘和鋅。

維生素 B₁₂

植物或動物都不會產生這種維生素，只有微生物才會製造維生素 B_{12}。這些微生物基本上見於土壤和水裡，然而，現代農法和過濾水的技術使得我們如果只吃植物，無法得到許多微生物，而吃肉通常能得到更多微生物（考慮到吃肉難免的膽固醇、飽和脂肪和發炎問題，這樣得不償失）。我們猿猴祖先靠著吃蟲子、塵土和糞便而得到充足的 B_{12}，但我們早已不過那樣的日子，因此恐怕需要服用每日補充劑。

B_{12} 對你的健康不可或缺，尤其有助於製造 DNA，也就是製造新細胞時用的身體藍圖。缺乏 B_{12} 可能導致疲倦、虛弱、便祕、昏沉、協調與平衡困難、憂慮和神經問題。要察覺 B_{12} 缺乏並不容易，所以比較保險的做法是預先補充，當作額外的保障。

維生素 B_{12} 主要有兩種來源：氰鈷胺（cyanocobalamin）和甲基鈷胺（methylcobalamin，以及其輔酶——腺嘌呤核苷鈷胺素〔adeno-sylcobalamin〕，與甲基鈷胺結合而得到最理想的結果）。這兩種 B_{12} 幾乎相同，主要的差異是甲基鈷胺自然存在，只要食物來源中的細菌儲有 B_{12}，就能攝取到；氰鈷胺則是合成維生素。至於哪一種比較好，目前沒有定論，只知道你的補充劑清單裡應該加上 B_{12}。

該吃多少

要維持最佳狀態，不需要大量的 B_{12}。因為你的身體會長期微量釋出這種維生素。只要你每天攝取大約 2.4 微克（mcg），就能確保你的身體短期內能利用存量豐富的 B_{12}，即使幾天、甚至幾星期沒補充也沒關係。（如果你的補充劑劑量超過 2.4 微克，也不用擔心。因為 B_{12} 是水溶性，幾乎不會有攝取過量而中毒的風險。）

維生素 D

稱其為維生素有點錯用——維生素 D 根本不是維生素，而是擁有類似荷爾蒙特性的類固醇，有助於影響幾乎所有人體主要系統的功能（尤其免疫、神經、心血管系統）。自然情況下，任何食物都不含維生素 D（有些食品公司——酪農業的公司會在產品裡添加維生素 D），只有人體曝露在陽光下，才會自動生成。不過，因為一般人大部分時間都待在人造光源下，加上我們住的地方（某些緯度得到的陽光比較少）和汙染（會阻隔人體合成維生素 D 時需要的光線），所以可以說熱帶氣候以外的地方的人，都需要補充維生素 D。特別是維生素 D 缺乏可能使人更常生病、病情更嚴重，導致憂鬱、疲憊、肌肉痛、虛弱、骨質流失、心臟病、高血壓、糖尿病和多發性硬化症。

該吃多少

你曬太陽得到的維生素 D 可能已經夠了。要確認夠不夠，可以去驗血，確保你的醫生會驗 25 (OH) D（即 25- 羥基維生素 D，25-hydroxy vitamin D）。大部分的專家建議，身體要最健康，甚至預防癌症，血液中的維生素 D 應該高於 30ng/mL，75nmol/L。

如果維生素含量低，許多專家（包括麥克・葛雷格醫師）建議維生素 D_3 補充劑的劑量大約 2000 國際單位（international units，IU）。

Omega-3 脂肪酸

我們在第五章討論過，有兩種必需 Omega 脂肪——Omega-3 和 Omega-6，要盡量多吃 Omega-3，少吃 Omega-6。Omega-3 包括 DHA、EPA 和 ALA。均衡的植物性飲食很容易攝取到 ALA（多虧了堅果和種子），DHA 和 EPA 卻比較麻煩。研究顯示，吃植物性飲食的人之中，大約 2/3 的 Omega-3 脂肪酸偏低。（雖然吃魚的人常常有充足的 DHA 和 EPA；不過這些來源通常有不少汙染——所以並不是理想的取捨。）此外，不同人把 ALA 轉化成 DHA 或 EPA 的能力也有所差異。

Omega-3 對腦部功能特別重要，能減輕憂鬱和焦慮，有助於專注。而且 Omega-3 抗發炎的效果很強，因此有助於降低心臟病和代謝症狀的風險因子。

該吃多少

如果不常攝取含有 DHA 和 EPA 的食物來源，一、兩年內並不會出現明顯缺乏的症狀；造成的損害比較漸進而不明顯，直到年紀更長才會以慢性病的形式顯現。不過提高這些物質的攝取量，可能有驚人的益處。因此，我們建議除了植物性來源的 ALA 以外，也可以食用藻類萃取的純 DHA 和 EPA。至於 DHA 和 EPA 的建議每日攝取量，科學界還沒有一個共識，不過葛雷格醫生建議每週服用 200 到 300 毫克（mg）的植物性（非魚類）DHA／EPA 補充劑兩、三次。

除了維生素 B_{12}、維生素 D 和 DHA／EPA 這三大營養素之外，一些吃植物性飲食的人可能需要的其他補充劑還有碘、維生素 K_2、鋅、硒和鎂。

碘

你的身體需要碘來產生必需的甲狀腺素。少了這些荷爾蒙，就無法妥善調節代謝和其他生命機能。成長中的人類需要甲狀腺素，骨骼和腦部才能正常發育，因此這個過程對孕婦和兒童尤其重要。碘和 Omega-3 有點像；一些植物中確實含有這種礦物質——特別是海藻（例如海帶、羊栖菜、昆布和裙帶菜），但西方植物性飲食食用的量可能不足。有些陸生植物也含有碘，例如蔓越莓和馬鈴薯，但這些植物的碘含量主要取決於栽培法和土壤品質，包括自然存在的碘含量。所以寄望這些食物提供足夠的碘，其實不可靠。此外還有碘鹽，也就是添加碘的食鹽。不過既然我們建議吃比較自然的鹽，例如海鹽、喜馬拉雅山岩鹽或玫瑰鹽（未添加碘），而且醫生警告，吃太多碘不利於血壓或心血管健康，所以那也不是實際的來源。噢，吃乳製品其實可以得到碘，因為用來清潔乳品處理設備的產品會殘留，不過我們暫且忽略不計。為了得到足夠的碘，你可以每天刻意多吃點海生植物，或是服用綜合維他命或補充劑。

該吃多少

無論你選擇哪種形式，都盡量達到每日建議攝取量；成年男、女的建議攝取量是 150 微克，孕婦 225 微克，哺乳婦 250 微克。

維生素 K₂

我們很少人意識到維生素 K 和 Omega-3 一樣，有許多形式。其中的 K₂ 最近發現是理想營養組成的一個關鍵成分。關於 K₂ 最重要的是，人體要正常處理鈣，就需要 K₂。所謂正常處理鈣，是指讓鈣遠離軟組織（例如腦和心臟），送往骨骼和牙齒。維生素 K₂ 也能預防動脈壁鈣化，有助於預防冠狀動脈疾病。此外，K₂ 就像 Omega-3，能對抗慢性發炎，預防疾病。

典型的植物性飲食很容易吃到足夠的 K₁（多虧了綠色葉菜），不過 K₂ 一般常見於動物性飲食（例如奶油和蛋黃），不那麼容易取得。發酵食物（例如納豆、味噌和天貝等各種形態的發酵黃豆）含有 K₂，卻不足以確保你能滿足需求。

該吃多少

雖然維生素 K 有一般建議的攝取量（成年男女分別為 120 微克和 90 微克），官方卻沒有針對維生素 K₂ 的建議攝取量。有些專家（例如安德魯‧威爾醫師）建議每日的劑量是 10 微克到 25 微克。

鋅

　　鋅是重要的營養素，背後卻有複雜的故事。我們的身體有許多種利用鋅的方式。其實，這種礦物質能活化超過 100 種酵素的活性，也能維持正常的免疫功能，對於確保正常生長、進行生理程序（例如基因調控）扮演了某種角色，甚至有助於神經元溝通，因而能學習、形成記憶。研究甚至顯示，鋅能對抗系統感染，因而有助於避免老化帶來的慢性疾病。[1]

　　不過鋅沒那麼簡單明瞭，因為雖然許多蔬菜都含有鋅，我們卻無法有效地吸收。一種物質進入你血流的量，取決於一些變數——有多少消化液可以分解食物、提取出活性成分、這些營養素的特定化學形態以及同時食用的其他食物。此外也有阻斷劑（blocking agent）會阻止吸收特定營養素。很多純素食物雖然富含鋅，卻也含有植酸鹽（phytate），會阻礙人體吸收鋅。有些醫學研究者認為，純素和素食者因此可能需要提高 50% 的鋅攝取量，才能彌補吸收變差。

　　再解釋一下，各式各樣的植物性食物都含有鋅，像是各種豆類、天貝和豆腐，以及許多堅果、種子和穀物。各種營養添加產品也含有鋅，例如植物奶、許多麥片，甚至某些植物肉。別忘了，如果你打算從這裡列出的原型食物裡得到鋅，一定要學會怎麼減少植酸鹽，以改善鋅的吸收——像是烘烤堅果，或在煮各種豆子、穀物之前先浸泡過或使之發芽。

該吃多少

該怎麼判斷你攝取、吸收了足夠的鋅呢？

最精確的辦法是抽血，驗驗你的血清鋅濃度。不過別急著衝去預約看診，別忘了研究顯示，純素食者鋅的狀況不比一般人差。2013年的一則統整分析發現，純素食者的鋅只比非素食者的低了一點點，開發中國家素食和非素食者的差異更少。[2]

這消息應該令人振奮。然而，鋅對各式各樣的人體功能都很重要，而吸收的狀況可能很複雜，所以最好注意你每天的攝取量。成年人建議的每日攝取量是男性每日 11 微克，女性每日 8 微克*。如果你覺得自己可能攝取量太少（或是已經診斷出攝取不足），飲食協會建議攝取每日建議攝取量的 150%，不過也有專家建議比較中庸的補充劑量是每日建議攝取量的 50%。由於最高攝取量是每日 40 毫克，所以上述的劑量長期來看都不大可能造成不良影響。

*審訂註：臺灣衛福部「國人膳食營養素參考攝取量」（第八版）鋅：13 歲以上女性每月 12mg、男性 15mg（以上數值建議不包含孕婦、哺乳婦）。

其他礦物質

最後，還有一些礦物質可能需要補充，不過要不要補充取決於你對「補充」的定義。

硒是重要的礦物質，能保護我們不罹患阿茲海默氏症、帕金森氏症等神經退化疾病、情緒變化、心血管疾病和癌症，以及男性和女性的生殖問題。含有硒的植物性食物不多（都是土壤退化惹的禍！），但巴西堅果裡的含量很高。如果你想從巴西堅果裡得到硒，大部分的人一天一粒正好。

鎂是我們可以怪罪土壤退化的另一種礦物質，而純素和雜食者都有缺乏的問題。鎂也有助於吸收碘，所以如果你要補充碘，最好也補充一點鎂，不過要補充適合的比例。

純素食者需要哪些補充劑？

最少每天服用以下補充劑：

· 維生素 B12：300 到 1000 微克（mcg）

· 維生素 D3：1000 到 2000 國際單位（IU）

· DHA：300 毫克（mg）

· EPA：100 至 200 毫克（mg）

如果你想面面俱到，就每天加上以下幾種：

· 碘：100 至 150 微克（mcg）

· 鋅：8 至 12 毫克（mg）＊

＊審訂註：臺灣衛福部「國人膳食營養素參考攝取量」（第八版）鋅：13歲以上女性每月 12mg、男性 15mg（以上數值建議不包含孕婦、哺乳婦）。

· 維生素 K₂：50 至 100 微克（mcg）

· 硒：30 至 50 微克（mcg）

· 鎂：150 至 200 毫克（mg）

我們認為這些營養素對純素食者十分重要，我們之中甚至有人（麥特）開了一間公司，生產可以提供上述營養的每日補充劑。這是為了讓素食者不用吞各種藥丸，或是吃傳統的綜合維他命（因為大部分綜合維他命提供的許多營養素不是不必要，就是在植物性飲食中已經十分豐富而會過量）。該公司的研究與產品請見：LoveComplement.com。

打破「鐵」的迷思

除了蛋白質，「鐵」，是戒除肉食的人最擔心的事。畢竟肉是這東西最理想的來源，對吧？錯了。大錯特錯。事情是這樣的。

鐵可以分成兩種：血基質鐵只存在於動物性食物，植物則只含有非血基質鐵*。血基質鐵的吸收效力比非血基質鐵高，而素食和純素食者的鐵質儲存可能少於雜食者。話說回來，**素食和純素食者貧血的比例並沒有比較高**。研究顯示，鐵質數值「正常偏低」並不是「低於理想」。其實，有些證據顯示正常偏低的鐵質儲存其實有利，這時胰島素功能比較好，心臟病和癌症的機率也比較低。[3]此外，純素食

*審訂註：動物性食物亦含有非血基直鐵，約占 55%～ 60%。

者會用含鐵量較高的植物性食物取代奶蛋製品，所以鐵質通常比素食者更多。所以專家們（包括我們的營養師朋友麥特・魯希紐〔Matt Ruscigno〕）同意：**鐵質未必是植物性飲食的一個問題**。多樣、全面的飲食，幾乎可以確定你不需要補充鐵質。然而，我們鼓勵你去請你的健康照護提供者替你檢驗（最好要找專精於素食者的健康數值者），確保你的數值在健康的範圍內。

要怎麼確保你得到足夠的鐵呢？

一、首先確保吃下的食物中含有不少鐵。最理想的植物來源例如：
   ・**各種豆類**：小扁豆、黃豆、豆腐、天貝、皇帝豆
   ・**穀物**：藜麥、營養強化麥片、糙米、燕麥片
   ・**堅果和種子**：大果南瓜、南瓜、松子、開心果、葵花子、腰果、未去殼白芝麻*
   ・**蔬菜**：番茄泥、瑞士甜菜、綠葉甘藍
   ・**其他**：黑糖蜜（blackstrap molasses）、加州蜜棗汁

二、確保你吸收足夠的鐵質。這和吃進足夠富含鐵的食物一樣重要。
   1. 要以整天陸續吃進比較小「劑量」的鐵計算，並不是吃一次就好；其實你一次吃得愈多，身體吸收得愈少。一餐如果只有幾毫克的鐵質，吸收率反而會比較高。

   2. 富含鐵質的食物和維生素 C 含量較高的食物一起吃。非血基質鐵來源和檸檬、柳橙、柑橘等食物搭配食用的時候，鐵的吸收效率會提高五倍之多。有些鐵質來源（例如綠葉蔬菜、青花

*審訂註：去殼白芝麻顏色較乳白色，未去殼則較金、棕色。

菜、番茄泥）已經含有維生素 C。我們在這章後面會更詳細討論（150 頁起）。

3. 注意咖啡和茶**這些飲料中含有單寧，可能阻礙鐵質吸收**。專家建議餐前一小時、餐後兩小時避免飲用。

懷疑就去查

如果不確定你是不是缺乏這些必需營養素，或是好奇究竟需要補充多少，建議你請教醫生，考慮驗血、合作把你的數值調整到理想狀態。由此也可以了解你能不能吸收食物中的某些營養；有些人較難吸收某些營養（尤其是把 ALA 轉成 DHA ／ EPA 的時候）。我們特別建議和茹素的醫生合作，他們比較清楚該注意哪些理想數值，需要的時候，可以引導你優先從飲食中攝取。www.plant-baseddoctors.org 這個網站可以找到一些當地的素食醫生（限美國本土）。

運動補充劑

雖然吃植物性飲食的時候，並不需要一大堆額外的補給品才能達到最**健康**的狀態，但有些運動員選擇加入補充劑，以達到理想的訓練、表現。那你該不該那樣吃呢？

如果你要問的是運動補充劑對運動成就是不是**不可或缺**，答案絕對是否定的。許多奧運獎牌得主、世界級運動員和頂尖的職業運動員不靠運動補充劑就能達到運動成就。這是我們大量訪問不用補充劑的頂尖運動員得到的結果，例如奧運奪牌的場地自行車選手朵希·鮑許，六度贏得奧運獎牌的游泳選手蕾貝嘉·索尼（她也曾五度打破世界紀錄）；曾獲三屆奧運足球金牌的希瑟·米茲，以及前世界級三鐵選手、目前在該年齡組的游泳世界紀錄保持人瑞普·耶瑟斯汀，還有美國重量級拳擊冠軍卡姆·歐森（他曾說幾乎不用任何補充劑，需要的都可以從飲食裡得到）。

奧運選手朵希、蕾貝嘉、希瑟等人，幾乎都不吃補充劑，以免無法通過藥物檢驗。我們訪談過的所有奧運選手幾乎有志一同。比起嘗試風險不明的補充劑，他們更擔心可能過不了藥檢，失去參賽資格。許多奧運選手甚至因為不確定蛋白粉的成分，所以連蛋白粉也不吃。根據我們自己運動的經驗，要成功未必需要運動補充劑——不需要補充劑，也能大量增肌。加上有些傑出運動員其實無法取得現代的運動補充劑，例如以擅長長跑聞名的墨西哥西北部塔馬烏馬拉族原住民。

不過補充劑能給人優勢嗎？很可能可以，尤其是健力、短跑和其他「爆發性」的高強度運動。這些運動時間短、強度高，關節補充

劑和能量補充劑特別能提供一股能量，支持組織修復，減少感染。補充劑對於需要補充電解質或比賽中需要額外熱量的耐力型運動員（例如馬拉松選手）也可能有益。不過補充劑對於比較頂尖的運動員的影響，通常大過業餘人士。一般週末運動狂每天吃蛋白粉，表現會有明顯的差異嗎？完全不會。不過蛋白粉能讓頂尖健美選手達到特定的巨量營養素攝取目標，讓他們能打造特定的體態嗎？當然可以。這是因為在競爭激烈的情況下，即使一點點優勢也能讓運動員勝出。不過對大部分業餘運動員而言，這樣細微的優勢通常只是九牛一毛。服用這些補充劑，並不會馬上跑得明顯比以前快，或舉起遠比較多的重量（除非那種補充劑是不合法的同化類固醇或生長荷爾蒙，這種我們當然不建議）。

也別高估其他運動員使用的補充劑功效。要增加肌肉量或減脂時，補充劑當然可能起一些作用，不過作用不大，其他因素像是工作倫理、持之以恆、飲食和態度，反而是主要的決定因素。何況即使對別人有效，對你也不一定有效，因為我們人體太複雜，人人都獨一無二。比方說，肌酸（creatine）是經過許多研究的補充劑，證實有正面效益，不過對羅伯特每次服用肌酸就會胃痛，痛到無法運動，所以肌酸的任何益處對他都毫無意義。含咖啡因的能量補充劑也一樣，雖然證實非常有效（稍後我們會特別談談），但如果你喝了含咖啡因的飲料幫助晚上運動，晚上卻睡不著，因而妨礙肌肉復原，那這種補充劑對你就沒什麼用處。不過對一早起來運動的人來說，就可能很有用。所以有很多角度可以看待補充劑，判斷是否符合你的生活模式。

例外

俗話說得好，凡有規則，就有例外。即使不把補充劑看作大部分運動表現變化的功臣，還是有些祕密武器經過科學驗證，對一些運動員有顯著的益處。

咖啡因

許多人可能不覺得咖啡因是補充劑，不過確實如此。其實咖啡因能刺激中央神經系統，所以嚴格來說算是藥物。咖啡因是一些植物的天然成分，包括咖啡豆、茶葉和可樂果（kola nut），對於需要某種程度的警覺或專注的運動訓練與比賽（例如網球、桌球、武術、棒球），以及耐力型的運動（例如長跑和三鐵）有明確的影響。如果你決定試試把咖啡因當成增強表現的工具，別忘了許多運動員反映，唯有搭配運動攝取咖啡因，效用才顯著——也就是說，你可能得戒掉早上（和下午）的那杯咖啡。如果有下列狀況，也不建議使用咖啡因：咖啡因敏感、高血壓、心臟病、心跳過快或胃食道逆流，而孕婦或備孕中婦女也應該避免。我們建議服用低到中劑量的咖啡因，在一天中盡早攝取，以免影響至關緊要的睡眠、深層休息和復原。此外也要注意，咖啡因可能讓人為了撐過一天而上癮或依賴。如果你發覺擺脫不了咖啡因，不能隨心所欲地喝（你能一天或二、三天沒有咖啡因的刺激嗎？），或許就該評估咖啡因對你的訓練是否有幫助，或是會危害到你的生活了。咖啡因必須謹慎使用。

肌酸

　　肌酸這種物質自然出現在肌肉細胞裡，幫助你的肌肉在舉重或高強度運動中產生能量。從化學的角度來看，肌酸和胺基酸有許多類似的地方。身體會用甘胺酸和精胺酸這兩種胺基酸製造自己的肌酸，而肌酸主要以磷肌酸（phosphocreatine）的形式儲存在肌肉中（其餘的會送到腦、腎和肝），這種儲存的能量會幫助你的身體產生更多高能分子——ATP，也就是人體主要的能量貨幣。肌酸也會改變幾種細胞代謝過程，提升肌肉量、力量增加，加速恢復。

肌酸已經證實有助於增肌：
· 提高工作量
· 改善細胞荷爾蒙
· 提高同化激素
· 增進細胞水合
· 減少蛋白質分解
· 降低肌肉生長抑制素（有助於肌肉生長）

　　肌酸是目前研究最透澈的補充劑之一，目前的研究並未顯示有不良效應。所以肌酸成為最熱門而廣泛使用的補充劑之一，尤其在健美、健力和美式足球這些力量型運動員的社群。

　　因為肌酸有助於水分留在你的體內，你可能發現自己的體重明顯增加至少幾公斤。別高興得太早——這並不是一夜之間肌肉量就增加了。不過這樣會讓你的身形總重量增加，進而讓你舉起、壓下或拉動更大的重量。不過服用肌酸的時候，最好大量喝水；肌酸製造商也這麼建議。

有數則研究顯示，對於膳食肌酸（見於肉類）補充不多的人來說，補充肌酸有認知能力上的益處，表示肌酸能改善記憶力和腦部功能，吃植物性飲食的人和雜食者比起來，可能體驗到更明顯的益處或成效。

補品（適應原，Adaptogens）

這類的藥用植物效用正如其名——能幫你的身體適應，尤其是適應身心壓力。最早使用補品這個詞的是蘇聯科學家，他們靠著這些效用強大的植物，支持太空計畫裡的太空人。他們發現補品能增進學習、記憶、免疫反應、耐力、精力和恢復速度。難怪頂尖運動員也愛用補品。補品之所以那麼有效，是因為它是「雙向的」，在你需要的時候可以補充能量，也可以安撫神經系統，讓你平靜。等你重新校正之後，還會促使身體回到健康的靜息態。許多運動員的食品儲藏室裡可以找到的常見補品有人參、南非醉茄、冬蟲夏草、沙棘、甘草、枸杞子、神聖羅勒、黃耆、靈芝和紅景天。

甜菜根

氧氣在運動中十分重要，這是顯而易見的道理。我們呼吸時，血液會攜帶氧氣到全身，帶給幫助我們跑步、騎車或舉重物的肌肉。限制了氧氣，就限制了運動表現。不過改善心血管功能，降低生理的氧氣「消耗」（你身體消耗氧氣的速度），同樣的努力就會得到更好的表現。那麼該怎麼減少耗氧呢？

研究顯示，甜菜根可以幫上忙。甜菜根含有大量**硝酸鹽**，有助於動脈擴張，改善整體心血管功能，因此能讓更多氧氣輸送到細胞。近期一則研究發現，常喝甜菜根汁的一群自行車手，同樣的運動和喝安慰劑的對照組比起來，少用了 19% 的氧氣。[4]

如何使用：運動前 45 分鐘到一小時，喝一、兩杯生甜菜根汁。或是把熟甜菜根（精確來說是整整三顆）加進沙拉或翻炒，或用甜菜根粉，例如 Healthy Skoop 牌的健康甜菜根綜合粉（Ignite Performance Beet Blend）。

營養酵母（Nutritional yeast）

雖然中度運動能加強免疫功能，甚至減少 25% 到 50% 的生病機率，[5] 但有時候強烈的運動可能造成反效果。連續幾小時運動讓身體承受的壓力，可能削弱免疫功能，提高上呼吸道感染的機率。雖然多樣的原型植物性飲食是強化免疫系統最好的辦法，不過有時你需要額外加強。你可以灌下 Emergen-C 飲料，期待最好的結果，也可以吃營養豐富的酵母。《英國營養學期刊》（*British Journal of Nutrition*）的一則研究指出，營養酵母能保護身體，避免免疫力因為運動而暫時下跌。[6] 研究發現，接受一段高強度運動的自行車手，循環白血球的濃度會連帶減少，而白血球會抵禦致病性的病毒和細菌。但是同一批運動員每天只在飲食中加進 3/4 小匙的營養酵母，之後再檢驗，免疫功能比一開始的時候更好。一則發表在《運動科學與醫學期刊》（*Journal of Sports Science and Medicine*）的研究發現，每天大約吃一小匙營養酵母的馬拉松選手，上呼吸道感染的機率會降低一**半**。[7] 此

外，同一批跑者也反映他們困惑、疲倦、壓力、憤怒的感覺減少，感到更有活力、精力充足。

如何使用：幸好營養酵母有種堅果味和微微的起司風味，可以加入各種菜餚，是美味的植物性佐料。每天把 3/4 小匙的營養酵母，加進適合添加鹹香、帕瑪起司風味的食物裡，例如炒蔬菜、沙拉、穀物、義大利麵、馬鈴薯這類的食物。

別忘了，補充劑的目的是成為你飲食法金字塔的頂端，而不是基礎。補充劑可能是最後的那點助力，幫你再撐過幾次，或跑的時間再縮短一點；如果你會因為痠痛而無法運動得那麼勤或那麼頻繁，目的性的營養補充可能消除一些不適，讓你運動得更有效率。如果你希望吃特定補充劑，得到特定的效果，可以寫營養日記來記錄自己的經驗，即使只是錄音或錄影也行，此外還要追蹤體重升降。用營養日記來追蹤原本無法察覺的改變——你變得更魁梧、更強壯或是更快了嗎？恢復得更快了嗎？你的經驗可能只能當軼事來看，但你會有自己的數據，方便日後追溯。

向乳清說不

乳清和酪蛋白是最常以補充劑的形式攝取的兩種蛋白質。雖然乳清和酪蛋白都能增肌，對健康卻沒什麼幫助。

乳清和酪蛋白是牛奶裡的兩大主要蛋白質，在製作起司的過程中萃取出來，製成粉、包裝，主要賣給運動員。問題是，牛奶當然原本是給小牛喝的，就像所有哺乳類的乳汁本該給牠們特定物種的後代喝。牛奶無法滿足人類的營養需求，就像長頸鹿、斑馬或貓的奶水裡沒有人類需要的營養。此外，牛奶是為了讓 27 公斤的小牛在一年裡長到 272 公斤，第二年體重再翻倍。可以說乳蛋白真的很適合幫助動物長大。雖然乳清和酪蛋白很適合增肌，要養大癌細胞卻也很有效。柯林·坎貝爾（T. Colin Campbell）博士是史上最傑出的營養學家之一，他發現一定濃度的酪蛋白和大鼠身上癌症腫瘤細胞生長有關（相反的，減少攝取酪蛋白，就能減緩癌細胞生長），而這成為柯林·坎貝爾開創性的研究——《救命飲食：越營養，越危險！？》（The China Study）的基礎。套一句柯林·坎貝爾的說法，「酪蛋白是目前發現最相關的化學致癌物質」。[8] 近期對人類細胞的研究支持了這個發現，研究的結論是，酪蛋白會促進攝護腺癌細胞增殖。[9]同樣的，乳清已發現「顯著」提高攝護腺癌死亡率。[10]

所以我們說，牛奶給牛喝，我們吃植物就好。

下一階段：
營養素吸收率最佳的食物組合

　　吃多樣的原型植物性飲食，是得到充足營養素好的開始，不過每餐有些小「訣竅」，確保你的食物面面俱到。不，不需要為了得到完整的蛋白質，而結合特定的食物（這迷思從 1970 年代就陰魂不散，之後才由於營養學對於人體怎麼利用胺基酸的了解而改正），不過刻意、聰明的食物搭配有些優點，可以讓維生素和抗氧化物質的吸收率最佳。

維生素 C 幫助吸收植物性鐵質

　　無論是不是素食者，植物性（非血基質鐵）鐵質的吸收效率可能都不高，可以在富含鐵質的食物裡加入富含維生素 C 的柑橘類水果，幫助吸收。把柳橙或檸檬汁淋在羽衣甘藍之類的沙拉生菜上，把葡萄柚和亞麻仁混入蔬果昔或加到燕麥或植物優格上，或是把萊姆片加進你的小扁豆，飯撒上腰果，這些策略都有助於吸收植物性鐵質。以下列出富含維生素 C 的食物和富含鐵的食物。

富含維生素 C 的食物			
檸檬	橘子	柑橘	葡萄柚
柳橙	文旦	橘柚	地中海寬皮柑
萊姆	金桔	血橙	

富含鐵的食物				
豆腐	腰果	紅莧菜	鷹嘴豆	夏威夷豆
天貝	松子	藜麥	小扁豆	羽衣甘藍
豌豆仁	杏仁	燕麥	瑞士甜菜	綠葉甘藍
米豆	菠菜	亞麻仁	甜菜葉	球芽甘藍
紅腰豆	菇類	皇帝豆	青花菜	
芝麻	橄欖	南瓜子	馬鈴薯	

脂溶性維生素和健康脂肪一起吃，可以提高吸收率。

非飽和脂肪來源（例如酪梨、橄欖、堅果和種子）可以和富含維生素 A、E、K 的食物（例如黃色、橙色蔬菜、深綠色蔬菜、堅果和種子）一起吃。其實可以很簡單，吃沙拉的時候加上含油脂的醬料——不過我們建議少攝取油脂，改吃原型食物，例如橄欖、酪梨和芝麻，不過既然含油脂的醬料那麼常見又方便取得，用這些醬料就能輕鬆提高脂溶性維生素的吸收。另一種辦法當然是在黃色和橙色蔬果或沙拉生菜中，加進堅果、種子或堅果醬、種子醬。也可以直接把這些食物都加進蔬果昔或果昔碗，在你準備的任何食譜中加上綠葉蔬菜、堅果和種子。我們非常推薦蔬果昔（尤其是麥特，他覺得蔬果昔可以

輕鬆讓自己的兩個運動員孩子得到大量的原型食物營養），因為要結合食物，達到最佳吸收與利用，蔬果昔是最普遍有效的一個辦法，而且有效地用液態補充大量熱量（如果你的目標是這樣），也有助於消化。而且這樣準備營養豐富的餐點，是成本效益非常高的做法。如果你不喜歡喝蔬果昔（我們之中也有人就是不喜歡），可以做果昔碗，在碗裡裝進比較濃稠、接近布丁的蔬果昔，然後加上更多的原型食物，像是莓果和堅果。不過這裡要警告一下：如果蔬果昔有很多水果，要用啜飲的，不要咕嚕灌下，以免血糖躍升。

富含脂溶性維生素的食物

類胡蘿蔔素（維生素 A 先質）：
地瓜、羽衣甘藍、菠菜、其他綠葉蔬菜、胡蘿蔔、哈密瓜、米豆

維生素 E：
葵花子、杏仁、榛果、花生、奇異果、菠菜、芒果、青花菜

維生素 K：
羽衣甘藍、菠菜、香芹、發酵食品

維生素 D：
曬太陽（這是維生素 D 在飲食外、非補給品的天然來源）

維生素 D 會增進鈣質吸收。

我們在這章開頭談過，我們大部分的維生素 D 都來自曬太陽，而許多人住的地方無法全年曬到陽光，所以建議補充維生素 D。不過與其任意補充維生素 D，最好和富含鈣的食物一起吃，因為維生素 D 能幫助身體吸收鈣質。如果不是光著膀子曬太陽、一邊吃沙拉，可以

考慮在吃下列富含鈣的食物時，補充維生素 D 補充劑：

- ·綠葉甘藍　·青花菜　·無花果乾　·柳橙
- ·柳橙汁＊　·豆漿＊　·加鈣食物

薑黃和黑胡椒會強化彼此的抗發炎和抗氧化特性。

你可能很熟悉薑黃這種亮黃色的香料。這是用薑黃植株根部磨粉製成。薑黃具有抗發炎的特性，因此傳統醫療已使用了數世紀。運動員也愛薑黃增進表現的特性，包括縮短恢復時間的優點。黑胡椒也因為抗發炎性質而聞名，特別有助於吸收薑黃素——這是薑黃中活性最強的物質。把薑黃和黑胡椒加在一起，就成了非常強大的療癒香料組合，讓薑黃素吸收提升大約 **20 倍**。有很多辦法可以享有這組香料，像是用來調味炒豆腐泥、咖哩、蔬果昔、烤蔬菜或你的植物奶拿鐵。這是最常見、最有益的一種食物組合，尤其適合想要減少發炎而促進恢復的運動員。

綠茶配檸檬

綠茶（尤其是抹茶）對健康有許多益處，最著名的是含有大量抗氧化成分，有助於增進大腦功能；促進燃脂、減重；修復身體損傷；預防疾病（包括第二型糖尿病、心血管疾病和一些癌症）。依據哈佛、普度（Purdue）等大學的研究，檸檬等柑橘類和綠茶一同攝取的時候，能促進吸收這些抗氧化物質。[11]

＊審訂註：國外的罐裝柳橙汁以及瓶裝豆漿，多數會額外添加鈣質。在臺灣柳橙汁額外添加鈣質的較少見，而豆漿部分，目前已有本土廠商研發出加鈣豆漿可供購買，詳情請閱讀商品標示。

最有效的表現加強藥物

許多成功的運動員決定完全不用任何能增進表現的補充劑，選擇透過菁英營養計畫、更持續的訓練、加強補充水分、更明確的目標來增進表現，或只是提高追求成功的內在動機。以下這些茹素運動員的生涯和成就，就是最好的證明。

朵希‧鮑許是自行車場地賽的奧運銀牌得主，站上了 2012 年倫敦夏季奧運的頒獎臺。朵希也曾七度榮獲美國全國冠軍，兩度奪得泛美自行車冠軍，曾和場地自行車隊友打破三公里定點出發競速賽的世界紀錄。朵希改吃植物性飲食三年後，就贏得一面奧運金牌，她的生涯後半就靠著植物性營養計畫，支持她一週六天、每天六小時的訓練。雖然奧運選手不是大多都年紀輕輕就開始他們的事業，但這樣的選手並不少。我們都聽過運動員年僅三歲就開始為奧運奮鬥的故事，或是年方五歲就每天練習五小時，希望有朝一日能以奧運選手的身分揮舞國旗（尤其在奧運期間電視上的介紹）。朵希並不是這樣的運動員。她直到 26 歲才開始騎自行車。這在奧運選手中可是前所未聞。朵希很晚才加入，但她在 13 年的生涯中全力以赴，成為這項運動史上年紀最大的奧運選手。

為什麼開始得那麼晚？朵希小時候並不是運動員。她出生於肯塔基州，曾是伸展臺上的模特兒，偶爾騎馬、運動，但她和許多最終進入奧運的運動員不同，成長過程從來不曾成為運動選手，進入任何比賽隊伍。朵希直到進入大學才開始參與正規運動，在划船隊待了一季。但她不喜歡一大早運動，於是一季之後就退出了。朵希不只不是

運動員，而且飲食失調曾經差點危及性命，也曾對古柯鹼上癮，多次試圖自殺。朵希 25 歲上下的時候，已經密集治療了三年，處理她的厭食症和其他失調與上癮症，這時她的治療師鼓勵她開始運動，讓身體再度動起來。她選擇了自行車，因為接近大自然感覺不錯。起先騎自行車只是一個體能活動的辦法，但朵希不久就意識到，她在這方面有天賦。之後她成為頂尖的自行車手，在公路賽中出類拔萃，然後發現了場地自行車。自行車場地賽在自行車場裡進行。自行車場是橢圓形的賽道，兩側陡峭，而場地自行車沒有變速裝置或煞車。場地賽的時速高達 80 公里，仰賴純粹的力量、耐力、技巧和勇氣（而且要非常耐痛，因為全力衝刺整整三分鐘，乳酸會在肌肉中累積）。

雖然朵希在 2009 年已經是全美自行車冠軍，也是頂尖的自行車手，但她的能力還有待更上一層樓。朵希在一次準備比賽時，打開了旅館的電視，看到暗中搜證虐待牲畜的影片，於是決定永遠不再吃肉。大約一年後，朵希飲食中不再有任何動物性食物和副產品。就這樣，朵希的關節痛和背痛消失了，經前症候群減輕，頭腦變得清晰，訓練後的恢復速度大幅變快，讓她只花隊友一半的時間就能回去訓練，而那些隊友還比她年輕 10 歲呢！

朵希的新飲食法劇烈改變了她補充營養的方式。朵希開始吃植物性飲食之前，每天服用高達八種營養補充錠，而且喝蛋白飲——主要是因為其他人都這麼吃。不過她開始只吃原型植物性食物之後，就逐漸捨棄這些補充劑和蛋白飲（雖然她偶爾還是會喝，但不是出於需要）。現在，朵希一定會吃的補充劑只有維生素 B_{12}、維生素 D 和 Omega-3 脂肪酸。而且她不吃運動專用的補充劑（即使奧運期間也一樣），不過她有時會靠著補充肝醣的電解質運動飲料來幫助復原。

朵希也完美示範了不是所有運動員都需要遵照精確調整的飲食計畫，才能維持營養均衡。雖然大多運動員都這麼做，我們也建議剛開始吃素的運動員要遵循飲食計畫，以確保你吃夠所有巨量營養素，將熱量攝取控制在標準內。不過遵循飲食計畫並**不**必要，朵希決定不要走這條路，因為這很可能引發強迫性的進食模式。朵希吃東西主要是靠直覺和飲食偏好。她只是吃到滿足。

對於吃多樣化原型植物性飲食的人來說，通常足以得到身體所需的燃料。而朵希是個完美的例子。她說得很好：「成為頂尖運動員，對健康不是很好。我們受到的損傷太多了——從早到晚，一直在損傷、修復、損傷、修復中循環。」不過自從她改吃純素食（而且她吃得很隨興，盡量不吃補充劑），她克服復原循環的能力成為成功的一個關鍵，而她稱之為自己的「重複力」———再重複高強度訓練，期間只有短暫的休息時間。「黃金入場券取決於你能做多少，然後一做再做。」

朵希 2012 年奪得奧運銀牌之後，從自行車賽退休，接著成立多個非營利團體，包括慈悲冠軍（Compassion Champs）和為愛轉型（Switch4Good），並擔任為愛轉型的執行長，讓茹素奧運選手聚在一起，分享他們的故事，激勵大家別再吃肉。引用朵希的話：「研究顯示，96% 的美國人說他們反對虐待動物，然而將近 96% 的美國人吃動物或動物副產物，造就了他們聲稱自己反對的直接虐待和屠殺動物。」雖然只有一小部分美國人吃純素，「但只要一個人，就能讓另一個生命變得不同」，意思是每個不吃動物的人每年都拯救數十隻動物，10 年拯救數百隻，一輩子可以拯救數千隻動物。

瑞普·耶瑟斯汀是目前男子 200 公尺仰式 55 歲到 59 歲年齡組的世界紀錄保持人，曾是頂尖的職業三鐵選手，超過 30 年來都是原型植物性食物的忠實信徒。瑞普的父親是物理學家卡爾德威爾·耶瑟斯汀二世（Caldwell B. Esselstyn Jr.），1980 年代末進行一個劃時代的研究，探討植物性飲食如何預防、改善心臟疾病。而瑞普也是在當時開始這樣的飲食法。瑞普也受到戴夫·史考特（Dave Scott）啟發。戴夫·史考特六度贏得鐵人三項世界錦標賽（Ironman World Championship）（幾乎都無分軒輊），而他吃素。擁抱植物的力量，對瑞普而言是很大的轉變。瑞普從小吃大量的動物性蛋白質和加工食品，直到他父親的研究強力證實這些食物不好，說服全家改吃原型植物性飲食。

瑞普這個改變人生的變革，發生在體育生涯的一個關鍵時刻。對瑞普而言，運動是一種生活方式。瑞普的父親在 1956 年是美國奧運賽艇隊的成員，贏得了一張金牌，而瑞普延續了這個運動傳承。他很小就開始游泳，樂在其中——主要是因為他表現出色。後來，瑞普贏得德州大學游泳隊的獎學金，當時他已經是全美運動員。瑞普雖然成功，在大學卻從不覺得自己發揮了真正的競爭潛力，所以畢業後，瑞普就致力於成為職業三鐵選手。而瑞普也是這時開始採用植物性飲食，激勵他的是有些三鐵選手過著素食或純素生活，運動上還是有傑出的表現。

1987 年，瑞普在芝加哥參加了他的第一場職業鐵人三項比賽。參賽的選手有四千人，瑞普最後跑了第九。瑞普回憶道：「我贏了九百塊美金的獎金，心想：『我要走這條路』。比賽結束後，我打電話

給我父母，跟他們說我想成為世上體適能最佳的人之一。」他終於找到了熱中的事物。

瑞普之後擁有一段傳奇的生涯，參與國際鐵人三項比賽，也就是游泳 1.5 公里，自行車 40 公里，跑 10 公里。瑞普成為全球前 10 的職業三鐵選手——也是極為傑出的泳者。而他的飲食很少受其他三鐵選手批評，因為套句他的話，「我在水裡把他們遠遠甩在後面，騎自行車幾乎不比任何人慢。天天跟我一起訓練的人，對彼此都充滿敬意，所以飲食上沒什麼好起磨擦。」

而且在運動員的能量補給這件事情上，鐵人三項是劃時代的運動。據瑞普說，幾乎所有三鐵選手都吃高碳水化合物、中等蛋白質的飲食，因為碳水化合物是耐力型運動員偏好的能量來源。說到打造自己的營養法，瑞普的觀念和本書其他許多運動員不謀而合——不要見樹不見林。「我從不斤斤計較吃下幾公克的蛋白質、碳水化合物或是脂肪。我從不擔心蛋白質的事。我只知道，只要我吃的熱量夠，體重適當，我就會吃到足夠的蛋白質。我當時很愛、現在也愛這事情這麼單純——別把這弄得像科學實驗，其實只是吃東西，吃到我的身體告訴我吃夠了。吃麵包、各種豆子、義大利麵之類的食物，就能輕鬆達到蛋白質目標，即使是熱量 4000 到 5000 大卡的飲食也一樣，每天很容易得到 125 公克的蛋白質，其中大約 15% 的熱量來自蛋白質。」

瑞普開始吃植物性飲食的時候，也差不多年僅 22 歲，和我們許多人從經驗中學到的一樣，在那年紀無論吃什麼，幾乎都所向無敵。雖然瑞普不記得他開始吃純素之後，有沒有特別變得精力充沛，或恢復神速，但他現在年近 60，卻很確信吃素有益。「我記不得上次什

麼時候生病、得流感，或是感冒。我相信，我長年吃原型食物植物性飲食，吃下多樣的纖維，現在我的腸道微生物群系宛如不可思議的生態系，欣欣向榮，把我的免疫系統培養得牢不可破。我是運動員，所以那樣寶貴得不得了，至於想要生活品質愈來愈好的一般人，就更不用說了。」瑞普也繼續挑戰身體的極限，接受像選手的訓練。「我現在 57 歲了，一週訓練六天。我算是還像 2、3、40 歲那時一樣訓練。我並不覺得我 50 多歲，就一定要輕鬆點，或辛苦過之後就要休息兩天。我每天都全力以赴。原型食物植物性飲食完全發揮效用，讓我恢復得更快，減少發炎，幫助復原。無論是藍莓裡的花青素，地瓜裡的 β-胡蘿蔔素，番茄裡的茄紅素，還是綠色葉菜裡的葉綠素，都有功效。而我會刻意補充。我會去吃讓我發揮最佳表現的食物，像是充滿硝酸鹽的綠色葉菜，硝酸鹽之後會轉化成亞硝酸鹽，讓你的一氧化氮庫——內皮細胞大開，擴張血管，然後運作中的肌肉會得到這些氧氣；就這麼回事。不久前，我破了一項世界紀錄，當時我大把大把吃莓果、羽衣甘藍、甜菜葉，得到原型植物一氧化氮的益處，尤其是綠色蔬菜。」

　　委婉地說，瑞普相信植物有治癒能力、醫療級的功效。所以瑞普不吃必需營養素之外的補充劑。瑞普不吃維生素 D，因為他知道他在德州南部每天做幾小時戶外運動，就能得到充足的維生素 D。但他確實會補充維生素 B_{12}，而且為了 Omega-3 必需脂肪酸而吃大量的亞麻仁、奇亞籽和核桃——加在早餐燕麥片或麥片裡。（312 頁有他過去 20 年的沙拉碗食譜。）

　　雖然瑞普有 10 年是世界級的三鐵選手，但他最知名的是在奧斯丁當消防員，分在二號消防分隊，這個著名的消防隊在他們其中一些

隊員診斷出因為飲食含有大量動物性蛋白質而膽固醇過高之後，為了同伴情誼、改善健康，而開始吃植物性飲食。瑞普的口號就是這麼來的——「真男人愛吃素」，而瑞普也推出第二消防分隊牌植物性調理食品（Engine 2 Diet），全美各地超市都有販售。現在瑞普巡迴全美，告訴大家植物的力量，植物可以預防、改善疾病。瑞普每年都會和父親在「植物的力量」（Plant-Stock）活動一同登臺。「植物的力量」活動舉辦於紐約州北部歷史悠久的耶瑟斯汀家族農場，是一個週末的沉浸式體驗活動，有許多運動界支持植物性飲食的「搖滾巨星」共襄盛舉。世界各地的人來這裡見識他們如何增進健康、改變人生。

奧運雙人花式滑冰選手**梅根・杜哈梅爾**贏過奧運金牌、銀牌與幾面銅牌——過程中完全靠植物補充能量。梅根將近 10 年前剛開始吃植物性飲食的時候，並沒有特定的期待，也沒特別計畫長期吃植物性飲食；她只想健康一點。不過她經歷的變化十分顯著。「我 2008年開始吃純素的時候，幾乎立刻注意到恢復力改善了。那之後，我有10 年的時間投入奧運項目的頂尖訓練，完全沒受傷過。這大部分歸功於我的飲食，讓我能在各方面照顧我的身體。」

對梅根來說，成為奧運滑冰選手不是要不要的問題，而是時間問題。「我一直以來都知道我會去奧運。我六歲就開始跟別人說我會去奧運。我有一股天生的動力，驅使我總是場上最努力的那一個。而且我都用正面的態度面對所有挑戰。即使慘敗，我也盡量找到正面的意義，讓我更快回到正軌。」年輕的時候，梅根研究了著名的花式滑冰選手，設法模仿他們的行為、策略和心理準備。按她的說法，這就像製作一個技術的工具箱，讓她在生涯中可以取用。梅根 14 歲時告訴父母，她想要離家，接受更頂尖的教練訓練。這是梅根青少年生涯

的開端。21 歲時，梅根直覺能在蒙特婁找到適合她的教練，於是搬到蒙特婁——她終究找到了那麼一個教練，也找到了一個丈夫。

即使她對畢生的夢想充滿信心，奧運仍然差點完全從她掌中溜走。她在 2010 年的奧運資格賽落敗，差點完全退出那項運動。不過她再度燃起勇敢，知道要繼續努力，於是再接再厲。2006 年成為奧運候補選手之後，以世界排名第八、加拿大排名第二進入 2010 年奧運資格賽，卻未進入代表隊。「那之後，一切都有點每況愈下。2010 的奧運之前，我已經計畫好我的人生。我沒有別的計畫。總覺得我再也沒有任何目標，不確定我要不要繼續這項運動，還是回去唸書。」然後梅根受邀和艾瑞克・拉福德（Eric Radford）雙人滑冰。她把這視為再度投入花式滑冰的機會，從此更加注意健康和訓練品質。梅根不靠運動補充劑讓她占優勢或促進復原，而是尋求原型植物性食物。她靠大量高蛋白質的燕麥補充能量——吃熱麥片、隔夜燕麥粥或燉燕麥，或打成奶昔。燕麥奶昔是她運動前後的必備食物。大量補充水分、辛勤鍛鍊，讓她的訓練方案更加完善。

梅根和新夥伴艾瑞克，連續三年蟬聯世界第一，包括在 2015 年贏得了世界錦標賽，同年參與的所有國際賽事都榮獲金牌。雖然梅根 2010 年並未取得奧運參賽資格，卻以傳奇的奧運勝利姿態，在 2014 年奧運贏得銀牌，最後在 2018 年冬季奧運的加拿大隊贏得了難如登天的奧運金牌。

植物性飲食替梅根傑出的生涯提供了能量，2018 年，梅根退出花式滑冰之後，仍然繼續遵循植物性飲食。梅根十分熱中這種生活方式帶來的好處，甚至成立了一個網站，分享食譜和訣竅給數千名也想採用這種飲食法的追蹤者。梅根是植物擁有健全營養的絕佳證人，她

在懷著小女兒的整個孕期都吃純素。梅根希望能讓下一代（尤其運動員）知道，千萬不能忽略營養。「不只要在賽場上努力。他們還得更注意他們的飲食，了解食物增進表現、促進復原的功效。」

＊　　＊　　＊

「我建議不吃碘鹽或海藻的純素食者，每週服用幾次碘補充劑。愛運動的純素食者很適合適量補充每日建議攝取量一半劑量的鋅。純素食者的鈣如果無法透過其他食物，而達到每日建議攝取量，就應該用鈣質強化或添加鈣質的食品，例如加鈣製作的板豆腐或鈣質強化的植物奶。」

——傑克‧諾里斯（Jack Norris），

美國註冊營養師，VeganHealth.org。

「我當初想尋求像布蘭登‧布瑞茲和李奇‧羅爾等運動員說的競爭優勢，所以才開始吃原型植物性飲食。開始這種嶄新生活方式，對我來說很重要的一點是透澈地研究茹素運動員的營養需求。一開始，我就用 B12、藻類 Omega-3、維生素 D 和綜合維他命來補充飲食。我不想要害自己失敗。這些年來，我擔心吃植物性飲食可能不足以達到最佳生理狀態，所以請醫生做了詳盡的檢驗。我和醫生都沒想到，檢驗結果一直都很理想，從來沒有任何營養不足的情形。我現年 48 歲，精力充沛，朝氣蓬勃。我希望能追求各種運動喜好，直到老年。我的原型植物性飲食是讓夢想實現的關鍵。」

——瑪姬‧卡坦，外號「健身忍者」，三鐵選手、美國田徑教練

「我不用任何運動補給品。我總是說，我的訓練重點是食物、水和辛勤努力！不過我會確保自己按照需求吃下食物。訓練之後，我很愛大吃鳳梨加大麻籽＊。大麻籽提供修復、恢復用的蛋白質，鳳梨裡的鳳梨蛋白酶（bromelain）則能減緩發炎。所以我總是很注意在什麼時間吃進什麼食物。」

——梅根·杜哈梅爾，奧運花式滑冰金牌選手

＊臺灣與歐美部分國家對大麻合法認定與否標準不同，此品項在臺灣不得販賣運輸。

第七章

餐點搭配

chapter 7

目前為止，我們談了很多，從植物性飲食為何能維護健康、支持運動表現，哪些特定的食物真正最適合提供理想的燃料，我們需要（不需要）多少蛋白質，到該吃哪些補充劑，以及該吃的原因。現在該來看看你**每餐**該吃什麼，把這些資訊串起來囉。

茹素運動員要想成功，最重要的是建立飲食計畫來激勵、督促自身遵循正軌。首先，要能確保你達到巨量營養素的目標（主要的能量來自碳水化合物，其次是健康的脂肪和蛋白質），並且達到理想的熱量攝取。第二，能讓你對自己負責；比起即興發揮，如果能事前計畫餐點和點心，要遵循營養和健身目標就容易多了。我們打賭，如果你等到肚子餓才找東西吃，找到的東西很可能不符合你的目標。最後，飲食計畫會幫助你烹調、準備你愛的餐點。事前想想覺得什麼好吃、在家裡準備那些食物，加上很清楚要怎麼搭配，就很可能有動力那樣吃了。那麼一來，就比較可能遵守計畫，最後得到成效。我們會展示那在運動員的生活中是什麼樣子。

說到了解怎麼增肌、減脂、改善運動狀況、增強力量，健美運動員自然最在行，因為健美這一行就是以打造體態為基礎。**娜塔莉・馬修斯和哈莉葉・戴維斯**正是這樣的人——她們都屬於 IFBB 職業聯盟，是這一行的佼佼者。

娜塔莉從 2012 年起就採用植物性飲食。她在健美這一行競爭最激烈的一支中名列前茅，又是專業教練，為自己在社交媒體上掙得了「純素健美主廚」的名號，稱得上名副其實。娜塔莉身材絕對勻稱，但即使從前她在祖國波多黎各當職業衝浪選手的時候，也不是渾身肌肉。想當然娜塔莉很強壯，但比起魁梧更偏向精實。在娜塔莉跳槽成

為健美選手之後，新的目標就是降低體脂和打造出上下半身均衡的肌肉。娜塔莉身為廚師，知道增肌該吃哪些食物，但她必須知道需要增加多少，加上嚴格的重量訓練、持之以恆，才能達到目標。精確抓準用餐時機、量出每一公克的蛋白質、碳水化合物和脂肪成了她每日的例行公事，確保她吃下特定份量的巨量營養素，達到理想的比例，其中最重要的是她的每日熱量攝取。聽起來或許乏味，不過正是因為這些刻意而不起眼的行為，造就了世界級運動員與我們其他普通人之間的差異。追蹤營養在健美這一行，無疑要比其他運動重要；其他運動的運動員並不會依據體脂率、肌肉量或水分滯留來評分。

沒有熱量盈餘就無法增重，而不運動的話，熱量盈餘就會以脂肪的形式儲存起來，所以娜塔莉也規畫了運動計畫，讓她穩定地增肌。娜塔莉在相對比較短的時間內（幾年內），從身高 160 公分體重 45 公斤的職業衝浪手，搖身變成 50 公斤的健美錦標賽選手，整體體重增加了 10%。

有人說，凡是成功都有跡可循，娜塔莉告訴我們的真知灼見，就是設立目標、擬定計畫、培養習慣，然後持之以恆。直到今天，娜塔莉為了參與奧運舞臺，成為世上最優秀的職業比基尼選手，仍然遵守她訓練的基本原則。

哈莉葉採用茹素的生活方式，處理她吃動物性產品導致的消化問題。她逐漸從美式飲食轉換成蛋奶食，最後變成百分之百的純植物性飲食。哈莉葉進行植物性飲食將近 10 年了，不過她和大部分轉換成植物性飲食的人一樣，剛開始新生活方式的最大挑戰，是在旅行時找到用餐的選擇。哈莉葉身為健美選手，為了堅持特定的營養計畫而

習慣準備餐點並一次準備幾天份，而她克服挑戰的做法，是在旅行前先把餐點準備好、冷凍起來。聽起來誇張，其實不然──很多健美選手帶著大型保冷箱旅行，這樣才能到哪裡都能吃到巨量營養素適量的餐點。哈莉葉也會研究她旅行的地點，確認附近有市場，方便買到保存不易的食物。除了個人的準備、依賴標準的超市購買食品、豆腐、堅果、不含乳製品的飲料和其他常見的植物性健美食品，哈莉葉也靠HAPPYCow 這個 app 來尋找附近的蔬食餐廳。

哈莉葉這麼堅持，不只是因為她全心投入運動，也是因為她認為需要以身作則。哈莉葉一心打破增肌一定要吃動物性食物的迷思。「看著新一代業餘到頂尖的茹素運動員參與各個級別的賽事，我很欣慰。背後強而有力的訊息是，植物性飲食可以說適合各種健身計畫，從增肌、減脂到鍛鍊力量與耐力都適用。」這個訊息也是她身為茹素醫師的中心思想；當哈莉葉沒在舞臺上比賽時，這是她主要的事業。她事業的亮點是新病患因為她吃素而選擇她為主要健康照護人員。有些人真心尋求生命中的正向改變，哈莉葉很榮幸能以家醫的身分幫助他們，並且以身作則。

克莉斯汀・瓦達羅斯是職業自行車手。她 1996 年從越野自行車開始自行車生涯，在 2000 年轉為職業自行車手，2002 年轉換到越野公路車賽。過去 20 年中，克莉斯汀在三屆越野公路車世界錦標賽中代表美國，此外還參加了超過 30 場越野公路車世界盃賽事，曾經騎進世界前六強。2000 年起，克莉斯汀就靠植物性飲食提供能量，幫助她成功，不過她完全吃純素的六年前，就開始逐步減少動物性食物。

信不信由你，成為職業運動員並不是克莉斯汀的兒時夢想。「我的夢想是成為神經外科醫生，我進哥倫比亞大學攻讀的正是神經外科。不過後來我發現了自行車！」自行車成為克莉斯汀週末離開曼哈頓的交通工具。她會和朋友騎去城外不遠處的美麗森林。她就是得「認了，在自行車上撐個兩、三小時」。不過說實在，她對自行車一見鍾情，尤其是她看見第一輛登山車的那瞬間——某天，她的約會對象帶著那輛登山車出現在她門前。「看起來像電影《魔鬼終結者》裡的東西，有著未來感的避震。最後我甩了那傢伙，留下登山車，從此我們再也不分離。」克莉斯汀才第三次騎上自行車，就參加了一個滑雪勝地的國家越野自行車錦標賽。當時，她和其他人都很清楚，她有這方面的天分。克莉斯汀為這個新夢想放棄神經外科的學業，父親起初不以為然，她首度贏得國際排名賽事之後，父親終於明白了。「那天，我越過勝利的終點線時，他展開雙臂等在那裡，擁抱我和我的新事業。」

克莉斯汀的祖母住在附近的紐約市，祖母過世之後，克莉斯汀就離開紐約，去加州加入了她的第一個職業自行車隊。「我身上只有一輛自行車、一張單程票和七美元。第一晚我無家可歸，不過對我來說，追夢無價。」克莉斯汀接著擁抱了各式的自行車賽，最後在比利時成為頂尖的自行車手；越野公路車選手在比利時這個國家被視為名流。越野公路車這種自行車賽通常在秋、冬舉辦（當然如果有類似秋冬的環境條件，全年都能舉辦），在短程賽道繞行多圈（賽道長度通常是 2.5 至 3.5 公里），行經鋪石路、林間小徑、草地、山丘陡坡和一些障礙物，需要車手迅速下車，扛著自行車越過障礙再上車。此外

還要考慮到天候，當時的天候通常會讓自行車手渾身溼透、泥濘不堪整整一小時。這項運動在比利時非常受歡迎，而克莉斯汀成為越野公路車和最傑出純素越野公路車手的代言人。

克莉斯汀成為頂尖自行車手幾年之後，才採用植物性飲食，成為茹素的職業自行車手至今已經 20 年了，難得有機會評估飲食對她生涯的影響。我們問克莉斯汀剛開始吃植物性飲食的時候，運動表現上最大的差異是什麼，克莉斯汀說她完全沒改變訓練內容，很快就從集團中的落後一員，轉身成了冠軍。她也發現，本體感受上用同樣的能量輸出速度更快了，並且身材線條更加分明，這在從素食轉成純素的時候特別顯著。

克莉斯汀為了找出適合自己訓練與表現的巨量營養素比例，在她的淡季實驗了素食生酮飲食。這種飲食法中，來自脂肪的熱量比她平常富含碳水化合物的飲食高多了。「我發現，我失去了優質頂尖的速度和力量。在自行車上衝刺的時候很慘。但耐力確實改善了。我可以一連騎六個小時，完全不覺得累。我也發現我的專注力大幅提高。現在我會在活動量大的日子吃比較多碳水化合物，一般輕鬆的日子或恢復日就停止。」即使菜單上的選擇很少，克莉斯汀也會乖乖遵守飲食計畫。「我永遠不會忘記我只靠著法國麵包和四季豆就參加女子環法自行車賽。當時在法國根本吃不到不加奶油或醬料的義大利麵。我靠著那樣簡單的飲食拚命騎，表現得比隊友還好。」

克莉斯汀實驗不同種植物性飲食，想找出什麼最適合自己的時候，真的有所發現。她拿捏巨量營養素比例，直到找到最能支持表現與運動目標的理想組合。開始保持那種碳水化合物為主的狀態之

後，克莉斯汀反映，她的精力比 20 年前還要好，心智能量也變強，更能專注於她的高強度運動；說到恢復，克莉斯汀的描述是「根本像魔法」，意思是她可以連續高強度訓練更多天，以及在多日賽事（例如環法女子自行車賽）期間比較順利。（她記得醒來時，和其他吃肉的隊友、對手比起來「神清氣爽」；隨著日子過去，他們都漸漸憔悴了。）

克莉斯汀雖然遵循植物性飲食大獲成功，旅程中還是遇到種種阻礙。她記得一次比賽表現特別失常之後去超市採買食材做晚餐，為隔天的比賽做準備。一名對手看到她，說：「妳今天好慘。一定是妳吃青花菜的關係。」克莉斯汀在 1999 年完全沒有真正的茹素成績榜樣，所以覺得對手的話應該有幾分真實。她立刻拿起電話，打給她的純素教練求教。教練說：「克莉斯汀，離開海鮮區，回家去，給自己做點鬆餅，跨上健身車騎 30 分鐘，放鬆你的腿，然後去睡覺。」她完全照做了。隔天，克莉斯汀不只進入前十強，而且教訓了討厭青花菜的女人。克莉斯汀把她拋在塵土間的時候，臉上露出燦爛的笑容。「百聞不如親身體驗（純素飲食）。讓別人看到你吃植物性飲食精力充沛，他們就有興趣了。」

克莉斯汀已 50 好幾，仍在訓練、參賽，沒有一點慢下來的跡象。她說等她最後一次參賽，回顧生涯的時候，最自豪的應該是透過立下的榜樣，帶來改變、拯救生命。克莉斯汀說：「只要未來世代的女性自行車手和純素運動員繼續督促她們的世代追隨她們，那麼我為她們提供了發展的基石，就是我的榮幸。」

建立你的飲食計畫

這一章裡有你建立飲食計畫所需的所有法寶,我們把飲食計畫按目標分為增肌和減脂。差別是達到熱量盈餘而增肌,或造成熱量赤字而減脂。這兩種目標有同樣的理想——吃的食物有助於增強力量,同時避免過多的脂肪。我們先從基礎開始。

基礎觀念

這些是你飲食計畫真正的組成要素——在你調整計畫、確保你達到理想數值,在盤子裡盛滿營養密度最高、熱量適中、巨量營養素均衡的餐點時,就可以參考這些資源。

計算你每日的熱量目標。首先,要推算出你理想的熱量基準值。做法是上網找一個哈里斯－班奈迪克(Harris-Benedict)公式,評估你的基礎代謝率(basal metabolic rate,BMR)。這個公式考量你的生理性別、年齡、身高和目前體重,不考慮體能活動,計算你在不活動的狀況下需要多少熱量。之後納入真正的活動量,輸入你是靜態、活動量低、中、高或極高(公式會為這些選項下定義),最後得到每日**真正的熱量消耗**。算出**熱量消耗**之後,就能和你實際的**熱量攝取做比較了**。可以用 Cronometer 或 MyFitnessPal 等 app 追蹤飲食,算出平均的熱量攝取。這是控制你增肌或減脂的辦法——量入為出。如果你明確知道自己的每日熱量需求是 2400 大卡,又想要增肌,卻只吃每日 2000 大卡,不難看出無論你在健身房多努力,你都不會有剩餘

的熱量增重。同樣的，如果你想減脂、減重，卻每天攝取 2800 大卡，辦不到也不奇怪。

別忘了，你判斷的熱量需求只是估計值，沒考慮到自己的除脂體重（你的體重扣掉體脂肪重量之後，剩下的肌肉和組織重量），也無法最真實、最客觀地反映你（有時候體重和實際活動量會有點模糊）。那也沒關係！你要注意是籠統的範圍，由此知道你一天吃了多少食物，大約燃燒多少熱量，而這知識可以讓你朝個人的健身目標努力時掌控全局。哈里斯－班奈迪克公式和熱量追蹤 app 是最佳、最有效又最準確的技術投資，光是靠著這些工具，就能深入了解你的習慣，幫你調整方向，走上最快達成健身目標之途。依據我們的運動員經驗，這能提供顛覆性的優勢，讓我們靠著精確了解我們每日的行為和常規，而掌握增肌、減脂的結果。

要注意你的巨量營養素。計畫「完美」的一餐（能提供最純淨、最有效率、最持久的燃料），別忘了其中必須包含下列各種食物：

一、主要是碳水化合物（占 60% 的熱量）
二、然後相較之下均等的蛋白質和脂肪（分別占 20% 左右）

這是因為你身體偏好的能量來源是碳水化合物。碳水化合物會以肝醣這種燃料的形態儲存在你的肌肉和肝裡，而腦部正是靠著碳水化合物運作。我們一次能消化、吸收的蛋白質有限——通常每餐大約 30 公克，超過 30 公克就會被排出，或是當成能量，以脂肪的形式儲存起來——而脂肪的熱量密度極高，要酌量攝取，才能得到最佳的投資報酬率（這樣運動時就不用為了耗盡所有多餘熱量而更辛苦）。

這些比例因人而異，取決於做什麼運動，例如耐力型運動員的碳水化合物增補法和健美選手的低碳水化合物飲食。

我們會給你一些數據，讓你找出適合自己的巨量營養素比例。不過稍後會談到，最終目標是脫離食物計算機，根據你的感覺，用更直覺的方式決定要吃什麼、吃多少。開始建立基準值的原則如下：

· 首先，試試攝取 70% 的碳水化合物，然後試試攝取 50% 的，各進行兩星期，期間日常鍛鍊不變。

· 對於大部分的耐力型運動員而言，最佳的碳水化合物、脂肪、蛋白質比例大約是 60：20：20（有些運動員在 70：15：15 的表現比較好），大多力量型運動員則適合 50：25：25。

不過一般來說，為了健康、長壽、支持你的運動目標，**我們建議讓你主要的熱量來自富含碳水化合物的食物**。這和我們訪談過的運動員的觀念不謀而合，研究和專家也支持，而且這是我們遵循許多年的辦法。複雜醣類是追求卓越運動成就的最佳盟友，其實也是最健康的食物，因此成為運動前後顯然最理想的營養素、主餐，和我們每日熱量的基礎。希望你（也希望我們自己）最後可以不需要每天、每週追蹤攝取的熱量，甚至可以完全不追蹤。哈里斯－班奈迪克公式和飲食記錄 app 設計的目的是幫你意識到自己實際的熱量攝取和支出。大部分人並不會意識到這些，因此常常導致體重增加或肌肉流失。不過從各個運動員的故事中可以發現，大部分運動員以他們逐漸發展出的習慣為基礎，會逐漸轉換成比較直覺的飲食習慣；即使奧運和世界冠軍也是，只有競爭激烈的世界級健美選手例外。最終的目標是盡量在直覺、沒壓力的情況下吃東西，不過必須了解你目前的狀態，才能做

出必要的調整，讓你的營養計畫發揮最大的功效。

除了遵循這一章提供的飲食計畫範例（或是 269 頁起，頂尖茹素運動員提供的範例），還有一個很好的辦法可以確保你達到理想的巨量營養素比例——用 MyFitnessPal 或 Cronometer 這樣的 app 來追蹤你的飲食。這些 app 可以輸入你為了完整的巨量與微量營養素而攝取的熱量。也可以從這些 app 得到許多詳細資訊，包括你每日攝取的維生素與礦物質百分比，以及其他有用的數據，這些都能瞬間幫你做成圖表。雖然沒必要長期使用這些 app（很多人追蹤大概一星期後，就開始能掌握他們的巨量營養素），但你開始這種新飲食法的時候，這些 app 是非常有用的資源。其實，大多人不知道自己吃了什麼。用某種責任自負的食物追蹤方式，就能停止猜測，揭露你飲食的真正樣貌，唯有這種精準的方式，才能達成你希望的改變。

力量型運動員的餐點範例		耐力型運動員的餐點範例	
・碳水化合物	50%	・碳水化合物	70%
・蛋白質	25%	・蛋白質	10%
・脂肪	25%	・脂肪	20%
大型地瓜	1 顆	大型地瓜	1 顆
蒸青花菜	1/2 杯	蒸青花菜	1 杯
烤豆腐	1/2 杯	烤豆腐	1/4 杯
腰果純素起司醬	2 大匙	腰果純素起司醬	1 大匙

別太執著於數字——只要看看這兩盤的明顯差異就好。力量型運動員的目標是達到熱量盈餘而增肌，他們吃的青花菜少了一點，豆腐和腰果純素起司醬多了一點——不過還是有大量的碳水化合物。相較之下，耐力型運動員的目標是保持相對輕的體重，讓力量體重比最大化，因此青花菜（碳水化合物）大增，微微減少蛋白質和脂肪的量（豆腐和腰果純素起司醬）。並沒有巨大的差異，不過日積月累，這些差距會累積成熱量赤字或盈餘。也要注意，即使目標是維持纖瘦，食物也不能少吃。你的盤裡還是要盛滿食物，只是著重於熱量密度低的食物，這就要看到下一個重點了。

一、**考慮熱量密度**。除了注意餐點的巨量營養素組成，也要留意熱量密度。這就像保險起見，不超出或低於理想的熱量攝取，同時吃完後還要心滿意足。別忘了，有些食物很適合幫一餐打基礎（主菜），有些比較適合當成配角（配菜），也有些要用得更節制（佐料）。

二、**要有彈性**。也就是彈性飲食——符合巨量營養素需求就好。理想狀態是，你推算出自己的熱量目標是多少，有些搭配「完美一餐」的經驗之後，就逐漸不再緊盯著每一口、每一卡路里、每一公克的碳水化合物，而是更照著直覺來吃。

要達到這境界，第一步是信任你的食物。要知道，吃多樣化的原型植物性飲食，通常表示你已經開始往目標而去了，因為這樣自然會促進身體長出精瘦的肌肉，防止體脂肪累積。（注意原型食物在這裡很重要——只吃植物性飲食，但吃的仍是高度加工食品，並不會得到同樣的結果。）然後對於在餐盤裡該怎麼展現你的巨量營養素，要有一個籠統的概念。再說一次，我們不需要計算機。看看你的餐盤

——餐盤裡有至少一半的碳水化合物嗎？盤裡也有一些蛋白質和少許的脂肪嗎？那你的方向應該就沒錯了。注意你的感覺和成效——說到底，這是最好的指標。

當然了，有些人覺得更精確調整計畫會比較有成就感，也沒問題。其實有些運動員需要那麼精確，才能達到目標。但如果你想放鬆一點，不想斤斤計較，絕對沒問題。到頭來，我們希望你明白，成為茹素運動員代表食物是你的盟友，不是你的敵人。

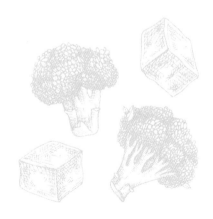

茹素飲食食材懶人包

主菜	配菜	佐料
豆類	**綠色蔬菜**	**香草植物**
小扁豆	羽衣甘藍	羅勒
乾豌豆瓣	菠菜	百里香
黑白斑豆	綠葉甘藍	蒔蘿
鷹嘴豆	芥菜	牛至
皇帝豆	蘿蔓萵苣	迷迭香
黑豆	瑞士甜菜	香芹
白腰豆	芝麻葉	薄荷
紅腰豆	奶油萵苣	孜然
黃豆	甜菜葉	香菜（芫荽）
紅豆	青江菜	小豆蔻
穀物	**十字花科蔬菜**	**香料**
米	青花菜	薑黃
藜麥	花椰菜	肉桂
小麥	甘藍菜	黑胡椒
大麥	球芽甘藍	薑
燕麥	櫻桃蘿蔔	胡椒薄荷
小米	蕪菁	肉豆蔻
裸麥	蕪菁甘藍	小茴香
布格麥食	水田芥	丁香
蕎麥	野蕓薹菜	煙燻紅辣椒
苔麩	瑪卡	卡宴辣椒

主菜	配菜	佐料
澱粉類蔬菜	**非澱粉類蔬菜**	**種子**
馬鈴薯	胡蘿蔔	亞麻仁
地瓜	蘆筍	芝麻
栗子南瓜	茄子	葵花子
白核桃瓜	甜椒	南瓜子
芋頭	小黃瓜	芥子
薯類	四季豆	奇亞籽
歐防風	菇類	罌粟籽
玉米	櫛瓜	松子
大蕉	洋蔥	高粱
大果南瓜	秋葵	
高蛋白	**含水量高的水果**	**堅果**
豆腐	西瓜	腰果
天貝	草莓	杏仁
麵筋	柳橙	核桃
花生醬	哈密瓜	榛果
杏仁醬	葡萄柚	花生
腰果醬	覆盆子	開心果
蛋白質布丁	鳳梨	核桃
植物蛋白粉	桃子	巴西堅果
素肉乾	黑莓	椰子
豆子辣醬或豆子湯	藍莓	夏威夷豆

密度高的水果	醬料與抹醬
酪梨	莎莎醬
香蕉	調味醬
波羅蜜	鷹嘴豆泥
麵包果	酪梨醬
百香果	番茄醬
葡萄	芥末醬
梨子	酸黃瓜醬
芒果	中東芝麻醬
番石榴	印度甜酸醬
火龍果	果醬

常見食譜	常見點心	常見飲料
素食起司通心粉	亞麻仁餅乾	杏仁奶
菠菜藜麥義大利麵	蘋果泥	燕麥奶
烤天貝沙拉碗	無花果棒	米漿
金線瓜	綜合堅果點心	豆漿
燉小扁豆咖哩	燕麥碎粒	茶
拉丁沙拉碗	果乾	椰子水
純素起司	蛋白質布丁	汽泡水
地中海沙拉碗	點心棒	現榨果汁
全麥披薩	米餅	康普茶
純素千層麵	不含乳製品的優格	益生菌飲料

茹素運動員增肌飲食計畫

如果你的目標是增肌，那麼你飲食計畫和訓練方案要遵循的公式應該如下：

熱量盈餘＋阻力／肌力訓練＝逐漸增加的重量

但你的飲食不只必須提供熱量盈餘，更必須提供**優質**的熱量盈餘。冰淇淋和加工食品和熱量密度較低的植物性食物（例如馬鈴薯、穀物和豆子）得到的最終結果會不同，造成增脂和增肌的差異。

我們對每餐要吃什麼的建議，根據的是以碳水化合物為主的一般原則，而蛋白質和脂肪幾乎等量。別忘了，你要持續調整這些食物的份量，達到你自己的理想熱量攝取。此外，我們建議一天吃五、六餐，這樣比較能分散熱量攝取。

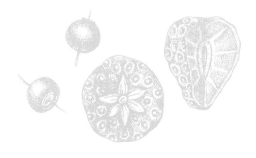

我們在飲食計畫裡沒有明確指示佐料，不過你可以進一步修改這些正餐和點心的內容，加進熱量密度高的佐料（像是鷹嘴豆泥、酪梨醬、含堅果的沙拉醬料），攝取更多熱量以達到你的熱量需求，或是想吃少一點的話，就不用這些佐料，找熱量更低的選擇（芥末、醋、辣醬、醬油）。

增肌飲食計畫基本格式	
早餐	主菜 2 份／配菜 2 份／佐料 1 份
點心一	配菜 2-3 份
午餐	主菜 2 份／配菜 2 份／佐料 1 份
點心二	配菜 1-2 份
晚餐	主菜 2 份／配菜 2 份／佐料 2 份
點心三／甜點	配菜 1 份／佐料 1 份
每日總量	主食 6 份／配菜 10-12 份／佐料 5 份

依據這個格式，簡單的增肌飲食計畫可能長這樣（別忘了按你自己的熱量需求，調整到你自己的份量大小）：

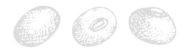

早餐

主菜／烤地瓜　1 顆

主菜／燕麥片　1 碗

配菜／藍莓　　1/2 杯

配菜／草莓　　1/2 杯

佐料／核桃　　1 把

點心

配菜／香蕉　1 根

配菜／桃子　1 顆

配菜／葡萄　1 把

午餐

主菜／花椰菜米馬鈴薯泥　　1 碗

主菜／素食漢堡

配菜／蘿蔓萵苣

配菜／小黃瓜

配菜／選擇性的綠葉蔬菜沙拉

點心

配菜／紅蘿蔔切片　　1 把

配菜／甜椒切片　　　1 把

晚餐

主菜／咖哩　　　　1 碗

主菜／糙米　　　　1 碗

配菜／洋蔥切片　　1 把

配菜／切碎的櫛瓜　1 把

佐料／撒上腰果

佐料／黑胡椒

配菜／選擇性的綠葉蔬菜沙拉

點心／甜點

配菜／鳳梨　1/2 杯

佐料／椰子絲

＊注意，每一餐都可以加上沙拉配菜，因為沙拉配菜的熱量低，但加進綠葉蔬菜就會增加大量的營養素，特別推薦加入午餐或晚餐，或兩餐都吃。

減脂飲食計畫

說到減脂，我們採用的熱量法和增重相反：

減少熱量＋增加訓練＝降低的體重

然而，說到巨量營養素均衡，我們的建議還是一樣——多吃碳水化合物，其次是蛋白質和健康的脂肪。你會發現，和前一份飲食計畫相比，這些餐點裡每一餐出現的食物比較少，餐後點心和甜點也少了一份。此外，盤裡配菜的比例也提高了，提供更多營養素，但熱量更少。不過別擔心——按這個計畫，在盤裡裝滿大量營養密度高但熱量密度低的食物，並不會覺得空虛，或是肚子空空。

減脂飲食計畫基本格式	
早餐	主菜 1 份／配菜 2 份／佐料 1 份
點心一	配菜 1 份
午餐	主菜 2 份／配菜 2 份／佐料 1 份　選擇性的綠葉蔬菜沙拉配菜
點心二	配菜 1 份／佐料 1 份
晚餐	主菜 2 份／配菜 2 份／佐料 2 份　選擇性的綠葉蔬菜沙拉配菜
每日總量	主菜 5 份／配菜 8 份／佐料 5 份

依據這個格式，簡單的減脂飲食計畫可能長這樣（別忘了按你自己的熱量需求，調整到你自己的份量大小）：

早餐

主菜／綠蔬果昔

配菜／香蕉

配菜／覆盆子　　　1 把

佐料／撒上亞麻仁

午餐

主菜／烤馬鈴薯　1 顆

主菜／小扁豆　　　1/2 杯

配菜／四季豆　　　1/2 杯

佐料／淋上中東芝麻醬

配菜／選擇性的綠葉蔬菜沙拉

晚餐

主食／糙米　　　　1 碗

主食／烤豆腐　　　1/2 杯

配菜／青花菜　　　1 杯

配菜／茄子切片　　1/2 杯

佐料／撒上松子

佐料／印度甜酸醬

配菜／選擇性的綠葉蔬菜沙拉

點心

配菜／切好的西瓜　　1 碗

點心

配菜／小黃瓜切片　　1 份

佐料／鷹嘴豆泥　　　1 球

輕鬆吃三餐

　　下一章會提供更多的飲食計畫範例，幫你統整並讓你一窺一些頂尖茹素運動員的飲食紀錄。不過也希望你明白，要搭配出可以滿足你的巨量營養素需求、盤裡營養豐富的餐點，多麼輕鬆。畢竟學會怎麼吃是一回事，實際要辦到又是完全另一回事了。這些「食譜」和一些策略性的超市採買，可以確保你在肚子餓的時候，幾乎都有東西可以吃。

蔬果昔或燕麥片

　　喝杯蔬果昔，就能在一餐裡得到下面任一樣（或全部）微量營養素豐富的食物：

· 莓果和其他水果
· 亞麻仁和其他堅果
· 綠色蔬菜
· 綠茶或白茶，或抹茶粉
· 薑黃（0.6 公分新鮮的薑黃根切片）
· 豆類（真的有人這樣吃！白豆和嫩豆腐不會有強烈的豆味之外，還能使讓蔬果昔呈現濃郁的乳狀。）

大份沙拉佐各種豆子和堅果基底的調味料

先拿一大碗綠色蔬菜，加入各種豆子，混進其他一些蔬菜，加上滑順、含健康脂肪又令人滿足的調味料，例如小黃瓜酪梨醬（見378頁）或凱薩醬（335頁）。一份沙拉裡可以加進以下的食材：

· 綠色蔬菜
· 十字花科和其他蔬菜
· 洋蔥（紫洋蔥、白洋蔥、青蔥、醃漬洋蔥等等）
· 各種豆子
· 堅果和種子
· 薑黃
· 水果
· 全穀物或仿穀類（沒錯——丟進一些糙米、法羅麥（farro）或藜麥，做出格外令人滿足的沙拉）

一種穀類、一種蔬菜和一種豆子

再簡單不過了，以這三類食物為中心來建構你的餐點時，不只能吃進充足的巨量營養素、達到最佳的營養素密度，而且有一大堆選項可以挑。以下列出幾樣：

快炒

穀物：糙米、米粉或藜麥

綠色蔬菜：青江菜或青花菜

豆子：豆腐、天貝、黑豆或紅豆

墨西哥夾餅

穀物：玉米或全麥夾餅

綠色蔬菜：萵苣或甘藍菜

豆子：碎天貝或黑豆

義大利麵

穀物：全麥、糙米或藜麥麵

綠色蔬菜：芝麻葉、羅勒（尤其做成青醬）或蒸羽衣甘藍

豆子：蠶豆或白腰豆

蔬果昔

穀物：燕麥

綠色蔬菜：嫩葉菠菜或羽衣甘藍（嫩葉的品種通常最嫩，味道最淡）

豆子：嫩豆腐，甚至是白豆

經典搭配

穀物：隨你喜歡

綠色蔬菜：都好！

豆類：有什麼吃什麼

適合吃包裝食品的時間地點

　　該來看看不能說的祕密了。我們知道，未加工的原型植物性食物，能提供最理想的營養素。但我們也知道，準備這些食物需要時間和力氣。即使我們喜歡一週下廚一、兩次煮一大批，把我們的冰箱塞滿穀物、各種豆類、醃好的豆腐、蒸青菜或烤蔬菜、切好的水果和大量燕麥片，但我們也知道生活總有無法掌握的時候。如果你很忙，在旅行，甚至又忙又要旅行，有時候就需要比較有效率的選擇。或者你打算一天吃 3000 大卡，需要不少時間計畫、統籌、排程，還得採買大量的食物。這時候就可以選擇植物性的包裝食物了。

　　其實，即使最有心的茹素運動員也會吃加工的植物性食物，而且常常是每天吃。確實有些運動員只吃原型食物（這種做法完全可行），不過對絕大部分的人來說，可以伸手就拿到能量棒或調理食品，真是謝天謝地。幸好現在大部分超市都有愈來愈多公司提供高品質的包裝食品，而且健康或品質不打折。重點是，要知道你想在這些產品中尋找什麼，而且別讓他們完全占據你的飲食計畫。

　　植物性加工食物中要**避免**的成分如下：

味精

　　味精是風味加強劑，常見於速食、薯片、泡麵、冷凍食品和許多湯品、點心等等鹹食中。攝取味精目前認為和肥胖、肝損傷、影響血糖、發炎增加有關。

🥬 高果糖玉米糖漿

這種玉米製的甜味劑熱量很高（1 大匙 57 大卡），常見於罐裝果汁、汽水、糖果、點心、甜麥片和運動飲料。食用高果糖玉米糖漿會提高你肥胖、罹患第二型糖尿病、脂肪肝和發炎疾病的風險。

🥬 BHA 和 BHT

BHA（丁基羥基甲氧苯）和 BHT（二丁基羥基甲苯）是石油提煉的抗氧化劑，用來保存脂肪，是已知的致癌物質。

🥬 部分氫化油

部分氫化油這種脂肪是將液態油脂轉化成固態，延長包裝食品（尤其烘焙食品）和許多速食的保鮮期，讓風味更穩定。這些油脂中含有反式脂肪，會讓你體內好膽固醇和壞膽固醇的比例失衡，導致生活形態疾病，例如心臟病、中風和第二型糖尿病。

🥬 人工甜味劑

這類合成代糖的原料是天然物質，但經過化學處理。例如紐甜（NutraSweet）、怡口糖（Equal）、纖而樂（Sweet'N Low）和善品糖（Splenda）。這些物質和體重增加與干擾減重有關，會擾亂消化道中的細菌平衡，增加嗜甜的渴望，可能導致血糖波動。最好選擇天然的代糖，例如甜菊或楓糖漿。

🥬 人工香料

製造商用這些化學添加物，替保鮮期長的產品增添風味。要找出人工香料可能不容易，因為食品公司只需要在標籤上寫上「人工香

料」，不用寫出特定的成分。幾乎無從知道添加人工風味的食物或飲料裡究竟用了哪些化學物質，所以完全避開可以說是對健康最好的辦法。聯乙醯（diacetyl）這種人工香料用在微波爆米花、馬鈴薯片、餅乾，已知和噁心、頭痛、頭暈、疲倦、痙攣和阿茲海默氏症有關。

🌱 人工色素

人工色素是化學染劑，用來為食物和飲料染色，和一些兒童的過動、行為問題、低智商有關，已證實實驗動物攝取會致癌。

🌱 添加糖

盡量減少添加的糖分，最好每日少於 25 公克。

🌱 飽和脂肪

建議將飽和脂肪限制在每日 5 公克（45 大卡）以下。

🌱 鈉

建議鈉與熱量的比例為 1：1。如果該份食物有 200 毫克的鈉，應當要有大約 200 大卡。高鈉飲食會讓你的身體留存額外的液體，因此可能提高血壓。也可能提高中風、心臟衰竭、骨疏鬆症、胃癌和腎臟病的風險。

食品採購清單

這一章即將尾聲,我們希望提供一些採購清單的範例,讓你知道一個茹素運動員該怎麼在超市裡如魚得水。我們跟一些合作的運動員整理出以下的清單,看了這些清單,就知道該怎麼不用大量的事前計畫,能輕鬆準備製作蔬果昔,或蓋滿水果和堅果的燕麥片。隨時備妥能變出一盤有穀物、綠色蔬菜和豆子的料理食材,你就擁有「美味的原型食物」這個選項,有助於在你肚子餓起來的時候,避開加工、包裝食品或速食。

羅伯特的食品採購清單

對羅伯特來說,這個方程式很簡單;按他朋友 AJ 大廚的說法,「只要家裡有,就會吃」。所以建立健康營養計畫的一個預備步驟,是讓健康食物包圍我們(在我們的廚房、食品儲藏室、櫥櫃裡和架上),這麼一來,我們在家運動到一半休息的時候,就不會受誘惑去吃薯片、莎莎醬和巧克力棒(羅伯特承認他會忍不住)。羅伯特遵循「三的原則」,他的採購清單上有特定的三大類食物,確保有各式新鮮和冷凍產品、罐頭和大包裝食品、主食、當季食物和一些美食;就連運動員也喜歡甜點和甜食。不排除你喜愛的一些食物(只要這些美食相較之下無害,只是添加了些糖,或只是熱量密度比較高),這種跟食物的關係比較健康。這是一至兩週的採購清單。有些食物顯然能放得比較久(例如乾燥的大包裝食品),有些則不能久放(例如新鮮莓果)。庫存減少的時候,羅伯特就會去補給,不必每次完全遵照採

買的確切份量，只是在需要的時候補充少掉的，保持家裡有充足的選擇就好。羅伯特常常替換食物種類，例如買不同的水果，至於要買什麼，常常取決於哪種在特價，或是接下來一週計畫吃什麼。

羅伯特的「三的原則」食品採購清單

當季水果	全年水果	綠色蔬菜	其他蔬菜
莓果	香蕉	蘿蔓萵苣	馬鈴薯
櫻桃	蘋果	青花菜	地瓜
油桃	柳橙	羽衣甘藍	紅蘿蔔
穀物	**穀類製品**	**豆類**	**罐頭豆類**
米飯	義大利麵	小扁豆	紅腰豆
燕麥	麵包	黑白斑豆	黑豆
藜麥	餅乾	鷹嘴豆	黑白斑豆泥
堅果	**種子**	**冷凍食物**	**包裝食品**
杏仁	大麻籽*	綜合莓果	有機薯片
腰果	亞麻仁	綜合蔬菜	植物肉
核桃	奇亞籽	植物性的即食冷凍主菜	點心棒
佐料	**罐裝或瓶裝佐料**	**點心和美食**	**主食**
莎莎醬	醃黃瓜	巧克力棒	豆腐
酪梨醬	橄欖	無奶冰淇淋	酪梨
鷹嘴豆泥	朝鮮薊心	水果軟糖	包裝純素餐點

點心和美食

巧克力棒

無奶冰淇淋

水果軟糖

*臺灣與歐美部分國家對大麻合法認定與否標準不同，此品項在臺灣不得販賣運輸。

羅伯特用這個清單可以做出許多愛不釋手的餐點：墨西哥碗，豐盛的馬鈴薯、各種豆子、羽衣甘藍湯；加入橄欖和綠色蔬菜的義大利麵；燕麥片加水果、堅果；豆腐炒蔬菜；素食漢堡；當季水果沙拉；加各種豆子、橄欖和朝鮮薊的綠色蔬菜沙拉；素食披薩或千層麵；炒豆腐；還有其他幾十、幾百種選擇。「三的原則」的重點是有多樣的選擇，以免無聊或天天吃一樣的東西。如果你不想吃莓果，手邊有其他水果可以選擇正好。如果你最近吃了太多馬鈴薯，可能會想吃青花菜、球芽甘藍或甜椒。如果你吃膩了米飯、豆子和蔬菜，就吃點藜麥配小扁豆和香草植物與香料。如果你就是無法決定要做什麼，就什麼都別做，只要加熱準備好的純素主食（例如墨西哥捲餅或披薩），或享用捲餅或素食壽司。當然了，目標是有許多美味的選擇，選出你自己最愛的食物。羅伯特之前列出的範例反映了他的喜好，雖然羅伯特的飲食重點是原型食物，卻偶爾還是會吃些冷凍捲餅、巧克力棒、水果軟糖和無奶冰淇淋，因此植物性飲食才能那麼實際、可行又新奇。植物性飲食沒有剝奪或犧牲，反而有個充滿可能性的世界存在，而羅伯特的食品採購清單範例見證了這一點。當然了，這個清單只是範例，所以少了許多食物。你大可以加進花生醬、番茄醬、芥末醬、天貝、麵筋、運動補給品、散裝穀類和各種豆類、無奶起司和優格，以及其他許多食物。這只是羅伯特一、兩週去超市採購的單純範例。看起來有很多食物（17 類各有 3 項，總共有 51 項），不過這種事我們都經歷過許多次了——在超市，推著滿滿的推車（甚至不只一輛推車），已經超出了一點預算，不過這次食物可以撐上一陣子，下一趟採購要添的不多。羅伯特的情況是採購兩人份（他和妻子）的食物，加上給他們茹素狗狗的點心，牠們最愛的食物是豆腐——我沒蓋你。

麥特的食品採購清單

　　這個基礎的純素食採購清單，涵蓋了茹素運動員需要的所有一般食物。如果你剛接觸植物性飲食，別緊張。其中有很多綠色蔬菜，可能還有其他幾種你通常不會買的食材，沒什麼關係。也許暫時略過其中一些，一次只嘗試幾項新東西。（注意：其中包括你去店裡顯然不會每次買的一些東西，但最好備著，方便取用。）

水果	新鮮蔬菜	豆類	小麥以外的穀類
蘋果	蘿蔓萵苣	小扁豆	糙米
柳橙	菠菜	鷹嘴豆	藜麥
香蕉	青花菜	黑豆（最好是	（其實不算穀物）
鳳梨	羽衣甘藍	乾的，不過有	燕麥碎粒
檸檬	西洋芹	時是不含雙酚	鋼切燕麥
萊姆	小黃瓜	A 的罐裝，利	
番茄	甜椒	於保存）	
酪梨	墨西哥辣椒		
帝王椰棗	洋蔥	**小麥製品**	**堅果和種子**
新鮮莓果	紅蘿蔔	全麥麵包	杏仁
冷凍綜合莓果	大蒜	義大利麵	腰果
（打蔬果昔用）	羅勒	袋餅	核桃
	香芹	貝果和捲餅	亞麻仁
	香菜	低糖早餐穀片	奇亞籽
罐裝水果、蔬菜或果乾、脫水蔬菜	**澱粉類蔬菜**	**抹醬和糊**	**食用油**
	馬鈴薯	鷹嘴豆泥	橄欖油
	地瓜	堅果醬	胡麻油
番茄丁		芝麻醬	
葡萄乾			

醋	蛋白粉	豆製品	植物肉 （選擇性，限量）
蘋果醋 巴薩米克醋 紅酒醋	如果要吃，要確 認重金屬含量低 （蛋白質補充劑 也一樣）	豆腐 天貝 玉溜（tamari） 或醬油	Amy's 冷凍蔬食 堡，素肉片

植物奶	茶與咖啡	其他點心 （限量）	其他
我最愛的是 杏仁奶		玉米片 莎莎醬 爆米花	楓糖漿 黑巧克力 Miyoko 的 植物奶油

補充劑

植物性飲食中少見營養的每日補給，請見 www.lovecomplement.com

索妮亞‧魯尼的食品採購清單

索妮亞‧魯尼是越野自行車世界冠軍，稍後會談到她的事蹟。

說到採購日用品，我盡量讓食品儲藏室裡備有好幾種原型食物和幾樣不同類的罐裝豆子，冰箱裡也有各種堅果和種子。你在我的採購清單上會看到這些多樣的食物，不過我並不會每週末採購。我冷凍庫裡也會至少準備一條麵包和一塊天貝，預防萬一。我冰箱裡一向至少會有一種綠色蔬菜。我盡可能選擇購買在地生產的蔬果，不過冬天會去超市買產品。我做沙拉碗的時候會用堅果和種子，但也會用來做醬料。我的儲藏櫃有各式各樣的香料，最常用薑黃、小茴香、羅勒、辣椒粉、煙燻紅辣椒和牛至。

我可以用這個清單輕鬆做出沙拉碗、捲餅、點心和義大利麵。

水果與蔬菜		穀物和麵包
芝麻葉	大蒜	發芽斯卑爾脫小麥
青花菜	酪梨	整粒法羅麥
小番茄	地瓜	鋼切燕麥
洋蔥		黑米
紅甜椒		Silver Hills Bakery 的發芽穀物
青蔥		全麥麵包
橄欖		Mary's Gone Crackers 的種子麵包
菇類，尤其香菇		
新鮮莓果		
綜合綠色蔬菜或蔬菜粉		
蘋果、桃子、當季的各種水果		

我盡量選擇發芽穀物，發芽穀物的營養密度高多了。我也會選全穀物而不是快煮的穀物，因為全穀物保留外殼，表示有更多纖維！

蛋白質		冷食	其他
天貝	杏仁	豆漿	花生醬或杏仁醬
腰果	小扁豆	杏仁奶	咖啡
黑豆	核桃	純素起司，享受一下	花草茶
鷹嘴豆			
亞麻仁粉			
煙燻豆腐	板豆腐		
嫩豆腐（做醬料）			

凡妮莎・埃斯皮諾薩的食品採購清單

　　我喜歡盡量吃新鮮食物，所以每星期會去兩次超市。我的冰箱裡冰的通常大多是新鮮蔬菜、豆腐和天貝。我喜歡把食物組合在一起，而不是吃一堆食譜做的菜餚。食譜通常有比較多材料和額外的熱量，一大堆油、鹽和糖。我煮東西從來不加油，而是用蔬菜高湯煮、烤或蒸蔬菜，這樣每週可以減少幾百大卡。靠著豆腐和蔬菜，可以做出許多不同的菜。這是我一週幾次的備餐。我每天只變換風味，不會吃一種味道吃到膩。這是把東西混在一起的好辦法，我會一天加莎莎醬，一天加烤肉醬；或只是加進混合香料，增添不同的風味。

　　我喜歡在家裡備著新鮮和冷凍水果。水果通常是我早餐後的午前點心，吃起來方便輕鬆又很滿足。藜麥、小米、卡姆小麥和斯卑爾脫小麥之類的穀物是我最愛的早餐。我會加進一匙花生醬、香蕉、奇亞籽和肉桂粉，這樣就成了一頓豐盛滿足的早餐，讓我整個早上都精力充沛。

　　我整天忙個不停，所以總是帶著午餐和點心。我盡量保持簡單：新鮮水果、蔬菜、堅果、種子、蛋白棒、植物蛋白粉。我總是在冰箱裡放一大碗生堅果（不加油鹽）。手邊有這樣方便簡單的點心很好。我的晚餐通常以週為單位，不過這是一星期準備幾次的一餐。我晚餐的主食總是蔬菜、某種豆腐或天貝或各種豆子或豆製義大利麵，也愛吃素食漢堡和植物肉。我不會每天吃，不過一星期會享用幾次這類的食物。以下是我去超市通常會買的東西。

蔬菜	水果	穀物	蛋白質
甘藍菜	香蕉	藜麥	豆腐
南瓜	西瓜	小米	天貝
波布蘭諾辣椒	鳳梨	斯卑爾脫小麥	植物組織蛋白
櫛瓜	野生藍莓	苔麩	各種乾豆類
甜椒	草莓	非洲小米	麵筋
花椰菜	覆盆子	卡姆小麥	波羅蜜
青江菜	芒果	莧菜籽	紅、綠小扁豆麵
洋蔥	蘋果	野米	植物肉、素食漢堡
大蒜		燕麥	
菠菜			
羽衣甘藍			
酪梨			
地瓜			

堅果和種子	茶與咖啡	其他
核桃	Four Sigmatic	蔬菜高湯
花生	咖啡	花生醬
杏仁	抹茶	營養酵母粉
核桃	洛神花茶	蛋白棒
腰果	南非國寶茶	蛋白粉
巴西堅果	早餐茶	烤肉醬
南瓜子		莎莎醬
葵花子	**植物奶**	是拉差辣椒醬
奇亞籽	豆漿	香料：Flavor God 和 Feast Mode
	燕麥奶	的調味料，大蒜粉、洋蔥粉、
	杏仁奶	大蒜鹽、洋蔥鹽、小茴香、煙
		燻紅辣椒、馬鬱蘭、蒔蘿

茉莉亞‧莫瑞的食品採購清單

說到吃素，最重要的就是風味、醬料、香料和口感。

我的廚房裡永遠備有**主要佐料**。搭配幾種主要佐料，或是用一、兩種當作醬料的基底，就能輕鬆讓任何味道平淡的蔬菜變成美味奢侈的佳餚。

‧ Bragg 的胺基酸醬油或玉溜（或椰子醬油）
‧ 營養酵母粉
‧ 楓糖漿
‧ 巴薩米克醋
‧ 蘋果醋
‧ 是拉差辣椒醬
‧ 味噌
‧ 芝麻醬
‧ 醃黃瓜汁

（不確定的話，任何鹹食都可以加 Bragg 胺基酸醬油和營養酵母粉，更**涮嘴**。）

上超市的時候，有幾個祕訣：

‧ **重點是多樣化！**如果你想要擁有健康的腸道微生物群系，別忘了囤一些從沒試過的不同植物、穀物和各種豆類。常常這樣，你的腸道細菌就會欣欣向榮（這是好事）。健康腸道微生物群系的頭號指標，是你吃的植物多樣性高不高。這要訣簡單吧？每次進店裡就選個沒看過的東西，用你的老朋友谷歌查一查，然後煮來吃。

- **開始來買冷凍水果、蔬菜吧！**冷凍蔬果和新鮮產品一樣營養，有時候因為在最成熟的階段冷凍，還比新鮮的更營養，何況也比新鮮的便宜。裝滿你的冷凍庫，讓你的蔬果昔充滿原型植物的美好。

- **和產品經理打好關係，得到更便宜的產品。**蔬果店的倉庫門後，通常有「瑕疵」水果和蔬菜。問問在那裡工作的人有沒有賣相不好的東西。他們通常會用半價賣給你，甚至免費送！可以帶回家凍起來，之後再用。

- **可以的話，大量採購，**自備瓶罐或袋子去店裡（記得瓶罐要在裝進商品之前先秤重）。

- **盡可能買在地的食材。**你附近有農民市集，或附近有農場可以買蔬菜箱嗎？有的話就訂起來！那些蔬菜很可能是你這輩子吃到最營養的蔬菜——種植在有機土壤中，運送時間最短。

個人化飲食計畫

本章的飲食計畫會幫助你著手進行，但（顯然）並不是只能這樣吃。請上 nomeatathlete.com/book-bonus 看看其他的飲食計畫，包括可以依你體型來量身訂作的一些飲食計畫。

＊　　＊　　＊

「我從來不會建議大家用餐時錙銖必較。我覺得比較重要的是體認到植物性食物中維生素、礦物質、膳食纖維、植物營養素和多酚類的營養密度比較高，能改善各種形式和階段的運動能力。」

——卡爾德威爾・耶瑟斯汀二世醫師，
著有《這樣吃，心血管最健康》
（Prevent and Reverse Heart Disease，天下文化出版）

「巔峰表現、體適能和人類潛能的先端，不只在於展現的技術進步或科學突破，而是透過改變生活形態（最重要的是植物性營養），強化人體與人體功能。對於體適能的整合做法是運動處方未來不可或缺的一部分。原型食物獨特的固有成分（例如多酚類、萜類、生物鹼和固醇）會協同作用，調控酵素反應、減少氧化壓力，同時讓分子與生化反應最佳化。在巨量營養素攝取充足與生物力學的範疇之外，刻意多吃原型食物，將證實對改善、提高人類運動潛能和整體健康不可或缺。」

——賈斯蒂娜・桑德斯（Justyna Sanders）醫師，
公共衛生研究者暨國際講者

第八章

促進復原、增加訓練

chapter 8

運動員吃原型植物性飲食，除了可以用更乾淨、更有效率的燃料，進行更長時間、更有效率的運動，另一個最大的益處是恢復得更快、更完全，所以肌肉痠痛和疲憊減少，因此恢復時間縮短，進而讓運動員可以做更多訓練。這也表示可以訓練得更多而不受傷，能延長職業運動員的生涯、提高收入、增加機會，改善運動員身心的福祉。

原型植物性飲食的益處極大，背後的緣由卻簡單得驚人——原型植物性飲食擁有抗發炎的特性，並且能供應大量維生素、礦物質、抗氧化物質、植物性化合物、纖維和水分。這樣直接有助於在體能運動之後全身修復、恢復精力。

飲食中的植物性食物增加，業餘和頂尖運動員都會受益。只要是頂尖的茹素或植物優先運動員，都會說這樣的飲食方式幫助他們身體從冠軍級訓練的壓力中恢復，也幫他們預防受傷，在運動後恢復得更快，減少運動員經常要面對的疼痛。

頂尖好手也要休息

頂尖運動員之所以出類拔萃，常常是因為他們十分投入、注意細節——不只是訓練、營養和設定目標，也是他們沒在運動或比賽時怎麼照顧自己的身體。

前奧運場地自行車選手**朵希‧鮑許**不只依賴休息和正念，也運用運動按摩治療和其他的身體調理、冰浴與重量訓練，平衡騎自行車的辛勞，讓她的腿部肌肉可以從一天踩六小時的自行車常規訓練中休息一下。職業健美選手**潔希娜‧馬利克**經常用三溫暖來放鬆，在高強度的重量訓練之後舒緩她的肌肉。三溫暖的環境最適合深度伸展，鼓勵她的肌纖維拉伸、延長，促進循環。長時間的熱度也能督促她補充更多水分。200公尺游泳的世界紀錄保持人**瑞普‧耶瑟斯汀**每週有一整天不訓練，好好休息。他也會利用晚間舒緩放鬆。職業比基尼選手**娜塔莉‧馬修斯**為了一場比賽，花好幾個星期每週訓練七天，所以一下臺，她甚至會休息整整一星期，讓身體恢復，回歸體內平衡。茹素的世界冠軍和奧運選手很清楚，休息沒什麼丟臉的。其實，他們對休息充滿敬意，所以追求運動成就的全面辦法中，休息是優先事項。

　　費歐娜‧奧克斯是超級馬拉松的金氏世界紀錄保持人，年僅六歲就開始吃植物性飲食、過純素生活，年紀輕輕就成為英國的動物權運動者。之後證實，吃純素不只是慈悲的決定，而且能增進運動表現，造就了她數十年的頂尖運動生涯。費歐娜保有四項金氏世界紀錄，是以總時間計在各大陸與北極跑馬拉松速度最快的女性。費歐娜現在50好幾，每週仍然跑大約160公里——平均每天超過22.5公里。而且為馬拉松做訓練，這些馬拉松時常在極端氣候或狀況下進行。費歐娜為了補給能量，吃的植物性飲食主要是由原型食物組成，每餐幾乎都由她自己從頭料理。這樣的能量補給不斷受到考驗。為了達到比賽目標，費歐娜每天最少訓練一次，一天時常訓練二到三次。除了每週跑上160公里，她還在成立的動物庇護所照顧600隻動物，並且擔任義勇消防員。為了把這些事都排進日程，費歐娜的一天從凌

晨三點半開始，20年如一日。她認為是植物性飲食讓她可以恢復得那麼快，認為那是她比賽的「優勢」。她指出，持之以恆是馬拉松訓練的關鍵，所以每天要做完那些運動的壓力非常大，沒什麼受傷的餘裕。費歐娜深信，她是靠著飲食，才能這樣做到50多歲，即使跑步的里程非常高，也從來沒有因為跑步而受傷。

跑步曾經不是費歐娜的強項。她青少年時期遭遇過很大的挫折，差點沒有了世界級運動員的生涯──她動了多次必要的手術，最後右腿沒了膝蓋骨。她得知那些手術會讓自己不良於行，無法奔跑。「要證明他們錯了，非常困難，不過我做到了，而且至今仍在繼續努力。我之所以成功，靠的是全力投入，加上紀律與決心，還有一句格言，讓我沒有失敗的選擇。」費歐娜的另一個動力是，她是為了某個目標而跑，而不是為了個人的利益。獎項和榮耀觸動的不是她的自尊，而是她致力於推廣植物性飲食，以及茹素對動物福利的好處。「我跑得愈好，成就愈高，就能成為愈成功、可信度愈高的大使，推行我相信的事。我這麼做，只是因為我愛動物，不希望傷害牠們。而且那樣站在起跑線的時候，才能心知沒有任何動物因為我的表現而受苦。」

這些年來，費歐娜覺得許多事有了劇烈的改變，例如她成為運動員和動物權擁護者之後，變得世界知名。《為動物而跑》（*Running for Good*）這部紀錄片描繪了她的一生，導演是基岡‧庫恩（Keegan Kuhn，《奶牛陰謀》〔*Cowspiracy*〕與《健康不可告人的秘密》〔*What the Health*〕的得獎共同導演），旁白是茹素界名人李奇‧羅爾，製作人是榮獲奧斯卡金像獎的演員詹姆斯‧克隆威爾（James Cromwell）。不過有些事仍然依舊。費歐娜發現她的體重和肌肉量與開始跑步時沒有差別。歲月流逝，但她仍然有傑出的表現。費歐娜最近得

到英國倫敦馬拉松半馬菁英組的資格，等於認同「數十年體能消耗極大的嚴苛生活之後，純素飲食顯然能為我提供非常良好的營養」。

布蘭登‧布瑞茲是另一位靠著飲食，讓身體跟得上訓練的選手。布蘭登曾經獲得超馬冠軍，也是職業三鐵選手，被視為茹素運動員運動中的一位先驅。布蘭登 1990 年意識到如果所有菁英跑者基本上都接受同樣的訓練，用差不多的速度奔跑，那麼跑者之間的最終差異或許是他們運動後恢復的能力。布蘭登的假設是，如果他縮短恢復時間，增加訓練，更適應新的負荷量或更快的速度，他就能得到更佳的成績，更成功。於是他測試了一下。結果布蘭登確實更成功了。布蘭登從事世上最累人的一種運動，直到坐四望五之年仍然保持最佳健康狀態。

布蘭登為了表現和恢復而吃，優先排除了「生物債」，也就是許多人靠著咖啡或精製糖提振精神而導致的能量衰竭狀態。從刺激物得到熱量和從營養中得到熱量是兩回事。刺激物只能提供短期能量，在疲憊時只能治標。相較之下，吃富含微量營養素淨增益的食物，就不再需要刺激物；滿足營養素需求，就能穩定供應能量。布蘭登說得好：「其實，均衡的營養能預防疲勞，也能防止攝取刺激物的渴望。把營養密度高的原型食物當成飲食的基礎，就不需要欠下生物債。」

布蘭登也非常重視能**消除**發炎和體內代謝後產酸的食物（也就是「產鹼性」食物），例如大量的蔬菜（尤其綠葉蔬菜）、水果、藜麥之類的仿穀類，酪梨等健康脂肪，主食如糙米、小扁豆、馬鈴薯和南瓜，營養密度高的堅果和種子。這樣才能從飲食的投資中，得到大量的營養素收益，而布蘭登說，茹素運動員這樣才能好好發揮。布蘭

登出身平凡，身為職業運動員卻住在小屋裡，沒收入，卻對三鐵這種運動充滿熱情和赤忱，希望規畫植物性飲食，讓他在三鐵的成功更上一層樓。快轉到多年後，布蘭登共同創立的品牌 Vega 是 2019 年夏威夷科納（Kona）三鐵世界錦標賽的掛名贊助商，而布蘭登站在終點線，在跑者完成比賽時上前慶賀。許多人把鐵人三項世界錦標賽視為耐力型比賽的巔峰，代表著全球最傑出的全方位運動員。而布蘭登繞了一大圈，從前是三鐵選手，現在成了比賽的贊助商，每年有數千萬的線上觀眾觀賽。

這幾年，布蘭登仍然每週訓練六天，還是專注於鹼性的原型植物性食物，包括大量的綠葉蔬菜、穀物、豆科植物、蔬菜和水果，在素食界多次創業，總是在創新，把競爭者甩在身後。訓練是布蘭登生活的一部分。他說訓練比不訓練輕鬆，因為「我訓練太久，已經根深蒂固了」。我們身兼作家和退役或現役跑者，可以信心滿滿地說，世上所有茹素運動員之中，對我們剛開始成為茹素運動員時影響最大的，非布蘭登莫屬。茹素運動員運動的歷史中，他的傳承數一數二重要，我們很榮幸能將布蘭登視為榜樣與多年的朋友。

凱特琳・庫克是愛沙尼亞公路賽、越野公路車和 BMX 競速賽的全國冠軍。凱特琳年僅 19 歲就十分成功，而且特別選擇植物性飲食幫助肌肉復原，因此更值得關注。她曾經膝蓋發炎，得知植物性飲食可能有助於紓解關節痛，讓自己在比賽時更舒服。她的症狀幾乎立刻緩解，事業因此一飛沖天。

凱特琳和許多人一樣，是逐步轉換成植物性飲食。肉類就這麼逐漸從她飲食裡消失，接著乳製品也不再。「我不覺得很困難。我一

意識到動物性產品對我們的影響，還有食用那些產品讓動物遭遇多少苦難，就沒什麼好說的了。說實在，我已經不覺得肉類是食物了。」凱特琳完全轉換成純素食之後，開始用酪梨、地瓜、烤甜菜根、櫛瓜、奇亞籽和鷹嘴豆泥之類的食物為食，搭配她在轉換期已經在吃的食物，包括小扁豆、鷹嘴豆和沙拉生菜。她的新飲食法為運動補給能量的效果超乎預期，她甚至意外贏得愛沙尼亞公路賽 23 歲以下年齡組的全國冠軍。這是一大勝利，對凱特琳而言也是終極的保證，確認了吃素對她的自行車生涯有益無害。

凱特琳和許多歐洲人一樣，最先愛上的運動是足球。她踢了三年，直到有一天她哥哥和父親（一間自行車店老闆）要去參加一場自行車賽，凱特琳說她也要比賽。她父親替她選了一輛自行車，指點了比賽的事項。隔天，她初次嘗到繞圈賽的滋味，這種比賽是在封閉式賽道中騎行多圈。她盡可能按照比賽技巧和策略指導，在她的年齡組中奪得第三。那天開始，她就「和自行車難分難捨了」。

凱特琳在許多方面成了年輕運動員的楷模。她完美示範了在一項運動裡出類拔萃要付出什麼代價，尤其是克服青少年常遇到的種種分心事。「有些人做不到這個程度，因為大約 16 到 18 歲的時候，大家都在探索他們這輩子想做什麼，通常不會是成為運動員，因為那樣就要專注在一件特定事情上，比較沒時間做那年紀的人有興趣的『好玩事』（參加派對、社交，而不是執著於增進他們選擇的技藝表現）。我放棄了大部分的友誼、所有派對和許多與家人相處的時間——這是非常耗時的運動。不過我也交了世界各地的新朋友，有些難忘的時刻和冒險。」凱特琳也希望她的成功能鼓勵年輕或有前途的運動員試試植物性飲食。「希望我能讓我這一代和新一代的運動員、非

運動員認識植物性飲食生活方式有多大的益處。植物性飲食正確實行的時候，增進表現的潛力非常大。吃植物性原型食物絕對不會錯。」

2013 年，專業女子網球選手**莎朗‧菲奇曼**的阿基里斯腱罹患了慢性肌腱炎。她雖然撐得下去，但肌腱炎無法痊癒，影響了她的表現。2016 年，莎朗決定退出六歲開始參與的這項運動。受傷和精疲力竭的情況令莎朗難以承受——她只想要健康快樂。

莎朗聽取訓練員馬克‧麥德森（Marc Madilson）建議，採用了植物性飲食。她最初只期待感覺健康一點，可能減掉一點體重。不過一開始，她擔心體力不足，所以沒有立刻完全投入。「基本上，我腦子裡還是從前訓練員、教練、營養師和其他人教我的事（營養相關知識）。逐漸轉換成全素之後，我意識到自己表現得更好了。以前大家總說我需要超多的蛋白質，那時候我才發覺我不需要。我感覺全身輕盈，即使吃過東西也一樣。我再也沒有吃完東西那種沉重、好像需要打個盹的感覺。」

不過幾個月後，她就完全不覺得疼痛了。阿基里斯腱受傷四年來，她第一次能舒服地長跑。她肌肉和關節附近的發炎情形明顯大幅減輕，血液數值也有改善。「我身體的改變更普遍以後，我愈來愈好奇為什麼會這樣。我學到吃肉、膽固醇過高會讓發炎惡化，導致疼痛，阻礙運動表現和復原。我也讀到一些研究，證實植物性飲食有抗發炎的效用。我開始注意到自己的肌肉疲勞減輕，運動表現改善，加速恢復。我發現這主要是因為茹素的生活方式讓身體得到大量的抗氧化物質，中和了自由基。同樣的，我的最大攝氧量（VO$_2$ max，激烈運動時，一個人能使用的氧氣量上限）也提高，使得耐力提升。」

莎朗覺得她的身體狀況從來不曾這麼好。所以她的未婚夫——奧運花式滑冰銀牌迪倫‧莫斯科維奇（Dylan Moscovitch）建議她在中斷兩年半之後，重回職業網球時，她欣然同意。不只是重回球場——而且為 2020 東京奧運做訓練，準備開始代表她的祖國加拿大。

雖然 2020 奧運延後，莎朗的訓練卻超前了。2019 年 7 月，莎朗重回巡迴賽僅僅 10 個月，已經打回了女子雙打世界排名的前 100 名。2020 年 3 月，莎朗在 WTA 巡迴賽拿到生涯中女子雙打最高的排名——47 名。到了 2020 年 9 月，莎朗參加了美國公開賽。

莎朗不只在網壇以茹素運動員的身分大放異彩，也激勵了未婚夫，讓他也開始吃植物性飲食。他們倆以身為純素運動員及其生活方式的推行者為榮。莎朗一直感激馬克的支持，也很感謝當初他建議試試不吃動物性食物。「他是那種會啟發你變得更好的人，我和他共事得愈久，愈受到激勵。我也很慶幸自己改吃純素，這樣的轉變大大幫助我回頭做自己所愛的事。雖然少不了挑戰，但我覺得堅持茹素生活方式最簡單的辦法，是確保我吃喜歡的東西。除了有助於個人健康和運動表現，我也很高興在擁有健康、快樂、富足的人生的同時，不用虐待動物。」

了解肌肉痠痛和發炎

　　無論你是想持續訓練、追求運動上的新里程碑，或只是著手新的訓練法，肌肉痠痛都可能攸關成敗。運動後痠到發痛，不只對你能不能樂在其中有深遠的影響，也會使你無法遵循理想的訓練計畫。你在新年前後大概見識過很多次了，沒什麼運動的人走進健身房，希望更接近健身目標一點，經過一、兩天用自體、器材訓練或心肺運動團體課之後，他們痠痛到好幾天回不了健身房。他們最初熱血的衝勁沒了，達成新年決心的希望也落空。為了大賽、競賽和賽事而訓練的運動員，代價就更大了。他們恢復的時間愈長，用來訓練的時間就愈少。

　　所以可以說，許多健身相關目標能不能達成，和你運動復原的效率息息相關。如果你痠痛到無法持之以恆，而不持續又無法進步，無法進步就無法在過程中感到喜悅或成就感，那麼你就很可能去找別的愛好。所以靠著植物性飲食減少甚至預防肌肉痠痛，可不是小事。

肌肉痠痛是怎麼回事？

　　肌肉痠痛是運動時肌肉受到壓力常見的副作用。痠痛可能在體能運動之後立刻出現，不過通常是運動後 12 小時到 24 小時內；延遲出現的稱為延遲性肌肉痠痛（delayed onset muscle soreness，DOMS）。大部分肌肉痠痛起因於你肌肉受到的壓力，從平常狀況變成不習慣的狀況。（注意這裡說的是「大部分」——我們稍後會談到

其他一樣能預防的肇因。）即使是經驗豐富的運動員，或許是某項運動中的專業人士，每週運動七天，一旦不尋常的動作改變他們的肌肉壓力，就會造成強烈的痠痛。如果要頂尖的馬拉松跑者盡全力參加健力活動，做槓鈴推、深蹲、硬舉之類的動作，跑者隔天很可能會幾乎走不動。健力選手接受長跑挑戰，用符合奧運資格的速度長跑，也會有同樣的結果。他們很可能得從嚴重肌肉痠痛和疲勞中恢復過來，幾天無法上工。

肌肉痠也可以歸類於發炎。我們在第三章討論過，不是所有發炎都是壞事。發炎是你的免疫系統對受傷或感染不可或缺的反應。發炎時，你的白血球會釋放化學物質到血液和受害組織，保護你的身體不受外來物質傷害，並且加快修復過程——運動後肌肉撕裂時，就需要加速修復。不過慢性發炎是你的免疫系統經常受到攻擊，長期保持高度警覺的結果（時常導致白血球攻擊健康的組織和器官，導致心臟病、糖尿病、癌症、關節炎和克隆氏症〔Crohn's disease〕等慢性病——記得嗎，那是吃大量動物性食物飲食常見的不幸副作用），而肌肉痠痛是急性或暫時局部發炎的一種情況。

肌肉痠痛這種急性發炎是健康、正常的反應，有時候無論怎麼努力避免都會發生。你能做的是選擇可以主動對抗發炎的飲食來自保，減輕痠痛，在辛苦運動之後更有效地恢復。

為復原提供能量

運動後減少發炎、促進復原，不只要吃抗發炎食物，還要避免一開始導致發炎的食物。哈佛大學提供了要避開的促發炎食物清單：[1]

· 紅肉，例如漢堡肉和牛排
· 加工肉類，例如熱狗和香腸
· 植物奶油、酥油、豬油
· 精製碳水化合物，例如白麵包、糕點
· 薯條和其他油炸食品
· 汽水和其他含糖飲料

哈佛的抗發炎飲食包括下列食物：很眼熟吧？但願你這麼覺得——這些都是營養密度高的植物性飲食的基礎！

· 番茄
· 橄欖油
· 綠葉蔬菜，例如菠菜、羽衣甘藍和綠葉甘藍
· 堅果，例如杏仁和核桃
· 水果，例如草莓、藍莓、櫻桃和柳橙

雖然研究強調，一般來說原型植物都能在運動後減輕發炎，支持全身恢復，但有幾種植物這方面的能力驚人，因此特別值得一提。如果想要概略了解這些食物該怎麼加入你的飲食、什麼時候加入，可以參考飲食計畫第七章 181 頁的增肌飲食計畫（也有助於復原）。

綠葉蔬菜

綠葉蔬菜不只是一般餐點中的全明星食物，總營養密度指數沒別的食物能及，而且是運動後恢復食物中非常出色的一員。羽衣甘藍、菠菜、綠葉甘藍和瑞士甜菜這類食物中含有豐富的類胡蘿蔔素、維生素 C、E、B、K 和纖維、鐵質、鎂、鉀、鈣，因此在運動之後，能有效對抗發炎、恢復體力。可以加進蔬果昔，或做成生菜生吃，或清炒當作額外的補充。我們第六章討論過，可以加點柑橘類，幫助鐵質吸收。

深色色素水果

深色色素水果包括大部分的莓果和酸櫻桃（tart cherry），含有豐富的抗氧化物質和維生素、礦物質、纖維與水分。而且深色水果和莓果每 100 公克的熱量不到 67 大卡，因此是對抗發炎絕佳的運動後食物。可以吃原型水果，灑在麥片或燕麥片上，或混入蔬果汁，加強消化吸收。我們建議避免大部分的果汁，以避開添加糖（何況果汁缺乏纖維）；另外，果乾的成分會和新鮮水果稍微不同——每份的熱量密度有差異。

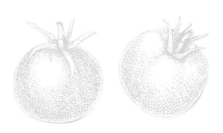

酸櫻桃汁登場

我們聽說補充劑明顯有助於表現或復原狀況，常常半信半疑，不過酸櫻桃汁的資料和軼聞證據卻擺在眼前。研究者發現，在長距離比賽前後喝酸櫻桃汁的運動員（尤其蒙特莫倫西〔Montmorency〕酸櫻桃汁。蒙特莫倫西是櫻桃的品種，不是品牌名），和喝其他飲料的運動員比起來，力氣恢復得更快，肌肉痛也比較輕微。[2]另一則研究中，16名訓練精良的男性自行車手連續七天，每天喝兩次濃縮蒙特莫倫西酸櫻桃汁，和喝其他飲料的自行車手比起來，在三天的模擬賽後，發炎和氧化壓力的情況比較輕微。[3]研究也發現，蒙特莫倫西酸櫻桃中的天然物質既會處理發炎、肌肉損傷和氧化壓力，也能改善運動後的痠痛。[4]長跑選手常用布洛芬（ibuprofen）這種止痛藥，布洛芬因此被稱為「維生素I」；但史上頂尖的長跑選手史考特・傑瑞克幾乎稱霸所有超馬菁英賽和路跑賽，卻不服用布洛芬之類的止痛藥，而是喝酸櫻桃汁。引用傑瑞克的話：「純天然的酸櫻桃汁讓我在艱苦的比賽後更快恢復，不用服用弊大於利的多餘化學物質。」

說到復原，我們想到的通常是運動之後要吃什麼，才能幫助身體開始肌肉修復的過程。不過酸櫻桃汁不同，建議是當作「預先修復」飲料，在你大量運動或重大比賽前幾天開始飲用，讓你在當下和事後舒服一點。

堅果

　　堅果一直被視為有益健康，因為有助運動表現的獨特營養性質聞名——堅果中含有蛋白質和脂肪酸，而且有助於減少發炎。2016年《美國臨床營養學期刊》（*American Journal of Clinical Nutrition*）的一篇文章總結道，食用堅果不只和降低心血管疾病和第二型糖尿病的風險有關，而且能有健康的血脂組成。數千名研究受試者經常食用堅果，發現和健康的發炎生物標記有關。[5]

地瓜

　　地瓜可能不只幫忙補充了運動時燃燒的碳水化合物，也在運動後提供了抗發炎的益處。地瓜富含類胡蘿蔔素、維生素 C 以及具有抗發炎特性的抗氧化物質，也有助於對抗肥胖、第二型糖尿病、心臟病和癌症。地瓜含有抗性澱粉，甚至可能有助於減重。抗性澱粉是一種容易有飽足感的纖維，是你身體不消化或吸收的纖維狀物質，因此經過消化道時，會發揮像刷毛的作用。地瓜也含有鎂和鉀，有助於調節血壓。此外，地瓜能屈能伸，可以是一餐的主角（無論是早餐、午餐、晚餐或運動後的點心），也可以是配菜，由於帶著甜味，甚至能當甜點。地瓜是少數熱量密度、營養密度都高的食物，因此堪稱運動員的終極主食。

薑黃

　　薑黃這種香料中富含生物活性物質——薑黃素（curcuminoid），有強大的抗發炎、抗氧化能力。薑黃也和改善大腦功能與大腦健康、

降低心臟病風險有關。舀一、兩小匙薑黃粉加進你早上的植物奶拿鐵、蔬果昔裡，或是拌進咖哩、湯或醬汁中，非常方便。我們在 153 頁提過，有證據證明，把薑黃加上黑胡椒能提高抗發炎的益處。

　　人人都愛運動後的餐點。運動後的餐點是個獎勵，慶祝你拚了命運動，也是真正感到滋養的機會。不過說到運動之後該吃什麼，很多運動員不是搞錯了，就是不確定。我們已經介紹過該吃哪些食物能有效對抗運動後的發炎，不過要思考運動後何時、怎麼補充營養，還有一些準則要補充。

促進復原的運動後營養準則

　　你為運動後的營養優先選擇或不選擇什麼，可能正是達到目標的關鍵。這是因為運動後的營養有些特別的眉角，如果照著做，肌肉修復、生長和營養補充就有驚人的成效。

運動後該吃什麼？

運動後營養最重要的事情有二：
一、時機
二、比例

時機很重要，是因為運動後，你的肌肉已經準備好接受燃料，啟動修復過程。盡量在運動後的一小時之內吃下你的運動後餐點，才能補充運動時耗盡的營養，把生長所需的東西交給身體，加快修復和復原過程，最終得到更有效的表現成果。

　　如果你衝上車（或衝進淋浴間），沒時間吃完整的一餐，可以在那段時間裡吃些點心或蔬果昔，大餐稍後再吃。所以蛋白棒和蛋白粉才會那麼受歡迎，既方便又能有效地推動復原過程，不過水果那麼簡單的東西其實營養豐富，能提供有益的營養素，讓你撐到好好吃一餐。重點是做好準備，車上、健身用品袋或後背包裡備著零食，或準備在運動後容易迅速取得的地方。

　　至於巨量營養素的**比例**，運動後碳水化合物與蛋白質 5：1 的規畫最理想。富含碳水化合物的食物能補充能量、電解質、水分和你運動時消耗的其他營養，蛋白質則有助於肌肉修復。最辛苦的運動或比賽之後，每公斤體重分別吃下 1.67 公克的碳水化合物，和那 1/5 的蛋白質。吃一點脂肪也有好處。運動後餐點裡，脂肪的攝取量應該是蛋白質的一半。

統整：運動後

　　我們大部分人會用一餐正餐來補充運動後營養。可能是晨跑之後豐盛的午餐，或運動後健身之後的晚餐。好消息是，許多標準的植物性餐點非常接近 5：1 的碳水化合物與蛋白質比，所以設計餐點超簡單。例如墨西哥碗、沙拉、捲餅、義大利麵或穀物沙拉碗等等食

物，主要是碳水化合物，加上一些優質蛋白質和脂肪，而這些主要都來自原型食物。

提升運動、加速復原的簡單公式

　　我們提供了許多資訊，如果你對運動營養很陌生，很可能覺得難以招架。不過我們會把這拆解成可以遵行的步驟，讓你達到希望的成果。運動營養的精髓可以濃縮成超簡單的「三、四、五原則」。即使這一節其他內容都不記得，這個公式也很有用：

・運動之前，吃碳水化合物與蛋白質比是 3：1 的東西。
・運動過程中，吃碳水化合物與蛋白質比是 4：1 的東西。
・運動後，吃碳水化合物與蛋白質比是 5：1 的東西（4：1 也行）。

　　重點不是完全符合，或是去秤每一公克的食物。大部分的運動員做出運動營養的選擇時，參考三、四、五原則，就能成功。每個階段裡究竟要吃什麼，取決於你的身體和需求，慢慢實驗，就會找到最理想的組合。

　　想看看這個守則怎麼應用，可以翻到第十章，一窺頂尖茹素運動員的每日行程（包括運動後營養補充的好例子）。

餐盤管不到的復原

要促進恢復，原型植物性飲食雖然不可或缺，卻不是唯一的考量。如果你真心想讓訓練更上一層樓，那麼在不斷鞭策身體進步的同時，也需要思考怎樣最能支持你的身體。以下的技巧可以讓植物性飲食促進恢復的能力加倍有效。

補充水分

你的身體有 70% 是水分，適量補充水分能讓你的細胞和肌肉受到滋養。要維持極度健康與健全，防止肌肉痠痛，補充水分不可或缺。脫水可能讓肌肉發炎造成的不適惡化，而電解不足也可能有關（水能輸送電解質）。所以要幫助自己在運動後復原，喝水喝個夠是最簡單的辦法（而且不只是運動那幾天，而是每天喝夠）。一天要喝上十幾杯的水。別擔心你杯子的容量是 250 毫升、360 毫升，或是你不確定的容量。每天喝上十幾杯的水就好，加上大量攝取蔬果，應該能為你活躍的生活形態提供充足的水分。

別忘了，很多水果和蔬菜本來含水量就很高。雖然恐怕不能加進每日的總水分攝取，不過你整天都吃原型食物的話，那方面就沒問題。話說回來，如果室外特別炎熱或潮溼，或攝取了咖啡因（是天然的利尿劑），或吃了利尿的補充劑或藥物，就要增加喝水量，補充流汗、排尿流失的水分。

暖身、伸展和緩和運動

　　一般人會覺得肌肉痠痛、僵硬是前一天運動太強的錯，但其實通常是因為沒花時間暖身、做緩和運動或伸展，甚至這些全都沒做。這些步驟常被忽略，卻是恢復過程不可或缺的一環，能支持你補充營養素的努力。沒做這些步驟，肌肉絕對多少會痠痛。如果沒有慢跑一下就開始衝刺，隔天絕對會很辛苦。重量訓練也一樣，尤其是劇烈的動作，像是阻力全深蹲。沒有徹底的暖身和伸展，無論吃多少抗發炎食物或補充劑，都免不了受傷。

　　我們的文化把痠痛和一個運動的進展或效率聯想在一起，但別搞錯了——肌肉痠痛會拖慢你的速度，也可能導致受傷。痠痛沒有大礙，不過積極、耐心一點，花時間投資在肌肉復原與預防肌肉痠痛也是好事，就像你投資在運動後營養規範一樣。

　　幸虧這些步驟只是多花點時間。

暖身

　　進行一般運動之前先暖身，可以讓身體準備好面對接下來的壓力。暖身會提高體溫，增加送到肌肉的血流量，而活化你的心血管系統，有助於降低受傷的風險，並且改善運動表現。一般來說，暖身是放慢速度、降低強度做你的活動，例如在慢跑之前先走動，在跑步前先慢跑。或是在重量訓練之前先做自體重量運動，例如在槓鈴深蹲之前先做徒手深蹲。無論你選擇做什麼，在一段強度較高的運動之前，都要做五到 10 分鐘的暖身，最好再做幾分鐘的伸展。伸展前先暖身

特別好，可以讓血液流向肌肉，讓肌肉更有彈性、更柔韌，準備好伸展。相反地，伸展僵硬、沒暖起來的肌肉，就很容易受傷。

伸展

伸展應該是復原、運動計畫中少不了的一部分。其實，你運動之後會不會痠痛，這個習慣可能造成數一數二的影響。比方說：如果你只花 10 分鐘跳繩，受到衝擊最大的是你的腳趾，那 10 分鐘裡每個動作都用到小腿，事後卻不伸展小腿——那你的肌肉幾乎絕對會痠很久，甚至之後幾天痠到快要走不動。這種事情一再發生，尤其是健身房做腿部訓練的時候。很多重訓練習者喜歡做大重量槓鈴深蹲，腿部推舉和弓步蹲，暖身後運動前、每組之間或運動後卻不花時間伸展，然後在那邊納悶他們為什麼會嚴重的延遲性肌肉痠痛，好幾天無法再做腿部訓練。其實，光是坐到椅子上，或是爬進汽車座位都很困難，而這不過是因為運動時沒花時間伸展，而發炎嚴重得令人無法動彈。不做伸展運動，影響的不只是重訓者；跑者、登山客、自行車手和幾乎其他所有運動員都很清楚：運動前、中、後沒伸展，可能成為運動計畫的一大瑕疵。相反地，遵循健全的動態伸展規範，幾乎能完全消除痠痛。

伸展有很多種：靜態伸展、動態伸展、彈振式伸展和本體感覺神經肌肉誘發術（proprioceptive neuromuscular facilitation，PNF）。靜態伸展是維持伸展姿勢 15 到 60 秒，像是彎腰摸腳趾。動態伸展是功能性的伸展，讓肢體在活動範圍之內活動。彈振式伸展帶有動量，彈動到伸展位置。本體感覺神經肌肉誘發術則是把肌肉伸展到極限，

時常在物理治療師和訓練員的協助下進行。而我們推崇的主要是**動態伸展**，這裡提到的伸展也是。證據顯示，在伸展時配合溫和的動作，最能有效增加柔軟度，改善肌肉張力，預防受傷。我們建議在暖身時、運動中休息時以及緩和運動過程中加入動態伸展，例如手臂畫圓，橫過身體及向背後短暫拉伸，伸展胸口和三頭肌；在臥推的每組之間抓住手肘，從肌肉的起點往連接終點伸展肌肉；或在深蹲或腿部推舉的每組之間做自體重量的徒手深蹲，讓鼠蹊部、臀肌、股四頭肌和膕旁肌放鬆。（我們下一部分會談到伸展操的範例。）

如果你打算做靜態伸展（例如彎腰摸腳趾，維持姿勢 30 秒），應該在運動之後進行，那時的肌肉暖起來，比較柔軟。如果你完全不伸展（尤其做阻力重量訓練的時候），幾乎一定會痠痛，常常痠到因為嚴重的延遲性肌肉痠痛，而不得不跳過一些計畫中的運動。

如果想試試伸展在預防肌肉痠痛扮演了多重要的角色，可以做個簡單的測試：一天按平常的強度與努力程度來運動，完全不伸展，看看隔天你有多痠痛。恢復之後，再用同樣的強度和努力運動，不過這次先做暖身和伸展操（如下一部分列出的範例）。我們打賭，你會比較滿意這次的結果。

來伸展吧

　　這個基本的暖身、伸展操做起來不到 10 分鐘，能放鬆你準備訓練的肌肉，降低運動後肌肉痠痛的機會。

　　首先，暖身 5 到 10 分鐘，做點心肺運動，例如慢跑、伏地挺身、捲腹或開合跳。現在伸展一下你身上的大肌肉——你的股四頭肌、膕旁肌、臀肌、小腿肚、胸肌、背肌、腹肌與手臂前後側的肌肉，讓這些肌肉放鬆，你實際運動時，肌肉就會更有彈性。

以下是迅速伸展到這些肌肉的辦法：
・抬腿摸腳趾，伸展大腿後側肌肉。
・單腳站立，單手抓住腳往後拉，伸展股四頭肌。
・把腳趾踩在階梯或牆上，或伏地挺身的姿勢，腳跟下壓，伸展小腿肚。
・從瑜伽的平板式轉換到上犬式，伸展腹肌，然後用鴿子式伸展臀肌，稍稍下彎，伸展背部。
・站姿，把手臂橫過胸前，伸展肩膀和手臂，然後手舉過頭，壓手肘伸展三頭肌。

　　每個動作都只維持幾秒，因為這個伸展操是設計來增加活動範圍，使得每個動態伸展可以輕鬆自然地轉換到下一個，時常搭配慢跑、插進繞手臂的動作，讓你身體持續活動。這些伸展操也可以在運動期間重複做，是在組間休息時自然放鬆身體的辦法，可以依據你訓練的肌群，選擇要做哪些伸展。伸展操做起來只要幾秒，卻能預防一連幾天的痠痛。

緩和運動

緩和運動和暖身一樣，是整體運動中很重要的環節。我們很多人在這部分匆匆了事，急著結束就忽略了。運動完之後，腦裡想的都是下一餐，或想著檢查社交媒體的通知。結果痠痛就伺機潛伏，不過只要一點耐心，就有大用。緩和運動讓你的心跳速度恢復正常，讓你喘過氣，也讓你的肌肉逐漸放鬆，而不是立刻從衝刺或舉重變成久坐，例如從健身房坐在駕駛座上開車回家，或坐下吃晚餐，然後整晚癱在沙發上。

激烈的心肺運動之後，可以散步一下下，同時做些手臂畫圓或輕度的伸展，讓血液繼續循環。或者如果你做了重訓，可以用機器或滑輪機的輕重量做 20 到 25 下，伸展肌肉，讓肌肉在阻力很小的情況下在大的活動範圍裡動作，促進血液循環。如果你剛在社區活動中心或體育館打完籃球，最後可以輕鬆慢跑一下，或是有時間、空間的話，可以投籃、搶籃板球。無論你選擇做什麼緩和運動，要做的基本上和暖身相反——大約 5 到 10 分鐘的活動，幫忙你的肌肉轉換到休息狀態。

休息

對運動來說，休息不僅僅是簡單的兩個字。雖然以前有種汙名化，認為休息等於不夠努力（有些運動員還是覺得他們得拚命到底，才有收穫），但適當的休息不只能預防受傷，也能確保表現進步。休息時，你的肌肉才能修復、強化、生長。雖然你有一定的適應能力，

能把身體驅策到愈來愈高的極限，就像羅比‧巴倫格從加州跑到紐約，一連 75 天每天跑 6、70 公里（完全靠植物性飲食），但羅比每天跑完一場全馬加一場半馬的距離之後，絕對會充分休息，隔天才能繼續這樣跑，持續那樣的程序幾個月。羅比也把休息納入他為這項創舉的訓練方案，也就是要知道什麼時候該讓身體從運動中休息，保存能量，幫助肌肉和器官從激烈、極限程度運動的每日壓力中恢復。

我們對休息的定義是**身體沒有受到生理壓力的時間**。這裡的身體可以指全身（在一天之中休息一下，或休息一日不運動）、單獨的肌群（讓腿部休息一天，去訓練上半身），甚至身體的特定系統（不做有氧運動，讓心血管系統休息一下）。基本上，休息和運動與訓練強度有關。比方說，健美運動員會專注於針對胸肌的運動，讓背部休息；超馬選手在全天或多天耐力賽中，會花點時間讓腿休息。許多運動員會小睡，他們耗費的體力遠超過一般人，而小睡可以讓他們的運動進展更活躍。最常見的休息（尤其是沒在為職業或菁英賽事訓練的運動員）是休息日，讓你全身有一整天的時間從生理壓力中復原。

要注意，你平常夜間的睡眠不能算休息，因為那算是維持基本健康所需。然而，那仍然是恢復的關鍵因素，身體唯有在深層休息狀態才能從一天的辛勞中修補、修復煥然一新。

那你需要多少休息呢？答案取決於你一天訓練幾小時、訓練的強度以及一天做了哪些其他的活動（例如坐在桌前和整天沒坐下，就有差異）。不過有些重點原則如果能遵循，就有助於恢復、修復、復甦。

‧**訓練限制到一週六天或更少**。給自己至少一天的時間讓身體休息，尤其是運動之外，日常生活也很活躍的人。

- **改變訓練的肌群**。如果你做重訓，盡量不要每天鍛鍊相同的肌群，以免肌肉、關節和韌帶太辛苦。信不信由你，很多專業的健美選手特定肌群一週只練一次，給那些肌肉整個星期的時間復原。像是凡妮莎·埃斯皮諾薩就會一天鍛鍊胸肌，一天鍛鍊背，然後是腿、腹肌和肩臂，每次運動都有自己的目標和重點，讓每個大肌群有將近一週的時間休息，然後再度訓練。

- **晚上睡眠充足**。大多人每晚至少需要睡七到九小時。這樣才能確保你的身體好好關機，進行必要的維護和修復。唯有這樣才能從體能運動中恢復過來，而且讓你的重要系統（免疫、神經、心血管系統等等）發揮最佳功能。尤其你一週幾乎每天的活動量都很大的時候，我們建議睡到九個小時。因為睡眠不只對你的運動表現舉足輕重，對整體的健康也一樣，所以務必配合那個程序，時候不早就別喝含咖啡因的飲料，就寢前一、兩小時別曝露於強光中（包括手機、電腦或電視的光），按照固定的時間起床、就寢，就能幫你身體產生更好的睡眠規律。

- **小睡一下**。說真的，健美選手、三鐵選手和職業籃球員都告訴我們，他們的訓練程序中包括小睡。這是因為抓準時間小睡一下可以幫你充電，讓身體有機會休息，並且像咖啡因一樣提振精神。如果你要小睡，一定要在下午三點之前睡，而且不要超過 30 分鐘，以免影響夜間睡眠。

- **配合其他常用的辦法，預防、減少肌肉痠痛**。這些辦法有助於促進循環和修復，安撫中央神經系統（進而抑制發炎），讓肌肉和組織保持柔韌有彈性。常用的做法例如：

- 按摩療法
- 冷療（Cryotherapy）
- 熱療（Thermotherapy）
- 整脊
- 修復瑜伽與伸展
- 肌肉軟膏、凝膠和痠痛貼布
- 避免久坐
- 注意姿勢
- 正面態度（沒錯，這也有幫助！）

無論是傳奇超馬選手、自行車手、美國國家美式足球聯盟球員、新進的現代健力與健美選手，還是籃球員，我們愈來愈明顯正在迎接一個由植物提供能量、促進運動表現的新時代。隨著你的運動表現進步，更有精力，肌肉痠痛大幅減輕，你的身體也更健康。全因死亡的風險降低，也在你和最常見的退化疾病之間，形成我們所知道最理想的屏障。身為茹素運動員，重點不只是改善場上或球場上的表現，也是一點一滴改善你的生活品質。

提升運動前後的營養（速查表）

想要做出運動前、中、後的完美餐點嗎？請上 nomeatathlete.com/book-bonus 下載我們免費的運動前中後運動營養指南，看看我們最愛吃什麼、該怎麼吃才能讓你的運動效果最好。

「我可以在超短的時間裡，從辛苦的運動裡復原。何況我不覺得累。我只注意到自己能日復一日投入一樣程度的努力。」

——大衛‧費爾伯格，奧運金牌短跑選手

「吃植物性飲食之後，復原情況是我注意到的一大差異。我的身體在辛苦運動之後感覺更快、更強壯。」

——蕾貝嘉‧索尼，六度贏得奧運獎牌的游泳選手，
世界紀錄保持人

「我改吃植物性飲食之後，最大的差異是恢復情況。我在激烈運動之後恢復得快多了，我的精力也好多了。我的兩側前十字韌帶手術都恢復神速（我在 2017 和 2019 年分別撕裂了兩側的前十字韌帶）。我只花了一個月就重拾平常的訓練，三個月後又能比賽了。」

——江旻憓，頂尖擊劍選手

「我最震撼的是發炎減少了，因為辛苦訓練而發炎的時候也不像以前發炎那麼久。以前如果我中斷訓練，延遲性肌肉痠痛有時候會持續六、七天，不過現在恢復課表之後，過三、四天就覺得沒事了。」

——詹姆斯‧紐伯利，四屆澳洲最健壯男性

「起初轉換成植物性飲食的時候，沒預期會有任何改變；我只是從不同來源獲得同樣的營養而已。不過我現在吃純素超過兩年，發現身體恢復得比以前還要快了。運動很辛苦？沒問題！那競賽呢？沒問題！我需要一小段時間復原，才能百分之百準備好繼續，而那在職業運動中可能造成很大的差異！」

——安德烈亞斯·沃伊塔，奧運 1500 公尺跑者。

「吃植物性飲食之後，我的恢復狀況大幅改善。我大部分的比賽是分站賽，會一連比七天。重點不只是可以騎多快、技巧多嫻熟，還有恢復得多好。我原本只能勉強站上領獎臺末位，後來許多比賽坐上了冠軍寶座！如果能恢復得更快，就能更快更奮力一搏。植物性飲食的抗發炎效果極佳，耐力型運動員通常身上會有許多訓練造成的發炎，而吃動物性產品也會造成發炎。對我來說，一個重要指標是過度使用造成的受傷比以前少多了。如果你的身體不再因為吃下的食物而超時工作、努力復原，就能專心幫你恢復運動的傷。你加入引擎的燃料愈純淨，引擎就能跑得愈快。」

——索妮亞·魯尼，越野自行車世界冠軍

第九章

釋放你內心的運動員

chapter 9

現在你已經擁有發揮最佳實力的法寶了。你知道哪些食物該吃，哪些該避免，怎麼規畫供應運動能量的餐點，考慮吃哪些補充劑，怎麼好好恢復。你也看過一些世上頂尖茹素運動員的見證，那是你可以遵循的一些新藍圖。不過之後你該如何努力？你該如何追根究柢，了解這些頂尖運動員為何能持續奮鬥，出類拔萃呢？你該怎麼吃下那些純淨美好的能量，努力奪金呢？如果你只是看看這本書裡的建議，還是會一事無成——你必須身體力行。重點是你的**心理**調適。

你的意圖、激勵你的事和重心，就像營養與訓練，都是運動表現的一大重點。雖然沒有所謂的茹素**思想**，但倒是可以發展出一種心態，讓你遵循新的茹素法時，能夠更成功。釋放你內心的運動員正是這麼回事——發掘你的潛力，觸及你內心深處的熱情，得到令你自豪的成果。我們在這章要提出的信條，正是頂尖運動員認為讓他們達成成就的那些技巧。

柯林・索頓對於規畫可行的茹素健康計畫頗為了解。畢竟柯林是多個協會的職業健美選手，19度奪得冠軍，也是數千位茹素運動員的教練。柯林成功的祕訣簡單得不可思議——做好計畫，確實實行。無論那個計畫看起來如何，如果你不負責地持之以恆、110% 地投入，就不可能成功。這是柯林從軍八年而根深蒂固的教訓——其中四年在美國海軍陸戰隊，四年是美國海軍後備役。「我啊，我從不放棄；因為在軍中不可以放棄。絕對不能放棄。詞典裡沒有放棄這個詞。不堅持下去，就沒命。就這樣。不能因為一件事困難或有挑戰就放棄。要繼續努力，直到任務達成。」讓他有動力那麼投入（投入純素生活、運動和助人）的動力，是他的**動機**。他使命背後有目的，而這是讓一切要素發揮作用的關鍵。

柯林在大學找到了自己的動機。聽過一位知名的動物權演講者在他的學校演講之後，大規模肉品生產中難以避免的折磨和殘酷真相令柯林不安。於是他嚴格地檢視了自己吃的東西，以及購買動物性產品的時候，支持的是怎樣的產業。雖然那位講者宣揚了吃植物性飲食的好處，柯林卻不相信他不吃動物性蛋白質還會長肌肉。不過柯林更覺得他不再能支持虐待式的養殖工廠，於是他嘗試一下，拋棄了魚類之外的所有動物性蛋白質。毫不意外（至少我們覺得），柯林更結實，覺得更健康了；他的皮膚亮了起來，能量、精力和性慾都改善了。然後柯林心想，**光是吃海鮮素的效果就這麼好，吃純素該會是怎樣？**確實，柯林長了更多肌肉，變得更精實，自此以後就成為那位超結實的傢伙。「我看到結果的時候，驚訝極了。那不只是對動物的高貴行為，而且是可以永續進行的事。」

　　那樣的明確與堅信使得柯林的生涯十分亮眼，不過要晉升也因此更加艱難。這種運動充斥著使用類固醇的人，有些名聲響亮的比賽不強制藥檢，然而柯林是全自然、不用藥的健美選手。許多使用類固醇的健美選手壽命非常短暫（3、40歲就過世）。柯林不想要讓身體受到類固醇的摧殘。柯林解釋道，身為天然運動員，他必須非常努力鍛鍊、有耐心，因為你的肌肉不會像用非法藥物的人長得那麼快、那麼大。不過雖然有些協會致力於全自然運動員的比賽（柯林贏了幾次），但最大的成就卻是贏得無藥檢的最大協會比賽。那種時候，柯林不只能推翻需要類固醇的需求，也讓純素主義在主流健美界出了名。第一次並不成功；其實，柯林前幾次嘗試在無藥檢的協會參與職業比賽，都沒成功。不過這些挫折沒讓柯林灰心，而是驅策著他再加強訓練，才能和使用同化類固醇的人並駕齊驅。結果是打造出柯林有

史以來最好的健美體態，在全國舞臺上發揮個人最好的表現——確實引起人們注目，鞏固了他要人們關注重心議題的任務。

奧拉・華許是來自愛爾蘭的場地自行車紀錄保持人。2020 年 8 月，她在愛爾蘭全國自行車錦標賽贏得兩面金牌，打破了一項全國紀錄。不過奧拉在 2015 年、她 26 歲之前，從來沒騎過自行車。任何運動裡，大部分打破全國紀錄的運動員，通常都從六歲起就開始他們的生涯，而不是 26 歲。奧拉在愛爾蘭場地自行車史上的地位很獨特，因為她從小都不是運動員，成年之後也沒去健身房。奧拉 20 多歲的時候（其實她說將近整整 10 年）都是酒鬼、菸槍，老是泡在派對，沒碰健康的飲食或運動。她和許多年輕人一樣，重心在交際，而派對是那種社會經驗重要的一部分。直到奧拉開始騎自行車通勤，才愛上了自行車。她開始愈騎愈多，一開始是為了樂趣，之後是為了運動。而她把菸完全戒了。她也幾乎不喝酒了，全心成為全職運動員。

她一鳴驚人，成為世界級運動員的速度快得驚人。不過幾年前，奧拉還在熟悉場地自行車，這種運動在賽車場內進行，為了高速騎行，橢圓形的賽道周圍是陡削的壁，而自行車沒有變速裝置也沒有煞車。奧拉剛愛上這種高度而強力的室內競速自行車，她的生活方式健康多了，也開始檢討飲食。談到決定改吃植物性飲食，奧拉說：「在我改吃植物性飲食大約一年前，我就因為道德因素而在考慮，只是當時不覺得身為頂尖運動員辦得到。當時我還在體育界尋找立足之地，所以不想冒任何風險劇烈改變飲食。好巧不巧，愛爾蘭體育研究院（Sport Ireland Institute）受到乳品協會贊助，所以雖然他們一直很支持（因為我堅持我想這樣），但說到飲食鼓勵和建議，絕對有些利益衝突。我諮詢過茹素營養師，才相信我做了正確的決定。」

奧拉的擔憂很常見，我們身為選手，改吃植物性飲食的時候，也曾經歷過。不過奧拉和許多人一樣，親身發現植物能量飲食的益處。她的結果有目共睹——不只是她的紀錄、獎牌和獲獎成績，還有對健康大局真正重要的結果。奧拉說：「起初我吃植物性飲食，最愛的**是**認為我讓身體攝取最理想的燃料來源。我覺得自己身為運動員有些優勢，我驗血的結果顯示這選擇很棒，降低了我的膽固醇；我改吃植物性飲食前，膽固醇在過高的邊緣（我的低密度脂蛋白膽固醇降低了超過 30%）。我覺得更有能量、恢復得更快，整體來說因為吃那類的食物而覺得更『乾淨』——餐後我再也沒有吃多肉與乳製品餐點時那種噁心、倦怠感。然而，我**現在**最愛茹素的一點是，感覺我採用了最道德、最友善環境的做法。這從我的飲食，延伸到每日採購的東西，我總是盡可能做出最永續、最無害的選擇。」

　　有時候，植物性飲食對我們運動表現的影響也會令我們措手不及。甚至常有人懷疑，不吃動物性蛋白質可能有不良影響，不過即使我們腦中仍覺得可能有損運動表現，想要過慈悲生活的渴望卻勝過那樣的擔憂。其實，運動員常為了順應自己的心，擁抱更慈悲的飲食和生活方式，而接受一般認為效益會降低的可能。好消息，此事可兩全，既能過著合乎你道德標準的生活，又能有最佳表現；奧拉恰恰體現了這個論點。其實，奧拉是運動員人生脫胎換骨的神奇例子，把她從前的照片和後來的放在一起，一邊是不運動、嗜吃速食、濫用藥物的派對玩家，另一邊是全國冠軍的茹素運動員，和從前的自己幾乎毫無相似之處。除了曾經荒唐的人生重上軌道的幸福照片之外，奧拉的成果也證實了她神奇的轉變——包括驗血數字和身體安適的軼事觀察，以及驚人的運動成就。她真的靠著自我實現、改變行為態度，過

著更符合真實自我的人生，而美夢成真。

引用奧拉的話：「我想，一般認為不吃肉就不能成為強壯魁梧的運動員。我沒想到完全不是這樣！過去一年來，我等長測試（isometric testing）的最大重量與力量輸出提高了超過 20%。我打破兩個全國紀錄，以場地賽衝刺手贏得兩個全國冠軍，這個領域需要極高的力量和速度。我改吃植物性飲食之後，對我的能量和恢復幫助很大。其實我恢復得更快，免疫系統似乎也明顯改善了！去年到現在，我從來沒生病，以前我經常病倒。」

很難忽略奧拉身為茹素運動員的成功。在這個社交媒體的年代，她變得超級受歡迎，有成千上萬的追蹤者粉絲鼓勵她，支持她的努力，包括爭取參加奧運。2020 年，奧拉在愛爾蘭自行車（Cycling Ireland）國家錦標賽中，在場地自行車歷史上鞏固了自己的地位之後，愛爾蘭自行車的官方如此概述了雙日的錦標賽。第一天：「女子場地錦標賽中，奧拉‧華許是熱門寵兒，為這場賽事訓練的過程中，已經打破了多項全國紀錄。今日的狀況不利於做出最短時間，不過她不出預料，贏得金牌。」第二天：「奧拉‧華許早早就為今天的比賽定了調，衝過賽道，在女子 500 公尺計時賽創下 36.22 秒的紀錄，比先前紀錄快了一秒。奧拉‧華許騎出世界級的時間，今天無人能敵。」

你很可能在納悶，奧拉身為茹素運動員冠軍，吃了什麼才達到世界級的地位。我們也很好奇，於是問了她。「一般來說，我一天吃四餐。我安排訓練時，會避開用餐時間，才有充足的時間消化、有充足的能量進行訓練。通常早餐是在健身房的一個半到兩小時之前（吃的是燕麥上加各種堅果、種子、水果，配植物蛋白粉）。健身房運動

通常花兩小時，之後馬上吃午餐，可能是天貝、各種豆子、有米飯的墨西哥碗配沙拉。幾小時後，下午我可能有場地自行車訓練，過程中一般不會吃，因為我的訓練非常短而強度高。有時候我會在自行車練習中喝杯蔬果昔，或富含天然糖分的飲料，不過要夠清淡，才不會在訓練過程中反胃。之後吃晚餐，可能是烤馬鈴薯、麵筋、大量的蔬菜。我最後一餐通常很晚，大約晚上十點，吃的又是燕麥片加水果、堅果和種子——我稱為『晚早餐』。」至關緊要的蛋白質問題，奧拉也談到了：「我用餐時，通常都會盡量吃到高蛋白的植物性食物，可能是原型食物，也可能以補充劑為基礎。早上，除了燕麥（加堅果、種子和水果），我也會吃 Nuzest 牌的有機豌豆植物蛋白粉加豆漿或燕麥奶。我一天中最常吃的植物性蛋白質是有機天貝，我會塗上一些亞洲烤肉醬，烤 15 到 20 分鐘。當然我也會吃**大量**穩定釋放能量、未加工的碳水化合物（我愛馬鈴薯！）和一些脂肪。」

奧拉才 30 出頭，卻常常是她自行車隊中最年長的成員，不過奧拉（雖然她有 20 多歲時的經驗）堅持，年紀沒什麼意義，她現在脫胎換骨了——她現在致力於成為最傑出的茹素運動員。我們覺得奧拉未來還會得到許多獎牌、打破許多紀錄，甚至還能奪得奧運的榮耀。

安德烈亞斯・沃伊塔是澳洲奧運跑者，在八百到一萬公尺的田徑賽跑表現都很傑出。安德烈亞斯贏得了 36 面全國冠軍，包括 2020 年夏天打破一萬公尺的世界紀錄，是當時世界上最快的速度。安德烈亞斯為了道德和環境因素而開始吃純素，不過他也得到了運動表現的好處，在他改變飲食後的幾年中，為他傑出的田徑賽季打下基礎。不過他結合飲食改變和進奧運所需的堅毅，才開啟了真正的成功。安德烈亞斯解釋道：「我在學校一向跑得很好，不過有個擅長的嗜好，和

擁有專業表現，是完全不同的兩回事。」首先，大部分運動沒什麼賺頭（除了職業大聯盟），尤其一開始的時候。很難把運動當成職業，因為前幾年需要犧牲不少，很辛苦。安德烈亞斯在電視上看了 2008 奧運以後，就知道他也要去奧運。於是他拋下醫學訓練，努力爭取全國冠軍，然後是奧運的國際冠軍。然而究竟值不值得、能不能達成，那種不確定性非常有挑戰。不過安德烈亞斯相信自己的夢想；他知道要花好幾年才能看到有展望的結果；他堅持辛苦異常又不間斷地努力——他認為那是達到目標的不二法門。安德烈亞斯說：「我成為職業運動員超過 10 年了，仍然在學習、進步。」

安德烈亞斯的競爭優勢除了工作倫理，還有驅策他的心態。他唯有知道自己在田徑場上竭盡所能，為他的表現付出一切，他才罷休。「我最恐懼的一向是讓自己失望。我不在乎其他人說什麼；我想成為最完美的自己，如果知道我沒有完全投入，我會非常不開心。如果我竭盡所能，結果差強人意，那沒關係。但我不想因為沒把握機會而後悔。我永遠是自己最嚴厲的批評者，永遠會看到仍有進步空間，即使我已經做出最好的表現也一樣。所以某方面來說，我也怕停滯。無論你年紀多大、多成功、多富有、多出名，都應該持續進步！」安德烈亞斯體認到，需要決心、毅力、堅韌以及對自己無法動搖的信任，致力於自我精進，才能進入奧運，而那也需要耐性和時間。其實，在安德烈亞斯眼中，純素運動的成長也一樣——要靠著決心、毅力、堅韌以及對深切關心之事無法動搖的信任。他是這麼說的：「人類進步需要時間，純素主義也一樣。這運動雖然規模還很小，不過持續成長，而且在前幾年跨入了運動營養的領域。愈來愈多人開始意識到植物性飲食在道德、環境與健康的益處，還有更多人會跟隨。植物

性飲食聲勢驚人，而且看我能不能發揮我的角色，讓大家對植物性飲食產生興趣，或幫大家改變，總是好事。感覺好是好，不過我也知道，那不算某種『壯舉』，卻是我能替自己和地球上所有人做到的事！」

真正讓安德烈亞斯決心投入測試，是 2020 奧運因為新冠肺炎流行而延後的時候。安德烈亞斯和往常一樣選擇了正向的路，把奧運延後至 2021 年視為多一年訓練、提升自己的機會。「不需要趕著比賽，每週末跑，趕時間、追逐標準的感覺很好。所以我抽了些時間把重點放在自己和我的弱點。我不只得到我的第 34 到 36 個全國冠軍，三千、五千和一萬公尺還跑出新的個人紀錄，在當時是世界領先的速度。雖然我知道（競爭者少一點）是新冠病毒的關係，但還是受到很大的激勵而繼續努力，在 2021 的『新奧運年』變得更強！」

世界冠軍的心智強度建議

越野自行車賽世界冠軍索妮亞‧魯尼知道不可能一夜登頂，幫我們爬上山巔的不只是每天小小的刻意之舉。我們之所以成功，靠的主要是心智強度和韌性。這是世界冠軍所言，她胼手胝足在排名榜往上爬，才能得到佼佼者的喜悅。

最有力的聲音，是我們腦中的聲音。成為頂尖運動員，並不是一路平順。路上有起有落，有許多自我懷疑和挫敗的時刻。成敗都應該認可（成功值得慶祝，而你應該讓自己感受到失敗，然後從中

學習），不過你和你的事業並不在於那些起伏，而是天天參與，是不懈地投入過程。我們進行安逸、簡單的事，是無法了解真正的自我。要了解真正的自己、得到自信，進而轉化成生命中的一切，就要挑戰困難。

要學會自我覺察。自我覺察和正念是生命的法門。如果你能學會留意你在告訴自己什麼（你的自我對話），就開啟了一扇通往奧妙的門——能選擇你如何感知這個世界、能辦到哪些事。大家喜歡問我，我為什麼能保持那麼正向，或為什麼我在那些賽事沒放棄。起先我不確定，因此踏上探索內在生命的路，靠這種逆向工程，知道我其實是怎麼做的！透過那樣的過程，我學到不少進步的辦法，以及如何教學、指導其他人做到同樣的事。

我的過去說來有趣，家人不相信我能成為職業自行車手。他們覺得那只是嗜好，無法理解承諾投入，以及我為了追求夢想而選擇放棄的那些事。他們無法理解，雖然我是電機博士，可以過安穩的生活，但我還是繼續走困難的路。世上最艱辛的比賽迫使我返觀自照。你獨自一人在撒哈拉沙漠或喜馬拉雅山的時候，躲不了自己——你必須明白你是誰，你有什麼期待，還有該怎麼變得強韌。越野自行車賽向來是正向心理學、正念和心智堅韌的高級班。成為世界級運動員也讓我學到，總是會有人（甚至你最親密的家人）說你辦不到，那樣很蠢、不值得。別讓別人把他們自我設限的思想套到你身上。要讓自己周圍都是相信你、相信他們自己的人。

要面對失敗和完美主義。頂尖運動員失敗得比大多人更勤，這是因為他們每天仍然全力投注其中。讓你自己投入這個世界，去追夢、做困難的事，等於讓自己面臨有一天終究會受到考驗、事情終

會出錯的處境。事情本來就是這樣。出錯的時候，該怎麼辦？要放棄嗎？你覺得那表示你永遠不可能成功嗎？我有很多想放棄的時候，有時候根本不想去，不過一次又一次克服那種要放棄的感覺，給了人力量。心智就像可以鍛鍊的肌肉。每次倒下都選擇爬起來，會帶來信心、建立自我信任。頂尖運動員和競技體育選手之所以比一般人更常失敗，是因為他們每天仍在嘗試。遇到失敗，就是要這樣。失敗並不表示你不好；失敗表示你還在嘗試。失敗不表示你不夠好，而是一個學到新東西的機會。失敗當下感覺不好，接納那些感覺很重要，但如果可以視為改進、學習的機會（而且相信你靠著努力加上對知識的好奇，**可以進步**），就能成為你最大的一個盟友。失敗並不是倒退，而是**前進**。

　　要學會求助。沒有人能獨力完成。要能接納自己的脆弱，才能舉手發問：「有人能幫我嗎？」讓別人知道（甚至公諸社交媒體）你不曉得怎麼辦，滿嚇人的。人人都有冒牌者症候群的困擾——「他們會發現我不像大家想得那麼好！」求助、跟他人學習，你才會更強壯。脆弱是一種超能力，不過謙卑才能對自己誠實。求助才能幫你改進。不求助、求教等等，其實會讓你更弱，更怕做自己。雖然放下自尊很難，不過在我需要某種幫助的時候，我會讓大家知道。我相信，讓大家明白他們不用明瞭一切，幫助他們在你的故事中看見他們自己，而且看到你幫助自己同時也能幫助他人，能激勵別人。

2019 年 3 月，茹素的耐力型運動員**羅比‧巴倫格**踏上了一生難得的旅程。他離開南加州的海岸，計畫靠著素食的能量和鋼鐵般的意志，在 75 天內橫越美國，跑到紐約。與羅比同行的還有茹素的超馬選手李奇‧羅爾、當地媒體和他的親友。羅比此行是為了向自己和這世界證明，植物性飲食提供的能量足以跑完一趟 4828 公里的旅程。他的路線每天平均要跑超過 64 公里，相當於兩個半月裡每天跑一場全馬加一場半馬。純素冰淇淋公司 NadaMoo! 贊助了這場活動，所以才有經費進行。

　　羅比上路時，有一輛彩繪著「植物力量」字樣的廂形車、一小輛露營車，還有一個多人團隊跟著他，提供協助、食物、導航、支持、陪伴和休息的地方。羅比也有茹素營養師幫他調整每天的飲食計畫。羅比把每日概況貼到 Instagram 上記錄自己的經歷，讓大家可以追蹤，看著他的鬍子一天天變長，在他分享要連續幾個月跑超馬的希望與絕望、在他度過挫折、找到力量鍥而不捨的過程中，和他產生共鳴。羅比透露，他的腿到第四天已經感覺慘不忍睹，但有朋友開了兩個半小時的車來陪他跑了幾公里，他又振作起來。幾天後，羅比描述了跑過莫哈維沙漠壯闊美景和周圍鬼城的詭異經驗。

　　跑了幾星期，他開始體悟到一些事。「我從沒想過像這樣依賴我的團隊，或是那麼難睡。我從前會有點怕，現在卻學會控制新的體感和疼痛。我以前不覺得一天吃進 7500 大卡的植物性熱量那麼簡單。」他透露自己遇到的困境：「（一個要跑 82 公里的日子）快結束的時候，我陷入了一個黑暗的新階段。痛苦的深淵彷彿有實體……我開始有點驚慌，腦子不停想著各種可能性。我感到好脆弱無力。」

然後，「我開始感到沉悶，進入了不同的心理狀態」。不過也有這樣的日子：「昨天很完美。路程很短，只跑 50 公里。我整天完全沒痛。」

羅比意識到，他忽略的小事對心智的韌性有巨大的影響。一天，羅比和他的團隊開車開了 50 公里到亞利桑那州的旗桿市（Flagstaff）買些素食披薩——這經驗既超現實（「在州際公路的一輛車上，以那麼快的速度穿梭」），又令人精神一振，又過度刺激（「下次我們花大錢吃城裡美食的時候，恐怕只要買個外帶就好」）。然後他們有兩晚依計畫在一間亞利桑那北部的旅館裡休息，確保身體能稍微休息。在堆滿枕頭的床上暖暖睡上一晚（何況客房內有浴室），令人煥然一新。在他跨州旅程的這個階段（其實還沒過半），就連沖澡也值得慶祝。

羅比有許多身心煎熬的日子。他要不斷面對每天累人路程造成的痛苦、發疼的水泡和疲憊的心。羅比寫道：「我的情緒有些強烈的釋放，有時候止不住淚水。我一直要面對的一種主要情緒是恐懼。我踏進未知的情緒領域時，我的感受、焦慮、狂喜和平靜都因為極端的心身疲倦而強化了。」不過他也有喜悅的時候，像是朋友突然出現，陪著他一起跑；他的未婚妻雪莉定期加入；他母親騎自行車陪他，之後晚餐替他做了義大利麵。這種群體和彼此相繫的感覺，幫助他繼續跑過落雪、暴風雨、海拔和氣候變化、強勁的逆風和心理疲憊。羅比也對他的飲食感激不盡，真正讓他能跑下去的，正是他的飲食。「要不是植物性飲食讓我吃到需要的熱量，同時滋養我的身體，防止發炎，我不可能跑這麼遠。動物有意識，有感覺，對一切都很敏銳，尤其是留鬍子的高大男人以六到九分速的速度跑過牠們身邊。」而這一

切因素結合起來，造就了一種深刻的自豪。「我覺得對我自己這個人更有自信了，我這輩子從沒這麼有自信過。」日復一日，羅比期待標記著他旅程進展的里程碑——越過密西西比河，離開密蘇里州，進入伊利諾州。他學到做事要一步一步來，切成八公里、八公里的片段，一天、一週、一個月進行。如果遇到問題，他和他的團隊就會調整。之所以有這樣的堅韌，是因為他們著眼於更宏大的目標——在 75 天內橫越美國。積沙成塔，他們只需要繼續前進就好。

剩下不到 10 天的時候，羅比真的開始感覺快結束了，不過不表示到達終點很簡單。「這個週末之後，場景絕對會變得炎熱、有丘陵。在大約四天之前，我還真的以為這趟最後的路程會順順利利地跑進紐約市，不過顯然到最後都會很艱難。一天一天過去，這些山愈來愈無情，坡度也愈來愈陡。我原本覺得我在阿帕拉契山脈，結果昨晚才發現我其實在阿勒格尼山脈（Allegheny Mountains）。我們甚至還沒跑到阿帕拉契山脈。這些山非常凶險。或許看起來不像落磯山脈那麼令人生畏，卻困難多了。山勢險峻；爬升又爬升，下切又下切。坡度陡到我下坡快要比上坡還慢了。我渾身都在痛。我好累，不知怎麼覺得沮喪。我現在比一開始更相信我可以堅持下去，即使這樣，還是一樣嚇人、一樣痛苦。」

然後事情就結束了。第 75 天在中央公園裡，羅比旅程「每日更新」的結尾和他離開加州海岸時一樣簡短。「各位，結束了。75 天。5109.7 公里。15 州。許多來自植物的熱量。感受豐盈。」隔天，剪髮、理了鬍子拍照之後，羅比寫道：「我慢慢開始回味過去的 75 天，開始去了解這個脫胎換骨的人是誰。這段橫越美國的長跑之所

以能成功，有許多影響因素。有些基本方面，像是訓練多年，明確清晰的路徑，還有像 NadaMoo!、Switch4Good 這樣支持的贊助商，以及傑出的團隊。不過對我來說，最突出而無法忽略的因素是我的飲食。不含任何動物性產品（禽畜肉、乳製品、蜂蜜、蛋等等）的植物性飲食，讓我每天攝取 8000 大卡，但從來不會因為身體無法輕鬆消化吃下的食物，而變得沉重、飽脹或感到任何不適。一旦沒吃任何動物性蛋白質，我過度使用的關節就比較不會發炎。我一路上沒生過病，沒受什麼嚴重的傷，以長跑橫越美國的人來說，我比誰都清爽愉快。雖然一天連跑 72 公里之後很累，但我其實幾乎不怎麼痠。我吃的一切之中都含有蔬果，為細胞修復和減少氧化壓力提供了營養素（抗氧化物質、類黃酮等等）。他們說藥補不如食補，在這情境下，食物就是一切。我吃的一切都有益、有助於滋養我，而不是阻礙我整體的健康。」

我們問羅比，他一開始為什麼要投入這趟旅程——你或許也在納悶吧！他的答案讓我們明白，這個現實世界的超級英雄其實多麼人性化。羅比說：「這是一大壯舉。我想不出更重大的事。如果我可以靠植物性飲食完成（長跑橫越美國），我就能推翻『吃肉才有力氣』的論點了。我這麼做，是為了展示吃植物性飲食能辦到怎樣的事。如果我失敗了，這種生活方式就會有一個汙點，我不能讓那種事發生。還有，我是自願受苦。很多人每天承受的事糟多了。其他各種苦難受害者的力量，也給了我堅持下去的力量，我有什麼資格放棄？能這樣跑是種特權，放棄等於侮辱了在真正的困境中堅持下去的人。」

至於羅比怎麼完成那樣的壯舉，他的答案呼應了在路途中的領會：他整天必須朝著達成目標而努力。可以歸結於設定遞增的目標，或把大目標拆分成比較小的目標。羅比是這麼說的：「我從洛杉磯跑到紐約市，全程 5109.7 公里，每次跑八公里。」他每八公里見一次他的團隊，所以撐到下一個八公里就好。「偉大的事物不會一夜之間達成。大目標只是依續完成小目標，最後達成更遠大的事物。」完成歷史性旅程至今已經一年，羅比仍想回到公路上。他想從頭再來一次。羅比想告訴所有考慮接受挑戰，但那挑戰感覺龐大不堪的人：「如果有機會做大膽的事，就去做。擁抱當下，懷著你擁有的一切，接納當下的感受。」

　　橫越美國典型的一天中，羅比大約吃下 8000 大卡的熱量。除了整天靠 Skratch Labs 的電解質配方提供額外的熱量、補充鹽分，他的飲食計畫範例大約是這樣：

早餐——咖啡和燕麥片。燕麥片加入花生醬、奇亞籽、楓糖漿
第一站：第一杯蔬果昔，加入椰漿、花生醬、綠色蔬菜、胡蘿蔔、香蕉、奇亞籽、Soylent 代餐
第二站：Bobo's 點心棒
第三站：第二杯蔬果昔
第四站：水果、巧克力、堅果醬
第五站：第三杯蔬果昔
第六站：水煮馬鈴薯加鹽
第七站：第四杯蔬果昔
第八站：Spring 能量果膠，通常含咖啡因。
晚餐：雙份椰子油烹煮的 Outdoor Herbivore 露營餐

目標成為現實

一些傑出茹素運動員為了成就感而克服重大困難，他們繪製成功的藍圖，其中一個關鍵要素就是追求意義和幸福。以下的茹素運動員心智強韌，為他們體能脫胎換骨打下了基礎。

索妮亞‧魯尼是職業越野自行車手，靠著植物性飲食提供能量，在世界各地贏得比賽。2013 年，索妮亞開始採用原型植物性飲食，在她的運動項目累積了從波蘭到斯里蘭卡、從阿根廷到尼泊爾的勝利，是貨真價實的冠軍，專注於設定目標、勇氣和心智堅韌。索妮亞原本只能勉強站上領獎臺末位，改吃素之後才坐上冠軍寶座。「我改變飲食之後，最顯著的成就是在 24 小時越野自行車賽中奪得世界冠軍。在那場比賽中，我連續騎 24 小時，只停下來如廁，或是晚上停下來換車燈電池。我能有那樣的能量並相信身體能奮鬥那麼久，是因為我的飲食，以及參加比賽時絕佳的身體狀況。」

雖然表現好、恢復效率高、一年到頭都健健康康，是索妮亞成功的關鍵因素（此外還有她的植物性飲食），不過在運動中稱霸的基礎，是她心智強韌，或者按她的話，是她的堅韌。「我在撒哈拉沙漠、喜馬拉雅山之類環境險惡的地方，在全球最艱辛的一些越野自行車賽中競爭，會發生計畫外的事情。你隔天會不想起床繼續努力，你會想放棄。贏了一場比賽，不表示過程中你不想放棄，你只是一再克服那種衝動而已。那就是堅韌的源頭。堅韌也來自每天都戰勝你說『我現在不想做』的藉口。需要正念，才能察覺腦中冒出負面念頭，那念頭開始產生讓你表現變差的各種感覺和陳述。自行車賽讓我學到

怎麼把正念應用在比賽日，現在任何時候都能用了。」索妮亞分享了很好的例子光是我們的心態，就能讓比賽在開始前成為定局，或在我們以為事業毀了的時候重振起來。大家很可能都曾經歷過——因為受傷、挫折或覺得我們失敗了而自憐自艾。要放棄、把事情拋在身後簡單多了。索妮亞提醒我們，事情變艱難的時候，除了就這麼一走了之之外，還有別的選擇，首先是我們意識到我們能利用不可思議的心智力量。而說到設定目標，尤其是體育競賽，索妮亞提醒我們，那不完全關乎你與你的成果。她說：「設定目標和打敗其他人無關。其實，有優秀的人一同較勁，你才會進步，而讓成果有意義多了。」索妮亞對於如何著手進行，也有些建議：「參與、動手執行常常正是我們需要繼續努力的動力。不再參與、開始每天讓藉口吞沒你——就會開始不再信任自己和你的堅韌。讓參與變得簡單一點，或是承諾只做五分鐘的運動，這樣就能知道你是不是真的累了需要休息，或只是需要努力克服藉口。」

　　索妮亞得到世界冠軍，她把成功歸功於她的心智強度，這方面她有個故事要分享：「我們怎麼理解身邊發生的事，是心態堅強的關鍵。正向心理學之父馬汀‧塞利格曼（Martin Seligman）博士稱之為我們的『解釋風格』。簡單來說，就像有一場 160 公里越野自行車賽的早晨裡，望出窗外，發現是溼冷的天氣。你可以說，『我會不舒服，我不喜歡溼溼地騎車，我討厭冷等等』。也可以說，『我會有一場很棒的冒險。我今天會好好開心一下，而我會因此更強壯。今天騎溼滑路徑的技術有機會進步。臉上濺到泥巴的時候，我要興奮地大呼小叫』。學會這樣之後，人生中什麼情況都能如此，這是一種練習。」而這不只是可能遇到的情境的故事，而是索妮亞生涯

中遇到的各種狀況和情境。喜馬拉雅山的比賽特別艱辛，索妮亞動用了她的心智強度和正面態度。她回憶道：「我生涯中比較困難的時刻是一個最棒的老師！我想成為第一個完成犛牛攻擊賽（Yak Attack）的女性，那是橫越喜馬拉雅山區的 10 日越野自行車分站賽。甚至得在黑暗裡（和雪中）把自行車綁在背後健行，越過最令人毛骨悚然的隘口。駝龍埡口（Thorong La Pass）海拔 5416 公尺。賽程總共 10 天，這是第九天的事。當時由我帶隊，撐過了爬坡。下坡時，我發現我的液壓煞車失靈，我必須牽著自行車走八小時到終點線，走完當天的路段，其他人則滑下坡，飛也似地掠過我身邊。我花了幾個月準備那場比賽，出席那場比賽是當時我最勇敢之舉。而那天我就要失敗了，我準備棄權，因為安娜普娜環繞線（Annapurna Circuit）中沒有自行車店，也沒有支援。在那一刻，我必須重新定義成功對我的意義。成功是有勇氣參與。成功是盡我所能表現到最好。成功是接受我無法改變的事。成功是勇氣十足，全力以赴。結果知道嗎——我設法跟一名退賽的車手借了煞車，還是贏了那場比賽！而我隔年又回去，又奪得了一面冠軍！」

我們分享過許多人成為茹素運動冠軍的旅程，而**賈許·拉瓊尼**的經歷是數一數二的出色。如果我們說，有個傢伙在跑 160 公里（相當於連跑將近四場馬拉松），在超馬拔得頭籌，但他體重曾是 181 公斤，你很可能不相信。大量減重是一回事（許多人辦到了），不過甩掉 91 公斤，然後成為**頂尖**運動員，跑馬拉松的速度超越許多熱中的馬拉松跑者，就是另一回事了。

賈許童年在路易斯安納州的沼澤度過，成長階段都在打獵、釣魚、吃許多油炸食物、喝啤酒——按他的說法，是「過美好的生

活」。他是紐奧良聖徒隊（New Orleans Saints）的超級粉絲，夢想著打職業美式足球，身為 190 公分、145 公斤的線鋒，得到了進入蒙蒂塞洛（Monticello）阿肯色大學打球的獎學金。不過他第一學期就因為背上一截椎間盤滑脫而結束了美式足球生涯。

他搬回家鄉的河口區，過著派對、喝酒、吃秋葵湯、什錦飯、小龍蝦和兔子、松鼠、鹿肉的生活，又長了 45 公斤。這時候他和植物性飲食或運動員差了十萬八千里，體重重達 190 公斤。賈許的體重逐漸失控時，有個朋友建議他們一起運動。於是賈許開始上健身房，起初的重點是從前打橄欖球時做的肌力訓練。然後他覺得自己或許可以試試跑步，聽說這種運動很能燃燒脂肪。當時他並不知道，他已經開始踏上超馬的旅程。最後賈許加強了精力與決心，在 2011 年跑了一場 10 公里，這是他的第一場賽跑。當時他的體重還是 145 公斤，將近兩小時才跑完，但他跑完了。紐奧良聖徒隊在 2010 年贏得超級盃時，賈許深受激勵，開始相信任何事都可能成功。

不久之後，賈許受到妻子激勵，在大齋戒期間戒除他們飲食中所有的加工食品。在那 40 天裡，賈許讀到史考特・傑瑞克的書，《跑得過一切》（*Eat and Run*），這位世上最偉大的耐力型運動員完全只靠植物提供能量，令他驚嘆。賈許從小吃炸魚和燉肉長大，這是一大改變。不過盤裡不再有肉，加上沉迷長跑，讓這個從前病態肥胖的路易斯安納州恰克貝（Chackbay）的小鎮男孩動了起來。

賈許決定試試茹素運動員的生活方式。首度參賽一年之後，他減到 129 公斤，跑 10 公里的時間幾乎短了一小時。兩年後，2014年，他的體重掉到 90 公斤以下，跑了第一場全馬，然後在之後的一

年半之間，跑了四場全馬。到了 2016 年，賈許贏了熊餌 80 公里超馬
（Bear Bait Ultra 50-miler），在獵場 50 公里超馬（Gamelands Ultra
50K）得到亞軍，在山貓 160 公里超馬（Wildcat Ultras 100-miler）得
到第三名。他甚至跑了一場 3 小時 24 分的馬拉松，最後在 40 分鐘內
跑完一場 10 公里賽。

　　賈許從原本肥胖，後來成為超馬冠軍，不可思議又激勵人心的
故事讓他成了《跑者世界》雜誌的封面人物，進而上了《今日秀》
（Today Show）和《早安美國》（Good Morning America）。賈許在
他的網站上寫了一份宣言，分享他的旅程，最後寫了一本書：《從病
懨懨到身強力壯》（Sick to Fit）。

　　現在，賈許從內到外都脫胎換骨了。他這輩子少有像轉變過程
中那麼激烈的情緒變化——放下從前對自我形象和從前那個他的感
覺，同時擁抱現在的他，以及想達成的事。他肩上少了些有形的重
擔，而他們生活形態也少了些情緒和心理的重擔。賈許知道自己走上
了比較健康的路，使他重回運動場，成為冠軍運動員，並且遵循的生
活方式讓他更長壽，和妻子與家人在河口過著優質的時光。而且賈許
非常腳踏實地，不像一般人一成為知名雜誌封面人物、在美國熱門電
視節目上露面，就因此自我膨脹。賈許上過許多次《李奇‧羅爾
Podcast》，其中有一次（404 集），賈許說：「我其實平凡無奇。如
果你在生活中運用植物的力量，以及雙足步行方式的力量，走出戶外
曬曬太陽，以理想的方式運用身體，那麼這樣的成就其實很一般。」
賈許在鄰近的阿肯色州就讀大學的那個學期之前，從未離開他出生的
路易斯安納州，而至今要去首都或紐約市那樣的大城市，或其他邀請
他分享故事的地方，進行公開演說的旅程，他仍然會畏怯。2017 年，

賈許在亞利桑那州巡迴演講時，我們遇到了賈許，他的成就和踏實一直激勵我們，他有一種助人的急切，而且不會吹捧自己。

拉佛謝河口（Bayou Lafourche）來的男孩，現在在幫助他人發掘植物的力量，讓他們有能力重拾健康、減重、改善他們的生活品質。賈許幫助了他的家人（包括父母、手足、祖父、妻子和岳母）改吃植物性飲食，提高活動量（包括跑步），大家總共減了超過 450 公斤。他在路易斯安納州小鎮的一些朋友也受到賈許的例子激勵，各減了超過 45 公斤。賈許在河口算是名人，不過他不以為意，甚至不因為激勵無數的人而居功。賈許在李奇・羅爾的一場訪問裡說：「事情發生了，我躬逢其盛，而我正好志同道合。」

我們問賈許，他改吃植物性飲食的過程中，體適能和健康最大的改變是什麼，他承認：「大家都在說復原力。那是一定有的。不過體內比較輕鬆，好像我的內臟再也不沉重的感覺非常強烈。我覺得更輕巧，更有活力。我這輩子一直很重，所以減重本身對能量就有很大的幫助。但就算我減了 45 公斤，仍然遵照低碳水化合物／原始飲食，能量問題還是一大困擾。改吃植物性飲食之後，我還沒減掉其餘的體重，就注意到能量躍增，而那真正有助於我跑步一鳴驚人。」賈許說，他永遠轉換成植物性飲食之後，耐力就大增，激勵了他去跑第一場超馬。賈許不像以前運動後那麼痠痛，他恢復太神速，看起來跑馬拉松，80 公里、甚至 160 公里賽就是他成為健康運動選手、改變周遭世界的夢想中，接下來該追求的事。

松鼠、兔子、鹿和啤酒已經如過往雲煙，賈許的路易斯安納河口新飲食包括炒豆腐加紅豆與菇類，紅醬香煎蕈菇洋蔥全麥義大利

麵,米飯和各種豆子,以及天貝素培根蕈菇捲佐豆腐酸奶油加蒔蘿、大蒜粉、鹽、胡椒和檸檬汁,創造出田園沙拉醬的風味。忘了小龍蝦吧!賈許說,他一餐可以吃下大約六到八個田園沙拉醬天貝培根蕈菇捲。畢竟要跑 32 公里的訓練,需要不少燃料。雖然沼澤地潮溼得很有挑戰性,但賈許只吃維生素 B₁₂ 補充劑;其餘的運動前、中、後營養素都來自食物。賈許有一段期間在長跑時喝電解質與補水運動飲料,但現在他把食物和水當成運動與恢復的燃料。賈許雖然有著 190 公分、86 公斤的身型,卻不擔心蛋白質攝取。賈許發現所有植物都含有蛋白質之後,覺得「這知識令人鬆一口氣,尤其當你要放棄『唯一』蛋白質來源的時候」。賈許遠比以前常旅行,有時是為比賽,有時是為了露面、演講,談他減重和長跑的成功故事,於是他發現在機場要找素食有點麻煩,不過他說總有選擇——像是壽司店會有毛豆、酪梨捲、素壽司、涼拌海帶和其聞名的植物性食物。如果他開車從甲地到乙地(我們正是在他開車去休士頓的時候,透過語音信箱聯繫到他),他會在超市暫停,買一堆蘋果、馬鈴薯之類的食物,在旅館或汽車旅館房間裡製作,甚至微波處理。

在賈許的故事中,我們最愛的是他出身平凡,誠心渴望幫助小鎮上他在乎的那些人更健康、更快樂。某些名氣可能來自登上大雜誌的封面人物、三度受邀上《李奇‧羅爾 Podcast》,以及多次在全國性的電視節目上露面,不過開朗樂觀的河口男孩並沒有因此改變。他還是從前那個傢伙,和親友在他視為家園的沼澤地度過優質的時光。現在,賈許和家人在觀賽日會炸些不大一樣的食物,收看比賽,替他們最愛的聖徒隊加油。

退役的職業綜合格鬥選手**詹姆斯·威爾克斯**在英格蘭土生土長，小時候受到武術家李小龍激勵，希望自己有一天也能成為格鬥冠軍。於是他開始學習武術，除了李小龍的截拳道，還有跆拳道和巴西柔術（在自由搏擊和降伏式摔角拿到黑帶或相等的級數）。他贏得第九季終極格鬥戰士（Ultimate Fighter）的時候，在體育界造成了震撼，推動了他在終極格鬥冠軍賽（Ultimate Fighting Championship，UFC）的綜合格鬥事業。詹姆斯繼續奮鬥，得到十勝四敗的成績，在 2012 年因為嚴重的頸部損傷而遭醫生警告，再打下去癱瘓的機率極高，而宣布退休。

　　詹姆斯的目標是成為成功的職業綜合格鬥選手，這是目標遠大的絕佳例子，不過他退休後發生的事，才需要不小的自我激勵、踏出他的舒適圈。和未來重量級冠軍法布里西奧·維頓（Fabrício Werdum）訓練時，詹姆斯兩膝的韌帶撕裂。他不想認命過著靜態生活，希望繼續當格鬥教練，訓練運動員、軍人和執法人員，因此研究了營養法如何幫助復原。那時，他發現了一篇詳細介紹羅馬格鬥士吃植物性飲食的論文。詹姆斯意識到，他不僅不需要動物性產品就能強壯健康，而且從植物中攝取營養還有個好處。這成為他探索運動員植物性飲食的起跳點；2019 年的紀錄片《茹素的力量》（*The Game Changers*）詳述了這個過程。詹姆斯完全轉換到植物性飲食，耐力和力量有了驚人的成長。電影在全球各地上映，佳評如潮，詹姆斯也在一夜之間成了深具影響力的茹素運動員。2019 年 9 月，電影首映當晚在 20 多國放映，在短短幾週裡，《茹素的力量》就成為 iTunes 史上最熱門的紀錄片。《茹素的力量》繼續締造觀影紀錄，讓全球數百萬人（至今應該有數千萬人）改吃素食。2020 年末有人聲稱，《茹素的

力量》可能是有史以來最多人觀賞的紀錄片，主要是因為在網飛上得到全球廣泛的關注，此外在中國等同網飛（但觀眾人數是五倍）的影音平臺也大受歡迎。一開始只是詹姆斯用多年前在 Craigs 分類廣告網站買的二手攝影機，訪問茹素運動員吃植物性飲食的經驗，如今卻已變成前所未有的現象，大大影響了人們看待蛋白質、食物和營養的方式。這部電影的拍攝以及組織適合團隊的計畫，耗時多年，耗費大量的心智力量、堅持與毅力。詹姆斯身為製片與學會補充能量而重回訓練場的退休運動員，得到破天荒的成功，他的武術背景與紀律一路上無疑幫助了他。詹姆斯現在是茹素運動員，身兼美國海豹隊和美國法警的格鬥教官。

詹姆斯和許多全球最偉大的茹素運動員會面、訪談，從世上最博學的一些醫生那裡學到這種飲食為什麼對運動員比較好，之後他繼續訓練，相信植物性飲食提供了適合運動的燃料。《茹素的力量》上映之後，詹姆斯旅行全球，成為熱門 Podcast（例如《喬·羅根體驗》〔*Joe Rogan Experience*〕）和皮爾斯·摩根 （Piers Morgan）共同主持的電視節目《早安英國》（*Good Morning Britain*）的常客。詹姆斯在外面跑的時候，每天都被人認出來；新冠肺炎大流行以來，他適應了不旅行、不親自在媒體露面的行程。不過這部電影和詹姆斯的茹素運動員訊息仍然如火如荼，和世界各地的觀眾產生共鳴。現在詹姆斯恢復運動，享受植物性餐點、壓力減輕、更多家庭時間的生活。

詹姆斯鏡頭內外成功的故事，提醒了我們追隨自己的熱情，爭取我們的夢想，不懈地追求，直到成功。

現實是，心理調適可能是你力求改善運動表現時，最難掌握的一環。飲食計畫人人都能遵守（至少撐一陣子），運動計畫也一樣，不過關鍵的問題是：「一陣子」有多長？有哪些因素會影響你投入營養或運動計畫的時間長短？一切其實取決於你——你的目標有多明確、為什麼想達到目標。想要自己找到答案，必須要回答這些問題：

一、你想達到**什麼**目標？
二、達成目標**為什麼**對你很重要？
三、達成目標會**如何**改變你的人生？
四、你**何時**要開始進行？

我們來一一拆解。首先是目標。

問題很簡單明瞭——你理想的結局是什麼？如果沒有時間、金錢或其他的阻礙，你想達成什麼目標？想得到你要的收穫，第一步就是要辨明這一點——也就是說，你弄清楚究目標究竟是**什麼**，就能想出**該怎麼**達到目的地。

目標形形色色，但可以歸結為尚可的計畫、行不通的計畫和很棒的計畫。換言之，有些計畫或許引起你的好奇，但完全無法讓你有動力（尚可的計畫）；也有些計畫會讓你遠離真正的目標（行不通的計畫）；此外還有些計畫太精準、太令人興奮，又太嚇人（「如果真能實現會是什麼情形？！」那種嚇人法），足以讓你嗨到旅程結束（沒錯，就是很棒的計畫）。你當然會想避開有害無益的目標（例如為了增肌，因為無奶冰淇淋的熱量密度高就不顧一切拚命吃），不過有些目標**感覺**很棒，實行起來卻完全不會改變你的生活或帶來成就感，像是減掉或增加少少幾公斤；這樣的目標也要小心。相反的，你得更進

一步，想得辛苦一點、挖掘得更深，找出真正感動你的是什麼。

最後，真的很棒的目標要有明確的目的（你要設法達成的事），並且了解那對你的重要性，以及達成之後，你的人生可能有怎樣的不同。想要練習思考得那麼明確，可以閉上眼睛，想想你生活中特別令你微笑的事物。我們說的是深刻、由衷的喜悅——那樣的笑容，來自你不希望結束的時刻。讓那一刻在你腦中盤旋的同時，想想看怎樣的成就能讓你有那樣的感覺。同樣的，想想其他運動員令你敬佩的特質——他們的天賦、技巧、力量、自信、慈悲、領導力、工作倫理、熱情等等。要感覺你達到類似的高度，需要達成怎樣的事？如果讓別人對你也有同樣的反應，會是怎樣的感覺？

給你自己一點動力

當你有目標，知道自己的方向時，先不急著思考要達成目標，下一步要做什麼，該來弄清楚為什麼那目標對你那麼重要了。我們可以花上整天（或用整本書）用營養知識和運動員故事激勵你，分享成為茹素運動員冠軍達成人生最大成就的旅程，但除非你找出自己站在起跑線前的理由，否則你和你的目標不會有直接的連結。要成功，那種直接的連結不可或缺。所以問問自己：當初我為什麼要拿起這本書？**我想從中得到什麼？**我們猜想，你不只想知道要減重或在肌力訓練運動之後要補充能量，該吃哪些蔬菜。我們猜測事情沒那麼簡單。

畢竟如果你想知道植物性蛋白質的事，問 Google 就好。不，我們覺得你拿起這本書，是因為你想要更有朝氣，想要提升自己的能量和精力，而且追根究柢，你想要更開心，在允許自己真正更上一層樓時，以自己的成就為傲。

問問自己：**我的目標為什麼對我很重要？還有那對我的人生有什麼影響？**你的理由可能宏大、高尚又理想，也可能簡單直接。找出誠實、感覺對的理由就好。我們不急。

找到你的「動機」

「1990 年，我九歲開始吃海鮮素。我不知道還有誰不吃肉，但我決定我太喜歡動物，不想要動物為我的口腹之欲而死。後來發現魚也有深刻的思考與感覺，所以我也不吃魚了。然後我得知蛋業的暴行和酪農業的殘酷，於是開始吃純素。吃動物性產品的環境影響促使我踏出這一步，但這決定其實不難。我知道所有動物都有複雜的社交生活，和我們一樣有深刻的感受。我並不想造成牠們的苦難。我發現植物性飲食非常適合我。我把重點放在優質的營養素、在對的時間補充對的營養，幫助我的身體表現。」

——蘇菲．穆林斯，英國 100 公里超馬冠軍

「我三歲開始吃素，六歲就開始吃完全的植物性飲食。我那麼做，完全只是因為愛動物，不想傷害牠們，結果從運動和運動之外的角度來看，卻成為我人生中最棒的決定。除了生涯的壽命、能參加的賽事範圍（我現在還在代表國家出賽，包括五公里路跑到超馬）、

恢復速度、不受傷的狀況，以及心理動機，數十年的純素生活還有許多好處。」

——費歐娜・奧克斯，馬拉松金氏世界紀錄保持者

「我開始吃純素，是為了道德和環境的原因。我從社交媒體上得到不少對那產業的印象，再也無法自圓其說了。表現或健康考量不再能影響我的決定。我只想成為更好的我，讓我的行為符合自己的道德觀。轉換成植物性飲食完全符合我的期待，是我至今最棒的決定！」

——安德烈亞斯・沃伊塔，奧運 1500 公尺選手

「我成為素食者，其實有點意外成分。當時我和一個女性朋友吃午餐，她轉頭對我說：『我們來吃素吧。如果大家都吃素，我們就能餵飽比現在多四倍的人口……然後拯救環境。』我熱情地回答：『聽起來很棒。就這樣吧！不過……吃素是什麼意思？』那是在1990 年的紐約曼哈頓。她解釋完之後，我們倆看著我們那盤義大利麵和肉丸，然後垮著臉，一粒粒挑掉肉丸。雖然成為素食者其實不是深思熟慮的決定，不過 10 年後，在 2000 年我成為純素食者，卻是經過精密計算的行動。我剛晉升到職業級自行車，希望找到比賽的神奇優勢。我做過透澈的研究，發現所有證據都指向植物性飲食。我改吃純素之後，從集團的落後者追到了前頭——甚至贏得了國際賽事，在世界盃闖進前十名。我改吃植物性飲食之後，才知道我的選擇有什麼道德上的後果。從那一刻起，我就成了嚴格的純素食者，因此能摸著良心說，沒有動物會因為我的表現而受苦。」

——克莉斯汀・瓦達羅斯，職業自行車手

引用強者的話……

冰上曲棍球傳奇韋恩·格雷茨基（Wayne Gretzky）說得最好：「不射門，就會百分之百錯失機會。」不試試，永遠不知道。朝新目標前進的第一步總是最困難，這話已經有很多人用很多不同方式說過了。該死，有時候光是制訂目標、做出承諾，就是最難的。實踐這樣的承諾隨之而來的不確定性多得嚇人：我的目標會不會太大？**如果我失敗了，別人會怎麼想？如果我放棄了，我會怎麼看待自己？如果我的成果不如預期怎麼辦？**所以說，你如果失敗了，要怎麼辦？麥可·喬丹（Michael Jordan）的總結很完美：「我人生中一而再、再而三地失敗，所以我才能成功。」

著手進行

萬事俱備了。你做了計畫，有了夢想，讀了資料，寫了筆記，去超市採買了，做好準備，看了激勵人心的影片——你懂的。做好準備、開動之前，你已經做了能做的所有事，現在就是需要行動方案的時候了。

要負責、專注、朝目標前進，最有幫助的工具是時間表。首先，評估要達成目標，切合實際的時間是多久。你的時間表不能太短或太

長。太短可能無法達成目標（許多新年新計畫就是這樣——要減九公斤，一個月根本不夠），太長可能失去興致或動力（為了跑五公里做訓練，用不著一年的時間）。上網做點研究，看看這個成就要投入多少時間比較合理，可能有幫助（如果有朋友在追求同樣的目標，也可以請教朋友）。

接下來要把空白補上。找出符合那個目標的訓練方案。可能是每週上健身房幾次、持續幾個月。也可能是你想加上的每日新習慣，例如早起健身運動，或遵行飲食計畫。持續達成一連串的小目標，滿足感會超過只盯著一個（看似）遙遠的目標（也比較有效率）。這很重要，一大原因是這樣能幫你找出程序，而這程序能讓你持續依循正軌，以達成你的小目標，以及在小目標之上那些愈來愈大的目標。

擁有支持系統也有幫助。未必需要把你的目標公諸於世，不過跟幾個支持的密友說你打算達成的事，不只能讓你負起責任（這是非常大的動機），也能產生一個啦啦隊，在需要的時候支持你。那些人應該是事情變棘手的時候可以依賴的人，情況看似有挑戰的時候可以談一談的人，還有需要建議的時候可以效法的人。讓身邊圍繞著正向的人，效果不容小覷。

努力有時，快樂有時

　　無論你多麼努力達成目標，如果不讓喜悅平衡一下，遲早會耗竭。減重是典型的例子──你可以「成功」減掉體重計上的小數字，不過如果要靠著折磨人的熱量限制，剝奪你最愛的食物，又要做痛苦的心肺訓練，那其實不是值得追求的目標。那樣的情形沒有一絲快樂，在我們看來，稱不上成功。（除非有嚴重的健康問題，需要迅速解決。不過即使那樣，也有比較令人滿足的辦法可以達成減重目標。）所以過程中別忘了微笑，即使面對阻礙或挫折也一樣。

　　我們相信，成功與快樂相遇的每一刻，都值得慶祝。那可能是各種不同的情形：可能非常單純，像是找到你喜歡的植物性食物、確保許多餐都能吃到那些東西。也可能是提醒自己，認可你已有了長足的進步，而打造更強壯、更健壯的身體讓你更能欣賞為人生帶來喜悅的事物。可能是更意識到那些努力過程中抓到訣竅的時刻，即使只有一瞬間──你百發百中，每次舉重感覺都有餘裕，額外的路程似乎沒那麼辛苦。你朝目標努力時，別忘了如果放開心胸，願意在追尋的過程中找到任何能感動你的喜悅，你很可能就能找到你的天堂。

　　我們讓你進入這世界，為下一代的茹素運動員傳遞聖火之前，希望你知道，我們相信你。我們知道反其道而行、在還未完全擁抱你的生活方式的世界格格不入，有多辛苦。不過我們知道跟隨你心的回報，勝過未知的挑戰和恐懼。希望你永遠記得當初為什麼踏上你的旅程。你想放棄、收手，對你的植物性飲食、營養計畫、運動計畫、健康和健身目標投降的時候，回顧一下你想要達到什麼、為什麼想做

到、何時達成、如何達成，然後繼續努力。通往成功最直接的路，是向前進。這條路時常曲曲折折，有時候有路障、坑洞、迴轉，甚至繞路，不過路徑正確，就會帶你到達要去的地方。破戒沒什麼可恥，立刻重回軌道，才是有能耐。身為茹素運動員，就是成為最健康、最健壯、最幸福的自己。所以踏出腳步，改變世界，一次一口食物、一個推舉、一步、一個微笑。

設定目標，突破自我

10 年前，麥特參加了羅伯特的一場演講，講題是設定目標。那場演講讓我們聚到一起，最終誕生了你手上這本書。我們達成許許多多的事（還打算完成更多），背後的祕密武器就是想得高遠、設定目標，而我們想跟你分享那種力量，幫你實現你身為茹素運動員的夢想。到 nomeatathlete.com/book-bonus 下載我們附贈的設定目標工作坊（這個程序我們都使用多年了），現在就開始著手創造一個美好的未來。

*　　*　　*

「正念和設定目標在我的運動和其他所有運動中，都極為重要。運動90%關乎心智。我花許多時間專注在冥想，和我的心智訓練師合作。我讀很多運動心理學的書，很愛聽相關主題的 Podcast。」

——梅根‧杜哈梅爾，奧運花式滑冰金牌選手

「這些正念和設定目標的技巧，對運動真的很重要。無論是訓練或競賽環境，都必須全神貫注，為自己設定正確的目標。能不能成功發揮球技的餘裕非常小，所以比賽真的非常高壓，必須非常專注在當下，覺知狀況，才能排除其他因素，在心智上成為比賽中的佼佼者。」

——史蒂芬‧葛瑞，專業花式足球員，二度金氏世界紀錄保持人

「我立刻在力量訓練的旅程中察覺，生理上變得更強壯，表示我心智也變得更強壯。差異十分巨大。我更能控制情緒，更能替自己或別人挺身而出，以前那些情況我只覺得不值得。我吃純素時也是同樣的情形。我覺得情緒十分和諧。堅持立場、實踐信念，使我心智更強壯。誠實面對自己。力量的心智層面是最重要的一部分。要變得更強，必須相信你有那能耐、你夠強。我只後悔我沒早點開始吃純素。」

——赫妲‧瓦格（Hulda B. Waage），冰島健力紀錄保持者

「自由書寫是我生活中很大的一部分，總是帶著動機和目標開始每一天，確認日復一日，我都走在明確的成長之路上。」

　　　　　　　　　　——達斯汀・瓦登，美國國家排球隊隊員

「當你必須挖掘得更深入，而且你決定這麼做的時候——我覺得我們能用人體做到的事實在太不可思議。」

　　　　　　　——珊達・希爾，超級三鐵世界冠軍，終生茹素者

第十章

茹素運動員的一天

chapter 10

前九章都在告訴你，如果你的運動訓練要加入一些高能燃料，需要有哪些基本知識──也就是各種植物性食物、如何運用，以及怎麼確保身體準備接受你求之不得的最高度訓練。現在我們要回頭看看運動員，讓他們親身告訴你，他們是如何把一切付諸實行。這一章包括了運動員如何安排運動、一天之中是怎麼吃，到他們最愛的恢復法。茹素運動員實際檢驗了植物性飲食，我們將寶貴地一窺他們的內心世界。

健美選手，羅伯特・契克

早上

晨間行程：我一天的開始是帶著狗去後院曬曬太陽，呼吸新鮮空氣，一邊吃水果、喝水或洛神花茶，一邊檢查電子郵件。養狗有助於養成規律的生活，包括每天遛狗。冬天裡，我還是會帶狗出去開始我的一天，不過只出去一下，就回室內吃早餐、檢查郵件。

早餐：燕麥片或隔夜燕麥粥，有時吃一份早餐捲餅或水果，例如當季莓果、櫻桃或核果類水果切片。偶爾我會吃早餐穀片，或貝果、馬芬鬆餅之類的東西，不過我的早餐主要是燕麥和水果。

點心：水果，像是香蕉、蘋果泥、莓果或點心棒。

下午

午餐：墨西哥碗，含糙米、黑白斑豆、酪梨、萵苣、番茄和莎莎醬。墨西哥碗大概是我最常吃的餐點，我準備了大量的食材，例如一批批的糙米飯和豆子，只要加上配料就好，而配料有時也包括橄欖、甜椒和不同種類的豆子與莎莎醬。

點心：水果，例如莓果、香蕉、蘋果切片、柳橙，或點心棒。

運動一：遛狗 30 到 60 分鐘。除了帶狗去後院，我每天下午還會去遛狗，之後常常就去健身房，所以遛狗可以當作我重量訓練運動暖身的一部分。

晚上

運動前能量補給：兩根香蕉、水。

運動二：一小時重量訓練，每次運動通常把重點放在兩個肌群，例如二頭肌和三頭肌，背和肩膀，或腿和腹部。我常常總共做 20 到 30 組，取決於訓練的肌群和運動時間長短，通常一個訓練會做四到五組，每組重複 8 到 12 次。我常常會做點暖身或緩和運動，可能包括用 StairMaster 踏步機、橢圓機、健身車、滾筒，有時在蒸氣室或桑拿裡伸展。

運動後營養補充：我是傍晚運動，所以通常用水果當立即的補給，之後吃晚餐。時常包括準備晚餐時，吃點莓果、地中海寬皮柑或柳橙。

晚餐：泰式炒河粉或炒飯。泰式和墨西哥式食物是我最愛的異國料理，如果不是喝湯、吃義大利麵、蔬食堡、捲餅或其他常見的晚餐主題，我最常吃的就是泰式和墨西哥食物。泰式食物每個月、甚至每週都會以某種型式出現在我的餐點裡——可能是生春捲、泰式沙拉、炒飯、咖哩、泰式炒河粉。

甜點：一天結束時，我常會來根冰棒，尤其是夏天的時候。有時會吃點無奶冰淇淋或巧克力，不過我最愛的點心總是水果（睡前吃點切片的油桃或柳橙）。

復原流程：我有下背痠痛的病史，和成為運動員的幾 10 年中受到的運動傷害有關，所以我常常在傍晚運動之後沖個熱水澡，讓我下背暖起來。我也是超級籃球迷，所以沒寫作到深夜的時候，就會在運動後輕鬆一下，沖個澡，吃晚餐休息，一邊看電視上我最愛的運動紓壓、放鬆。

馬拉松與超跑跑者，麥特・弗拉齊爾

早上

晨間行程：我會在醒來的一小時內喝杯咖啡。我通常至少會到早上 11 點才吃東西，除非我想增肌、增重。有時候我會做 40 分鐘的瑜伽和冥想，有時不會。

早餐：680 公克的蔬果昔，含有冷凍莓果、櫻桃、芒果、香蕉、核桃和亞麻仁。

下午

午餐：大份沙拉，配一杯鷹嘴豆。我的沙拉通常是一份綠葉萵苣和一份十字花科或苦味蔬菜，例如嫩葉甘藍，加上紫甘藍、胡蘿蔔、芹菜和腰果田園沙拉醬、芝麻大蒜醬或油和醋。（如果有前一天晚餐的剩菜，我通常就吃剩菜不吃沙拉，等晚餐再吃沙拉。）

點心：香蕉或柳橙、綜合堅果點心、鷹嘴豆泥配甘藍菜或青花菜。

運動前能量補給：一、兩粒帝王椰棗，或 227 公克的果汁加 227 公克的水，或一塊米餅。

運動：如果我沒特別為某個目標做訓練，但想維持或改善一般體適能，就會輪流做兩種運動。

運動 A：跑四分鐘、休息五分鐘的坡路往返跑循環兩到三組，暖身、緩和運動五分鐘。

運動 B：六到八個一分鐘「衝刺」、兩分鐘休息循環，暖身、緩和運動五分鐘。

每次練完運動 A 或運動 B，我就會輕鬆跑步或散步 30 分鐘。伸展和其他心肺運動，我是做簡單的 20 分鐘壺鈴訓練，單臂擺盪 100 下（10 下一組）、土耳其起立 10 下，兩邊輪流。

運動後營養補充：運動結束之後，馬上吃米餅和一杯 227 毫升杯的酸櫻桃汁。然後一、二小時後再吃比較正式的餐點。

晚上

晚餐：通常是「一份穀類、一份綠色蔬菜和一份豆子」的某種變化版。可以是燉鷹嘴豆義大利麵加羽衣甘藍、BBQ 天貝捲餅加甘藍菜、翻炒豆腐小白菜配糙米、紅醬義大利麵、鷹嘴豆、青花菜和其他許多變化。

甜點：不吃，除非晚餐後一杯啤酒或一杯葡萄酒也算。我會在睡前吃補充劑（Complement 牌補充劑和薑黃）。

復原流程：靠著遮光窗簾、床上不用電子產品，接近就寢時間不碰食物和酒精，而得到大量的優質睡眠。我只有在重度訓練日做主動恢復。我的主動恢復通常是用滾筒放鬆 20 分鐘，和在電視前做活動度運動。

19 次冠軍健美選手，柯林・索頓

早上

早餐：純素烘蛋（見 320 頁食譜）。

晨間行程：一週一、兩次瑜伽。

下午

午餐：植物蛋白粉，Clean Machine 牌的 Clean Green Protein 蛋白粉和豌豆蛋白。

點心：芒果、草莓、酪梨、椰棗和花生醬。運動前能量補給：Clean Machine 牌的 Clean BCAA 支鏈胺基酸、Cell Block 80 和 Ahi-flower Oil 田紫草油；瑪卡粉（maca powder）、左旋精胺酸（L-arginine）、左旋瓜胺酸（L-citrulline）、美國人參、左旋色胺酸（L-tryptophan）和蒺藜（tribulus）。

運動：高強度間歇訓練（High-intensity interval training，HIIT）和肌肥大訓練——比方說，胸和三頭肌、腿，推／拉訓練日。

運動後營養補充：炒豆腐，含豆腐、甜椒、羽衣甘藍、菇類、洋蔥、大蒜、薑黃、黑鹽和胺基酸醬油。

晚上

晚餐：湯，含麵筋、蔬菜、營養酵母粉和蔬菜高湯。

甜點：草莓冰淇淋，成分是草莓、杏仁奶、甜菊糖和素食奶油乳酪。（偶爾吃一次）

復原流程：一週兩次瑜伽，每天 15 到 30 分鐘冥想，一週四、五天做 10 分鐘的伸展，一週三、四天散步 10 到 30 分鐘。

綜合格鬥冠軍，詹姆斯·威爾克斯

早上

早餐和運動前能量補給：隔夜燕麥粥

運動：重量訓練、武術、游泳或反覆衝刺。

運動後營養補充：綠色蔬菜昔或自製蛋白棒。

下午

午餐：全麥袋餅包鷹嘴豆泥和蔬果，或前一晚的剩菜。

晚上

晚餐：小扁豆義大利麵配蔬菜、小扁豆農舍派或蔬菜千層麵。

復原流程：用滾筒或按摩球來放鬆肌筋膜。

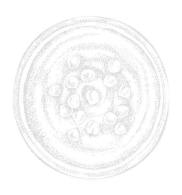

奧運場地自行車銀牌，朵希·鮑許

早上

早餐：七種穀物的發芽吐司，加酪梨泥、辣椒片和一撮鹽、檸檬汁。

下午

午餐：一大份沙拉，含切碎的羽衣甘藍、濃郁的無奶調味料（像 Annie's Goddess Dressing），一把烤過或原味的鷹嘴豆、胡蘿蔔絲、洋蔥丁。

點心：生菜（胡蘿蔔、豆薯、芹菜、小黃瓜、菇類、甜椒等等），鷹嘴豆泥或芝麻醬和毛豆泥加海鹽。

運動前能量補給：水和我的「超讚」蔬果昔半份，含燕麥奶、冰、大量的藍莓、覆盆子、一根香蕉、一勺杏仁醬、熟可可粒、奇亞籽。（另外半份是我主要的運動後餐點。）

運動：按心情，以下擇一：在我的車庫健身房做重訓、飛輪課、熱瑜伽、遛狗健走，或和我車速超快的老公一起騎一趟激烈的越野自行車。:)

運動後營養補充：另外半份「超讚」蔬果昔。

晚上

晚餐：市售咖哩醬（試試 Maya Kaimal 這個牌子）煨蔬菜（青花菜、甜椒、洋蔥、胡蘿蔔等等）和鷹嘴豆、豆腐或天貝，最後加進菠菜並淋在黑米或糙米上。

甜點：黑皮諾葡萄酒搭黑巧克力。

愛沙尼亞自行車冠軍，凱特琳·庫克

早上

早餐：生蕎麥加黑糖蜜、堅果和水果，或植物蛋白粉。

運動前能量補給：香蕉和椰棗。

運動：三小時耐力訓練，或三小時健身房，衝刺訓練，或技術能力訓練。

運動後營養補充：植物蛋白粉。

下午

午餐：蔬菜（煮熟或生食）、鷹嘴豆泥、綜合豆類加大量各種香料。

點心：冷凍或新鮮水果、莓果或椰棗。

晚上

晚餐：蔬菜湯（我很愛泰式南薑椰汁湯和甜菜根湯）。

甜點：我通常不吃甜點，不過想要的時候，會用酪梨和椰棗或「好」的純素鮮奶油做巧克力布丁。

復原流程：按摩、伸展、瑜伽、游泳、三溫暖、小睡、在清新的空氣中散步。

三鐵選手，約翰・喬瑟夫

早上

散步時喝水，加上 E3 Live 的藍綠藻補充劑。

早餐：之後要跑步的話，就吃巴西莓沙拉碗，含有機水果、莓果和堅果醬。如果之後是騎自行車，就吃燕麥片、莓果和堅果。

運動一：跑一小時。

運動後營養補充：有機植物性蛋白粉，加一些有機綠色蔬菜讓食物更偏向產鹼性，加上含有機莓果的恢復蔬果昔，以及有機鐵質補充劑和補充必需脂肪的 Omega 3-6-9 補充劑。

點心：生奇亞籽布丁加椰漿，或酪梨吐司加營養酵母粉，生機飲食點心棒，甚至生菜沙拉加酪梨或水果。

下午

午餐：蛋白質能量沙拉碗，含糙米、綠色蔬菜、酪梨、BBQ 天貝、營養酵母粉、椰子醬油和泡過的杏仁。

運動前能量補給：兩根香蕉、一管堅果醬或一、兩條有機生機飲食棒。

運動二：三、四小時自行車，用能量果膠和水提供額外的能量。

運動後營養補充：緩和運動之後冥想，讓心跳慢下來，然後沖澡。騎完一小時之內吃晚餐。

晚上

晚餐：一大碗有機米飯和有機紅扁豆加香料及一堆蔬菜，或捲餅、有機素食披薩，或 BBQ 豆腐或小扁豆辣醬配自製玉米餅和蒸青花菜。

甜點：有機慕斯，含酪梨、椰子和可可粉。

復原流程：放鬆肌筋膜、激痛點治療、緩和運動伸展、滾筒、用彈跳床讓淋巴液流過我的系統。其他恢復方式包括泡熱水澡後沖涼、瀉鹽泡澡、紅外線桑拿、壓縮靴、和訓練員合作，幫我從數小時的訓練中恢復過來。

皮艇世界冠軍，妲希·蓋西特

早上

暖身：我每天早上一起床，就盡量做仰臥起坐、伏地挺身和引體向上的訓練。這不是很硬的運動，比較像在維持。我會做 10 個引體向上、200 個仰臥起坐（每天有不同的變化搭配），伏地挺身通常做三組 20 下。我發現，如果我沒在一起床就做，我就不會做。

早餐：燕麥碎粒配香蕉、莓果和植物奶。

運動前能量補給：早餐（燕麥碎粒和水果與植物奶）或點心棒。

運動：我是自由工作者，覺得一直有海量的工作要做，不過每天走出去對我超級重要。我通常會去划皮艇。在難度五級的河段划皮艇一直都很有挑戰性，所以我在難度高的河裡划的時候，不需要太認真計畫訓練目標！但如果我在比較輕鬆的河裡划，就必須確保自己能全程利用無數的渦流，磨練我的技術和力量。平日時，我通常只划一、兩個小時的皮艇；擁有整天的時候，我會划到六到八小時。如果不能划皮艇，我就去騎越野自行車或越野跑。

運動後營養補充：在大量運動之後，我都會很餓，有一大碗飯和豆子就很開心。我沒時間下廚的時候，會吃一條 Clif Builder's 的酥脆花生醬蛋白棒，或是一把堅果或果乾。

下午

午餐：素食漢堡——我愛植物肉蔚為流行，而且這些公司成功地讓產品進入連鎖速食店，不過我還是喜歡穀物和各種豆子做的素食堡。

點心：無花果乾、葵花子、蘋果。

晚上

晚餐：墨西哥碗，含嫩煎豆腐、Bragg 的胺基酸醬油、粗片辣椒、黑白斑豆、糙米、酪梨、番茄、洋蔥、甜椒、藍玉米脆片。

復原流程：這部分我很不拿手……我一直努力把伸展操納入每天的課表，但一直還沒養成習慣！

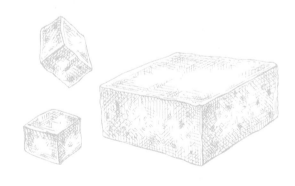

職業三鐵選手，大衛・羅瑟

早上

運動一：輕鬆地跑 10 公里或游泳，之後可能加上穩定性運動。

早餐：隔夜燕麥粥，含發芽麥片和新鮮水果。份量很大！

運動二：如果是「加強」訓練日，我還會騎兩到四小時強度不等的自行車。

下午

午餐：易消化的碳水化合物，像是藜麥或米飯，配炸蔬菜。

強效小睡：20 到 40 分鐘。

點心：雙倍濃縮咖啡，加一點甜食，例如香蕉麵包。

運動三：跑步。長跑（最多 35 公里）或速度或間歇訓練。

運動後營養補充：植物奶昔，含碎冰、水、一點杏仁奶和純素蛋白粉。

晚上

晚餐：綜合烤蔬菜，含大量豆類，加上一大份沙拉和豆腐，撒上種子。

點心：一把堅果和一點黑巧克力（80%）。

甜點：非常辛苦的日子，就坐在沙發上享用純素的班傑利（Ben and Jerry's）冰淇淋！;)

復原流程：一小時物理治療和伸展。冷天裡，做 30 到 45 分鐘的三溫暖。

職業自行車手，克莉斯汀・瓦達羅斯

早上

早餐：切碎的澳洲青蘋果與香蕉，1/4 杯到兩杯燕麥（按訓練日而定）、一大匙亞麻仁、一大匙奇亞籽、溫水。

點心：當季水果。

運動前能量補給：花生果醬三明治，或燕麥片加一匙椰子油。

運動：二到六小時自行車訓練。

運動中的營養補給：Hammer Bar 能量棒、能量果膠或飲料或芒果、無花果乾。

運動後營養補充：花生果醬三明治或燕麥。

下午

午餐：蔬菜或小扁豆湯加鷹嘴豆泥，及／或玉米蛋糕加酪梨。

晚上

晚餐：炒蔬菜或咖哩配黑米。

甜點：「好」純素鮮奶油、兩條冷凍香蕉、一把凍莓果、一大匙檸檬汁。打勻之後，加進一些碎核桃和黑巧克力片。

復原流程：躺在地板上，抬腿架在牆上 10 到 20 分鐘。

前奧運滑雪選手，茹素營養師，茉莉亞·莫瑞

早上

晨間的運動前能量補給：水和藥用菇類（Stay Wyld Cordyceps 菇類營養膠囊、猴頭菇和雲芝）。

運動：瑜伽 5 分鐘、循環訓練 10 分鐘，跑 30 到 45 分鐘。

運動後營養補充：隔夜燕麥粥（燕麥、蕎麥、葡萄乾、肉桂、奇亞籽或亞麻仁粉、燕麥奶）、一團椰子優格、莓果、香蕉。Complement 牌的補充劑。

下午

午餐：我早餐吃得晚，通常還是飽的！可能吃點鷹嘴豆泥和蔬菜，或蘋果和椰棗。

點心：綠蔬果昔（一到兩根綠到爆的冷凍香蕉，一杯莓果，薑黃和薑、一撮胡椒、綜合藥用菇類、Complement 牌的蛋白粉）。

下午的運動前能量補給：蔬果昔！

下午運動：騎越野自行車一到兩小時，或另外一小時的跑步、划立槳或在冬天的野外滑雪。

運動後營養補充：燕麥和椰棗做的點心，或剩下的蔬果昔。

晚上

晚餐：大份沙拉（蘿蔓萵苣、菠菜、番茄、酪梨、青蔥、葵花子，加上我最愛的酸黃瓜調味料）。接下來可以很多變──糙米義大

利麵或藜麥麵加蔬菜和天貝，烤蔬菜和豆腐淋味噌醬，豐盛的烤馬鈴薯、蔬菜咖哩或素食漢堡。

甜點：純素餅乾、黑巧克力、香蕉「冰淇淋」、蘋果一顆，或一些冷凍葡萄。

復原流程：伸展。

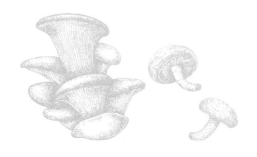

IFBB 職業健美選手，潔希娜・馬利克

早上

早餐：大燕麥片加 1.5 大匙顆粒花生醬。

下午

午餐：兩份 Gardein 牌的純素雞肉炸餅和糙米。

點心：水果沙拉碗和腰果。

晚上

運動前能量補給：一把腰果。

運動：一小時重量訓練，三至四組，每組重複 15 到 20 次（練腿的日子比較接近 1.5 小時）

運動後營養補充：一把腰果，之後吃晚餐。

晚餐：大份的鷹嘴豆沙拉佐蘿蔓萵苣、芝麻葉、香芹、洋蔥、彩椒、小黃瓜和菠菜。

甜點：通常不吃，不過如果想犒賞自己，會吃班傑利冰淇淋甜筒。

復原流程：在三溫暖或泡熱水澡時伸展。

職業健力運動員，拳擊冠軍，凡妮莎‧埃斯皮諾薩

早上

早餐：藜麥加花生醬、香蕉、奇亞籽和肉桂。

點心：花生醬果醬三明治，水果或果昔。

運動前能量補給：蕈菇咖啡一杯或運動前飲料。

運動一：我做 1.5 小時的肌力訓練。一天會把重點放在身體的一個部位。我訓練的重複次數範圍很大。有時候用大重量做 1 到 5 次，有時候是 10 到 20 次，也有時候 25 次以上。我常常改變流程，不過訓練量都很高。我在運動中會啜飲一點 BCAA（支鏈胺基酸）。

運動後營養補充（午餐）：蛋白質奶昔。

點心：烤豌豆。

晚上

晚餐：豆腐或天貝，烤或蒸的蔬菜、野米加椰子醬油。

甜點：自製高蛋白布朗尼或高蛋白餅乾。

運動二：某種短跑運動。例如：100 公尺跑 10 次、50 公尺跑 10 次、20 公尺跑 10 次、10 公尺跑 10 次，或拳擊／打重袋。

運動後營養補充：蛋白質飲品。

復原流程：冰敷、伸展。

超馬跑者，羅比・巴倫格

早上

運動前能量補給：喝水。我通常晚上很晚才吃晚餐，所以會用那些能量帶我跑完前 1.5 小時。

運動：跑 16 到 32 公里。

運動中的營養補充：原型食物棒，例如 Crafted Energy 牌的。

運動後營養補充：什錦燕麥片加水果、莓果和燕麥奶或腰果奶。然後喝更多的水。

下午

午餐：常常是黑豆和馬鈴薯墨西哥捲餅配炒蔬菜，裡面包了新鮮蔬菜，配上 Valentina 辣醬── Valentina 絕對少不了。

點心：我不那麼愛吃點心，不過有時會吃腰果、杏仁和核桃。

晚上

晚餐：我很愛亞洲麵配炙豆腐，以及新鮮、煮過的蔬菜和飯與豆子。

甜點：NadaMoo! 的純素冰淇淋。

國際健力冠軍，尼克・史奎爾斯

早上

　　早餐：美式鬆餅、未來香腸（Beyond Sausage）、香蕉和黑咖啡。

下午

　　午餐：豆腐或麵筋配原生穀物與蒸青花菜或炒球芽甘藍。

　　點心：蛋白餅乾或蛋白棒（Munk Pack 或 Clif Builder's Protein Bar）；小黃瓜和鷹嘴豆泥。

　　運動前的能量補給：蛋白棒或高蛋白餅乾。運動：重訓兩到三小時，重點放在蹲舉、臥推或硬舉，然後是輔助動作。

晚上

　　運動後營養補充／晚餐：漢堡時間！我當然愛未來漢堡（Beyond Burger），不過現在也很沉迷 Trader Joe's 的無火雞蛋白漢堡排（Turkeyless Protein Patties）。如果不是吃漢堡，就是「未來肉丸」義大利麵和菠菜沙拉。

　　甜點：我通常不愛吃甜點，不過偶爾會吃半升（473 毫升）的純素班傑利冰淇淋，尤其是在增肌的期間。

　　復原流程：洗熱水澡、輕鬆騎單車。

英國一百公里超馬冠軍，蘇菲‧穆林斯

早上

早餐：燕麥、奇亞籽、薑黃、藍莓、自製燕麥奶或杏仁奶

運動前能量補給：蘋果和兩小片餅乾（用植物奶剩下的渣和水果、薑製成）

運動一：跑步：5公里輕鬆暖身，12公里衝刺（1分鐘快跑，4分鐘專注衝刺，重複12次，無恢復期），最後輕鬆做緩和運動。

下午

運動後營養補充／午餐：糙米、各種豆子、青蔥、白核桃瓜、青花菜、胡蘿蔔、豆漿。

點心：水果，例如李子或油桃。

運動二：5到10公里的恢復跑。20分鐘自體重量運動和滾筒按摩。

晚上

晚餐：小扁豆、韭蔥、歐防風、胡蘿蔔、青花菜、自製鷹嘴豆泥、酪梨、松子。

點心：如果餓了，就會吃點乾爆玉米花或燕麥碎粒配自製植物奶。

復原流程：滾筒按摩。

前職業三鐵選手，游泳世界紀錄保持者
瑞普・耶瑟斯汀

早上

運動一：晨泳一小時。早上可以好好運動的日子，總是比較美好。沒有的話，感覺就沒那麼踏實。我會有點倦怠，頭腦沒那麼清晰，而且沒那麼振作來準備面對新的一天。

運動後營養補充／早餐：瑞普的大份沙拉碗（見 312 頁食譜）

下午

午餐：珍珠大麥、半顆酪梨、芝麻葉和菠菜上加紅扁豆瓣拌洋蔥、青蔥、香草植物和香料，例如薑黃。

運動二：一小時越野登山車。

晚上

運動三：在家做某種自體體重訓練，例如伏地挺身、引體向上、平板式和仰臥起坐。

運動後營養補充／晚餐：米飯和豆子狂想曲，包括糙米、黑豆、甜椒、番茄片、荸薺、玉米、莎莎醬、芒果、低鈉玉溜和酪梨。

復原流程：放鬆，和家人共度時光。

越野自行車世界冠軍，索妮亞‧魯尼

早上

早餐：燕麥碎粒、亞麻仁粉、楓糖漿、莓果。

運動前的能量補給：兩片加杏仁醬或花生醬的全麥芽麵包。

運動：通常是平日兩到三小時的越野登山車，如果時間允許，週末會騎久一點（我現在是新手媽媽，時間安排不大一樣）。

下午

運動後營養補充／午餐：我沒喝恢復飲料，而是吃一餐，通常是一碗全穀物、蔬菜、各種豆類，或前一晚晚餐剩下的食物。

點心：水果——我愛蘋果和柳橙。有時候我會吃酪梨吐司或一小餐。

晚上

晚餐：捲餅、墨西哥碗、藜麥／青花菜捲、蔬菜義大利麵、自製腰果風味醬、各種豆類。

甜點：我在家做的巧克力棒或餅乾。

復原流程：我喜歡用壓縮按摩靴、輕鬆的瑜伽或滾筒、呼吸與視覺化練習來恢復。說實在，我應該多花點時間恢復，不過身兼母親、職業運動員，還擁有自己的公司，真的很難！

超馬選手，布蘭登・布瑞茲

早上

運動一：跑 30 分鐘。

早餐：香蕉薑梨麥片配杏仁奶。

早晨點心：能量棒。

下午

午餐：米豆藜麥香料披薩。

下午點心：蔬果昔。

運動前能量補給：純素運動前能量飲料。

運動二：一小時重量訓練或一小時自行車。

運動後營養補充：Vega 的恢復植物奶昔。

晚上

晚餐：小黃瓜青醬沙拉佐番茄羅勒調味料。

甜點：酥脆的肉桂大蕉條。

復原流程：滾筒按摩、冰浴、伸展。

IFBB 職業比基尼選手，娜塔莉‧馬修斯

早上

早餐：隔夜燕麥粥或藜麥配水果。早上的補充劑：純素綜合維他命（含有 B_{12}、D_3 和 Omega），加上水合型肌酸增進力量與表現。

運動前能量補給：咖啡或蛋白質「星冰樂」，含咖啡、一匙蛋白粉和豌豆奶。

運動一：60 到 90 分鐘重量訓練，重點訓練一、兩個肌群，例如背和肩膀。

運動後營養補充：毛豆或鷹嘴豆或純素蛋白棒。

下午

午餐：巨量營養素沙拉碗，含烤豆腐、綠色蔬菜、馬鈴薯泥、德國酸菜、番茄、芽菜和毛豆菠菜鷹嘴豆泥（見 382 頁食譜）。

點心：蕈菇片（市售。我買的是 Snaklins 這個牌子）。

運動前能量補給：水果，視需要喝咖啡因能量飲。

運動二：心肺運動，例如 30 到 60 分鐘的跑步機、衝浪、功能性的健身課或去室外健走，呼吸新鮮空氣。

晚上

晚餐：一碗邋遢純素辣醬（見 356 頁食譜），加上純素高蛋白乾酪、酪梨、兩小塊玉米片；或自製麵筋配青花菜與乾酪。

甜點：藍莓和一片黑巧克力。

復原流程：吃晚間補充劑：薑和薑黃有助於恢復，南非醉茄和鎂幫助睡眠和肌肉復原。

雙鐵世界冠軍，蘿拉‧克萊恩

早上

運動前能量補給：香蕉和大量的水分。

運動一：15 分鐘啟動臀部和髖部的運動，然後出去到跑道上跑 16 公里間歇。

運動後營養補充：Unived Elite Recovery 恢復飲料（我會邊用滾筒做緩和運動邊喝）。

早餐：比較溫暖的時節，我會吃點什錦燕麥片（muesli），比較冷的時候則吃燕麥片。我從大燕麥片開始，加進各種營養密度高的配料，像是椰子絲、果乾及／或新鮮水果、堅果或堅果醬、奇亞籽或亞麻仁、植物奶或熱開水。基本上是一大碗豐盛美味，加進晨間運動之後能幫我補充能量的所有東西。我愛這種早餐，也是因為旅行的時候很好找到新鮮的什錦燕麥片或燕麥片，或是自己做的材料！

下午

午餐：我通常會吃一碗綠色蔬菜和穀物沙拉碗。我會先加一堆蘿蔓萵苣、菠菜或羽衣甘藍的基底，然後加一種穀物，例如藜麥、米飯或法羅麥。接著再加上手邊有的任何蔬菜，像是番茄、青花菜、小黃瓜或甜菜。我超愛天貝，所以通常會加上煎天貝條，不過有時也用豆子。接下來是半顆酪梨───一定要有健康的脂肪！我會在所有東西上加上自製的芝麻醬或健康的油醋醬。

運動前能量補給：下午過半，我會吃顆蘋果加堅果醬，為我下午的運動提供能量。

運動二：在健身房騎健身車 60 分鐘，加進幾次辛苦的間歇，接著是 60 分鐘的伸展和活動度訓練。

運動後營養素補給：如果是輕鬆的運動，我會再吃一塊水果，搭配恢復飲料——依季節不同，通常是一顆奇異果或一些西瓜。如果第二次運動較久或較激烈，就會做蔬果昔。這是我必喝的蔬果昔：1/4 杯甜菜汁、1/2 杯酸櫻桃汁、少許蘋果醋、一勺巧克力植物蛋白粉加綠色蔬菜、一根冷凍香蕉、1/2 杯冷凍藍莓。

晚上

晚餐：我沖完澡，做完恢復流程之後，就該吃一小份晚餐了。我喜歡暖呼呼又豐盛的沙拉碗，像是我的椰子、藜麥、地瓜咖哩。

甜點：我在訓練巔峰的時候，確實偶爾會享用甜食。夏季裡，我會用椰漿、椰棗加上一些新鮮水果做冰淇淋。另一個我喜歡在手邊備著的最愛，是我很愛做的健康軟糕（見 370 頁食譜）。

復原流程：第一次運動之後，會花點時間用滾筒，之後做個髖部訓練（Myrtl），放鬆所有地方。第二次運動之後，我會再花半小時用滾筒讓深層肌肉恢復，然後花 15 到 30 分鐘穿壓縮按摩靴。

破紀錄的超馬跑者，亞辛‧迪邦

早上

運動前能量補給：咖啡、香蕉。

運動一：我會做 45 分鐘的功能性運動：弓步蹲的各種變化版、伏地挺身、深蹲的各種變化版、大量核心鍛鍊、波比跳。

運動後營養補充：燕麥碎粒、香蕉、椰漿優格、莓果。

補充劑：我會吃 Complement 的 B₁₂、D₃、EPA、DHA、鈣、鎂飲料，有時吃綜合維他命或加強免疫系統的 ImmuCore。我有時在激烈運動之前喝 BeetElite 濃縮甜菜根汁，並在訓練過程中補充胺基酸、Omega。不過通常只吃原型食物。

下午

午餐：米飯豆子沙拉碗，含有機天貝、洋蔥、青花菜、香菇、櫛瓜、橄欖油、瑞士甜菜配 Frank's RedHot 辣醬。

運動二：午後慢跑一、兩小時，之後是某種交叉訓練或活動度訓練。

運動後營養補充：燕麥碎粒、香蕉、椰漿優格、莓果。

點心：玉米片和 Yumm! Sauce 醬料、葡萄柚。我也喝很多 Brew Dr. 的 Circulatory Blend Tea 調和茶。夏天時，我會泡好之後冰進冰箱做成冰茶，在茶裡加香草甜菊糖，又辣又甜！

晚上

晚餐：糙米義大利麵，含烤洋蔥義式紅醬、營養酵母和蔬菜，例如甜椒、洋蔥、菇類、青花菜。

奧運花式滑冰金牌選手，梅根·杜哈梅爾 [*1]

早上

早餐前：醒來後，我會去遛狗，做簡短的瑜伽體位法。這樣我的背才動得了，不然背部會整天都卡卡的。

運動前能量補給：隔夜燕麥配藍莓。

運動一：和我的滑冰夥伴艾瑞克·拉福德在冰上練兩小時。我們練習技術元素、編舞和基本滑冰技巧。

運動後營養補充：兩小時的晨間訓練之間有 15 分鐘的休息。我通常會在這時候吃點綠色蔬果昔。我最愛的是菠菜、香蕉、芒果、奇亞籽和 Omega-3 脂肪酸。

下午

午餐：簡單吃，像是蘇打餅乾、鷹嘴豆泥、綜合堅果點心和自製馬芬糕或食物棒。

運動二：我每天的運動都不同。週一、週三是一小時的伸展和體能訓練。週二是一小時的皮拉提斯；週四是一小時的離心運動；週五是半小時的心肺。

運動後營養補充：鳳梨加大麻籽。[*2]

晚上

晚餐：我最愛的晚餐是菠菜加豆腐千層麵、牧羊人派（含地瓜、小扁豆）和藜麥燉菜。

復原流程：下午跟我的運動治療師做按摩、整骨、針灸或物理治療。晚上用瀉鹽泡澡。

馬拉松選手，瑪莉·史耐德

早上

早餐：一杯咖啡配燕麥奶精。燕麥片：燕麥、香蕉一根、堅果醬一大匙、藍莓 1/4 杯。

運動前能量補給：早餐（如前述）。

運動：慢跑一至兩小時。

運動後營養補充：大份的終極綠蔬果昔幫助恢復（見 307 頁）。

下午

午餐：大份沙拉、沙拉碗或湯。要做沙拉碗，我會用高碳水化合物的食材當基底，例如燕麥碎粒、小米、米飯、馬鈴薯或一些組合，然後我會加進綜合綠色蔬菜和其他蔬菜，加醬料拌勻。

晚上

晚餐：金線瓜佐天貝波隆納醬（見 354 頁食譜）——我老是吃這一道，有時候用無麩質義大利麵代替。我也會做分解的墨西哥碗，這是我最愛的另一道——米飯、各種豆子和炒蔬菜配酪梨和莎莎醬。我也會用一顆沉甸甸的地瓜來做同一道菜。

甜點：無（偶爾吃黑巧克力，不過我不嗜甜，有時幾個月不吃甜點）。

復原流程：我的恢復流程是終極綠「恢復」蔬果昔，含有香蕉、綜合莓果、菠菜或羽衣甘藍、亞麻仁和奇亞籽。我不用任何蛋白粉。

奧運長跑選手，
安德烈亞斯·沃伊塔（Andreas Vojta）

早上

運動一（未進食）：我不大餓的時候，時常在早餐前做訓練。我覺得爬起床去做訓練，完成運動之後，用早餐開啟這一天，是很好的激勵。

訓練時間不一定，從早晨 7:30 到 11:00，取決於我醒來的時間、需要睡眠多寡（我不用鬧鐘。我是等身體準備好之後，自己醒來）。早上我覺得比較專注、精神集中，所以也盡量在早上做完和跑步無關的要事。

運動後營養補充：運動後補給通常會吃個點心，像是一根香蕉、一顆蘋果，或一片麵包塗上抹醬（例如花生醬）。

早餐：每天早上的早餐幾乎一樣，所以有點像我在一日之初的支點。我早餐打底的是 100 公克的燕麥、10 公克的亞麻仁粉，在豆漿裡泡隔夜。早上，我會在那上面加上莓果、可可豆粒和肉桂粉。這是每天早上期待的美味早餐。

運動二（A 方案）：我通常每週在輕鬆晨跑之後，另外做兩次肌力訓練。我不做肌力訓練的時候，會做速度運動或快速訓練。

點心：我挑的是方便準備的食物，像是麵包塗花生醬或果醬，或吃點麥片。這些食物沒那麼健康，但方便迅速提供一些熱量和碳水化合物，所以非常適合運動員有點餓的時候。

下午

快速訓練：如果之後有高強度訓練，早上我通常會做 30 分鐘的暖身，搭配一些跨步和活動度運動，為辛苦的跑步做準備（通常是下午跑）。

運動二（B 方案）：如果之後有高強度的訓練，我會盡量在四點左右的運動之前三、四小時吃東西。午餐後我會設法放鬆一下，甚至強效小睡一下。那樣也能讓我把注意力放在之後的運動。然後我就準備好了，會在訓練開始前一小時出門，搭大眾交通工具去運動場。

運動後營養補充：我會儘快得到我的營養素，在我從運動場回家路上吃一餐或喝杯巧克力植物奶昔。

午餐：我不會每次都吃類似的菜，而是用現有的食材。不過我總是盡量按原則加入食物——穀物、豆科植物、蔬菜和一些堅果、種子。穀物能補充碳水化合物庫存，搭配富含蛋白質的各種豆類，能有很棒的胺基酸營養攝取。蔬菜會提供許多重要的微量營養素，堅果是不飽和脂肪酸和蛋白質的理想來源。

晚上

晚餐：跟午餐差不多，結合上面說過的主要的食物群種類。我喜歡煮大份一點，剩下的可以加熱當晚餐。如果我下午有激烈的訓練，需要儘快吃到晚餐，確保最佳恢復，這就很重要。

甜點：說實在，我愛吃甜點，喜歡經常嘗試新東西。我的身體渴望在主餐之後來點甜的，無論是自製點心或市售的巧克力棒都好。我晚上常常只吃甜麥片當甜點。很多人覺得職業運動員「不准」吃任

何甜點，但只要適量，我不覺得會影響表現。如果要完全剔除飲食中的甜點，我心裡會非常掙扎。

復原流程：激烈練習結束回家之後，我會儘快進入恢復模式，也就是盡量躺著、睡覺。我也會在腦中再跑過一遍運動的過程，努力重現當時的感覺，哪些做得好，哪些下次要改進。

第十一章

食譜

chapter 11

經過整本書，你了解素食多好、多有益健康，現在可以來享受原型植物餐點有多美味了。植物性食物種類繁多，要組合你的一餐，不怕沒得選擇，而且有各種方式搭配香草植物、香料和佐料。無論是要運動提供能量，或和親友愜意地享用一餐，用原型食物製作的餐點都有一種獨特的效用，能滋養身心。

這一章提供了我們和書中這些運動員最愛的一些食譜，都是他們會一吃再吃的食物，有的營養豐富，有的非常罪惡。你開始規畫新的植物性飲食計畫時，有許多選擇，就選看起來好吃的，放手改造成符合自己的喜好。（這些食譜的食材都可以替換，尤其是水果和蔬菜可以依季節選用。）放馬過去——熱血起來、食指大動，然後大快朵頤吧！

早　餐

終極綠蔬果昔

由馬拉松選手瑪莉・史耐德提供，出自她的著作，
《綠化身體食譜》（*Green Body Cookbook*）

　　這是我在最辛苦的運動之後必喝的「大雜燴」蔬果昔，可以確保恢復時有最強的抗發炎推動力。蔬果昔只要綠葉蔬菜和水果的組合恰當，就充滿維生素、礦物質和抗氧化物質，最能減輕體內的發炎。用蔬果昔中的水果來更新你的肝醣庫存，身體也會更快恢復。這種蔬果昔中的所有材料都有特別的營養功能，組合成有如甜點的美味飲料，令人百喝不厭！

食材（2 人份）：

- 3 根 冷凍香蕉
- 1 杯 冷凍鳳梨
- 2 片 大片羽衣甘藍葉，去掉梗子
- 1 大匙 亞麻仁粉
- 1 杯 冷凍藍莓
- 1 杯 冷凍草莓
- 1 大把 菠菜
- 1 撮 現磨黑胡椒
- 2 杯 水或任意品牌的植物奶（用植物奶的話，可使熱量密度提升）
- 1/2 小匙 薑粉（或新鮮的薑去皮，拇指大的一塊）
- 1/4 小匙 薑黃粉（或拇指大的一塊新鮮薑黃，去皮）

步驟： 把所有材料加進高速攪拌器，高速打 1 分鐘，或打到完全滑順。

每份的營養資訊：

熱量	脂肪	蛋白質	膳食纖維	碳水化合物
387 大卡	7.7 公克	7.5 公克	14.4 公克	80.7 公克

高能量蔬果昔

由健美選手羅伯特‧契克提供

　　這超大份的蔬果昔，是早餐的絕佳選擇，尤其適合在運動之前製作，運動後享用。提供來自水果和綠葉蔬菜的高能量複雜醣類的強大組合，能為你的訓練提供能量和抗氧化物質，幫助減少訓練後發炎。這也是一天中很好的點心，尤其是想迅速吃點東西的時候。儘管加入更多蔬果——目的是吃進營養最豐富的食物。

食材（1 人份）：

· 1 杯 椰子水

· 1 根 熟香蕉，喜歡的話可多加一根

· 1 杯 冷凍藍莓

· 1 杯 冷凍芒果

· 1 杯 冷凍覆盆子

· 1 杯 綠葉蔬菜（如菠菜）

· 1 杯 羽衣甘藍

· 1/2 杯 冰塊，可酌量增加

步驟：高速攪拌器加入材料，外加 1 杯水，打到滑順。希望蔬果昔更呈乳脂狀的話，可以再加 1 根香蕉或多加點冰。想讓質地稀一點，可以多加水，直到想要的濃稠度。

每份的營養資訊：

熱量	脂肪	蛋白質	膳食纖維	碳水化合物
564 大卡	5.2 公克	8.5 公克	25.2 公克	137.7 公克

奇亞籽藍莓楓糖布丁

由超馬跑者布蘭登・布瑞茲在他著作
《超旺能量烹飪書》（*Thrive Energy Cookbook*）中提供

這種補充能量的布丁容易消化，含大量抗氧化物質，是早晨的美好開始，也是運動後很好的早餐選擇。可以加入少許冷凍藍莓，不過最好用新鮮的。

食材（2 人份）：

· 1 杯 無糖杏仁奶

· 1 大匙 楓糖漿

· 1/2 小匙 拿鐵綜合香料

· 1/4 杯 奇亞籽

· 1 杯 新鮮藍莓，及少許裝飾用

· 1 小把 杏仁碎粒

步驟： 把杏仁奶、楓糖漿、拿鐵綜合香料和奇亞籽加入中型的攪拌碗或瓶子裡混合，靜置 15 分鐘，其間攪拌 1、2 次。用新鮮藍莓裝飾。立刻享用，或裝進有蓋容器，最多冷藏 2 天。

每份的營養資訊：

熱量	脂肪	蛋白質	膳食纖維	碳水化合物
206 大卡	9.4 公克	5.4 公克	9.8 公克	28.2 公克

📷 法羅麥甜沙拉碗

由健力運動員凡妮莎・埃斯皮諾薩提供

我愛法羅麥。法羅麥營養密度非常高，有一大堆抗氧化物質，富含蛋白質和纖維，而且有淡淡的堅果風味，和香甜的風味很搭。這種沙拉碗類似米布丁，可以當早餐、點心甚至甜點。

食材（1 人份）：

- 1 杯 現煮的法羅麥
- 1 杯 無糖杏仁奶
- 1 大匙 葡萄乾
- 1 小匙 肉桂粉

步驟：按包裝說明煮完法羅麥之後，加入杏仁奶、葡萄乾和肉桂粉。最好把成品冷藏隔夜再享用。

每份的營養資訊：

熱量	脂肪	蛋白質	膳食纖維	碳水化合物
250 大卡	3 公克	7 公克	7 公克	52 公克

回味無窮的超美味法式吐司

由三鐵選手約翰·喬瑟夫提供

我愛在早上聞到法式吐司的香氣，還有肉桂和其他美好的東西。不過這食譜裡沒有雞蛋、會阻塞動脈的牛奶或奶油。這傑作是百分之百素食，超級好吃。我們在麵團裡加了嫩豆腐，所以也含有一些蛋白質。雖然可以大快朵頤，不過你還是得像猛獸一樣地拚命運動。另外有一個小訣竅：麵包切 2 公分厚。要做一個超屌的早餐，儘管加上一些野外燒烤（Field Roast）牌的早餐香腸和一些椰子優格與水果。

食材（2 人份）：

· 1 又 1/2 杯 嫩豆腐　　· 1/2 杯 全脂椰漿　　· 1/2 杯 杏仁奶

· 1 大匙 小米粉　　· 1 大匙 亞麻仁粉　　· 1/4 杯 玉米澱粉

· 1 大匙 純楓糖漿（不含擺盤用）　　· 1 大匙 營養酵母粉

· 1 小匙 香草精　　· 1 小匙 肉桂粉　　· 1/4 小匙 肉豆蔻

· 1 撮 玫瑰鹽　　· 8 片 麵包　　· 椰子油，潤鍋用

· 純素奶油，擺盤用　　· 新鮮莓果，擺盤用

· 椰子優格，擺盤用（可省略）

· 野外燒烤或其他植物性香腸，擺盤用

步驟：用高速攪拌器混合麵包和椰子油之外的食材，徹底除掉結塊，打成滑順的麵糊結塊。中小火加熱煎鍋，加進 1 小匙椰子油。拿 1 片麵包沾麵糊，放進煎鍋，煎到上色、邊緣酥脆，然後翻面繼續。兩面煎好之後裝盤，加上素食奶油、楓糖漿、新鮮莓果、加糖的椰子優格和香腸。

每份的營養資訊（不含擺盤用食材，像是奶油、莓果、優格或香腸）：

熱量	脂肪	蛋白質	膳食纖維	碳水化合物
737.5 大卡	23.4 公克	33.1 公克	12.3 公克	97.1 公克

311

瑞普的大份沙拉碗

由游泳選手兼消防員瑞普・耶瑟斯汀提供，
出自他的著作，《二號消防車食譜》（*The Engine 2 Cookbook*）

　　這是我超過 20 年來主要的早餐。永遠吃不膩，而且依據當季水果、手邊有的牛奶替代品不同，每一碗都不大一樣。讓你的胃口決定一碗的份量。如果沒有植物奶，也可以加水（混入的水果會讓沙拉碗甜甜的）。加進新鮮或冷凍水果，像是桃子、櫻桃、芒果、藍莓或紅葡萄。

食材（1 人份）：

- 1/4 杯 傳統燕麥
- 1/4 杯 Grape-Nuts 或 Ezekiel 牌的相當物
- 1/4 杯 一口大的碎麥條
- 1/4 杯 山姆大叔牌 Sam Cereal 的麥片
- 1 大匙 亞麻仁粉
- 1 根 香蕉，切片
- 1 顆 奇異果，切片
- 1 顆 葡萄柚
- 3/4 杯 植物奶任選

- 2 大匙 葡萄乾
- 1/2 把 核桃

步驟： 在中型的攪拌碗裡加入葡萄柚和植物奶之外的所有食材。葡萄柚剖半，用尖尖的小湯匙挖出果肉。把一些葡萄柚果肉加到沙拉碗上，再把汁擠進去。最後淋上植物奶。

每份的營養資訊：

熱量	脂肪	蛋白質	膳食纖維	碳水化合物
711 大卡	15 公克	18.2 公克	22.9 公克	142.1 公克

📷 蕎麥鬆餅

由混合健身（CrossFit）運動員詹姆斯‧紐伯利提供

這些鬆餅不但不含乳製品和精製醣類，而且也沒有穀物，因為蕎麥的名字裡雖然有個麥，卻是富含蛋白質的仿穀類。

食材（8 片鬆餅）：

- 1 杯 蕎麥粉
- 1 杯 植物奶
- 1 小匙 小蘇打粉
- 1 小匙 蘋果醋
- 1/2 小匙 香草精
- 1/4 小匙 肉桂粉
- 適量的食用椰子油

步驟：

用大攪拌盆混合蕎麥粉、植物奶、小蘇打粉 、蘋果醋、香草精和肉桂，攪打至滑順。

中火加熱平底鍋或平煎鍋。加進 1 大匙椰子油，把 1/4 杯的麵糊舀進平底鍋，煎到邊緣開始上色、麵糊起泡，大約 2 分鐘。翻面繼續煎另一面。剩下的麵糊按同樣的步驟處理。

每份的營養資訊（兩片鬆餅）：

熱量	脂肪	蛋白質	膳食纖維	碳水化合物
122.5 大卡	2.7 公克	4.15 公克	3.1 公克	22.1 公克

冠軍燕麥片

由越野自行車手索妮亞‧魯尼提供

　　這是我每天早餐的食譜，讓我的能量可以撐到中午。可以任意加進其他莓果，增添抗氧化力（所以我很愛枸杞子），或是加進核桃，補充額外的 Omega-3。

食材（2 人份）：

· 1 杯 鋼切燕麥（我喜歡 Bob's Red Mill 牌）
· 1/4 杯 亞麻仁粉
· 1 杯 藍莓
· 2 大匙 純楓糖漿

步驟： 在小鍋裡混合燕麥和 3 杯水，以中火煮到小滾，再煮 10 分鐘，持續攪拌直到水分吸收。加上亞麻仁、藍莓和楓糖漿，好好享用。

每份的營養資訊：

熱量	脂肪	蛋白質	膳食纖維	碳水化合物
601 大卡	21 公克	18.8 公克	20.4 公克	89.1 公克

📷 隔夜燕麥粥

由綜合格鬥家詹姆斯·威爾克斯提供

忙碌早晨沒時間做熱騰騰的早餐，就在前一晚做個隔夜燕麥。試試加進不同的水果、堅果醬、植物奶，讓隔夜燕麥新鮮又迷人。

食材（1 人份）：

· 1 根 中型香蕉，用叉子壓成泥

· 1 杯 豆漿，最好是無糖豆漿

· 1/2 杯 大燕麥片

· 1 大匙 亞麻仁粉

· 1 大匙 花生醬

· 1 杯 冷凍綜合莓果

步驟：把食材加在一起，攪拌之後冷藏隔夜，早晨享用。

每份的營養資訊：

熱量	脂肪	蛋白質	膳食纖維	碳水化合物
639 大卡	26.7 公克	26.8 公克	16.3 公克	82.8 公克

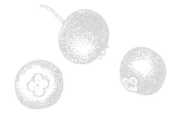

🄫 香蕉堅果蛋白燕麥碎粒

由職業比基尼選手兼健身模特兒娜塔莉·
馬修斯提供

　　這個高蛋白無油燕麥碎粒的祕訣是植物組織蛋白，因此有飽足的嚼勁，又帶著香甜滿足的風味。用這食譜在你最愛的蔬果昔沙拉碗、無奶優格或水果沙拉碗裡添加蛋白質和鬆脆口感，小心不知不覺吃光光！

食材（8 又 1/2 杯份）：

· 2 杯 爆米香（可用卡姆小麥替代）
· 1 杯 大燕麥片
· 1/2 大匙 肉桂粉
· 2 根 熟香蕉，壓成泥
· 1/2 杯 烘焙用甜菊糖或偏好的甜味劑

· 1 又 1/2 杯 植物組織蛋白
· 1/2 杯 核桃
· 1/2 小匙 海鹽
· 1/4 杯 純楓糖漿

步驟：

烤箱預熱到攝氏 177 度。烤盤鋪上烘焙紙備用。

用攪拌盆混合爆米香、植物組織蛋白、燕麥、核桃、肉桂粉和鹽。攪拌均勻。用刮刀拌入香蕉泥、甜菊糖和楓糖漿，混合均勻。

把燕麥碎粒平均鋪在烤盤上。烤盤放到烤箱中層烤 35 分鐘，或烤成金褐色。每 10 分鐘攪拌一次燕麥碎粒。

讓燕麥碎粒完全冷卻，之後開始一把一把捶打，這樣燕麥碎粒才會有酥脆的口感！

每份的營養資訊：

熱量	脂肪	蛋白質	膳食纖維	碳水化合物
205 大卡	5 公克	12 公克	8 公克	28 公克

卡姆小麥花生醬沙拉碗

由健力運動員凡妮莎・埃斯皮諾薩提供

我通常在晨間舉重練習之後吃這一道卡姆小麥沙拉碗，因為這早餐能提供許許多多的營養，包括蛋白質、纖維和優質的複雜醣類。尤其奇亞籽是非常強的抗氧化物質，含有大量纖維，而且富含 Omega-3。而肉桂有助於抗發炎、調節血糖，同時增添美好風味。

食材（1 人份）：

- 1/2 杯 煮熟的卡姆小麥片
- 1 根 香蕉，切片
- 1 大匙 花生醬
- 1 大匙 奇亞籽
- 1 小匙 肉桂粉

步驟：按照包裝上的指示煮熟卡姆小麥，加進碗裡，再加上香蕉片和花生醬，撒上奇亞籽和肉桂粉。

每份的營養資訊：

熱量	脂肪	蛋白質	膳食纖維	碳水化合物
384 大卡	17 公克	20 公克	18 公克	59 公克

🖼 羅伯特的健美綜合堅果點心

由健美選手羅伯特·契克提供

我 21 歲時（那是 20 年前），是個很熱血的純素健美運動員。我從瘦巴巴的農場小男孩，變成未來的健美冠軍，我自製綜合堅果點心幫助自己變魁梧，長出茹素的肌肉。我會混搭堅果、種子和水果當作早餐或點心，得到高密度的營養來源，又不添加能量棒或蛋白棒常見的糖或其他填料。我會去本地有散裝桶的農會或超商，挑選各種組合，自己調整，確保我得到多樣的營養，而且不會吃膩。

如果你專注在增肌，尤其又不愛蔬果昔的話，這種綜合堅果點心就是加大每日熱量攝取的完美辦法。也可以倒進碗裡，加進新鮮水果和植物奶，當作燕麥片來吃。

食材（4 人份）：

· 1 杯 市售或自製的純素燕麥碎粒（無添加蜂蜜）

· 1/2 杯 杏仁　　　　· 1/2 杯 核桃　　　　· 1/2 杯 葡萄乾

· 1/2 杯 無花果乾　　· 1/4 杯 葵花子　　　· 1/4 杯 南瓜子

· 新鮮水果，可省略　　· 植物奶，可省略

步驟：用大攪拌碗均勻地混合燕麥碎粒、杏仁、核桃、葡萄乾、無花果、葵花子和南瓜子，然後倒進密封袋或容器裡。可直接享用或加進碗裡，再加水果和植物奶。

每份的營養資訊（不含水果或植物奶）：

熱量	脂肪	蛋白質	膳食纖維	碳水化合物
515 大卡	32.4 公克	13.9 公克	8.8 公克	51.1 公克

簡單的炒豆腐

由職業比基尼選手兼健身模特兒娜塔莉・馬修斯提供

炒豆腐或許是這世界上最經典的純素早餐食譜。無論是在家烹煮或在蔬食餐廳享用，對大多純素食者而言，這種炒豆腐就是早午餐的代名詞。最能體現放鬆週末的，莫過於甜椒、洋蔥、香料和鍋裡滋滋煎著豆腐的聲音。非常推薦加上莎莎醬，配吐司或墨西哥夾餅，搭配你最愛的週末飲料。

食材（2 人份）：

- 1 盒 板豆腐，壓碎
- 1 顆 中型紅甜椒，去籽切碎
- 1/4 杯 洋蔥切碎
- 2 大匙 營養酵母粉
- 2 茶匙 阿多波調味料（adobo seasoning）
- 溫和的莎莎醬 1 大匙，擺盤用（可省略）
- 吐司或墨西哥夾餅，擺盤用（可省略）
- 塗麵包的堅果醬，擺盤用（可省略）
- 1 杯 生菠菜
- 1 顆 中型紅甜椒，去籽切碎

步驟：

碎豆腐加進不沾鍋，用中火加熱 5 分鐘，經常攪拌以防沾黏。拌進甜椒、洋蔥、菠菜、營養酵母粉和阿多波調味料。煮 1 至 2 分鐘，煮到菠菜軟化變成深綠色。

可加上莎莎醬，搭配吐司或墨西哥夾餅。

每份的營養資訊（選擇性的配菜不計）：

熱量	脂肪	蛋白質	膳食纖維	碳水化合物
266 大卡	12.9 公克	28.9 公克	6.3 公克	16 公克

純素烘蛋

由健美選手柯林·索頓提供

　　我吃肉的時候，幾乎每天都會吃蛋。烘蛋是我最愛的早餐之一，不過開始吃純素之後，從此就放棄烘蛋，再也不回頭。我試過蛋的替代品，例如炒豆腐，但一直無法複製烘蛋的味道和口感……直到現在，我終於正式做出了終極的純素烘蛋！現在你可以烹調純素烘蛋，好好享用了。希望你和我一樣喜歡。

食材（1 人份）：

- 噴霧橄欖油（一次噴一秒）
- 1/3 杯 甜椒，去籽切碎
- 1/4 杯 白洋蔥，切碎
- 2 瓣 大蒜，切末
- 1/2 杯加 1 大匙「就是蛋」（JUST Egg）牌純素蛋
- 1 片 煙燻純素高達風味乾酪（我喜歡 Follow Your Heart 牌）
- 1/2 杯 捲葉綠葉甘藍，切碎
- 1/2 杯 香菇，切碎
- 1 根 Field Roast 牌純素香腸

步驟：

開中火，鑄鐵煎鍋噴上橄欖油。

煎鍋裡加進甜椒、甘藍、洋蔥、菇類，炒到甜椒軟化，大約 7 分鐘。加入香腸，再煮 2 分鐘到熱透，備用。

開中火，不沾鍋噴上橄欖油。加入純素蛋，煎到邊緣開始上色，大約 1 分鐘。把高達乾酪放到純素蛋中央，並放上炒蔬菜和香腸。把烘蛋的邊緣蓋到餡料上。讓烘蛋稍微冷卻再食用。

每份的營養資訊：

熱量	脂肪	蛋白質	膳食纖維	碳水化合物
523 大卡	31 公克	38.6 公克	5.2 公克	22 公克

午　餐

 鷹嘴豆沙拉三明治

由越野自行車手索妮亞・魯尼提供

我喜歡在騎車後當午餐吃，或是當點心。我最愛的一點是脆脆的口感！這份沙拉也可以冷藏，所以很適合事先準備。我盡量多加一些豆子，因為各種豆子是世上對你腸道菌群最健康的食物之一。而且這食物很容易製作，這對時間很趕的人有加分！

食材（1 份三明治）：

- 1 罐（439 公克裝）罐裝鷹嘴豆，瀝乾
- 3 根 芹菜，切碎
- 1/2 杯 新鮮蒔蘿切碎
- 1/4 杯 酪梨壓成泥
- 2 瓣 蒜瓣切末
- 1 小匙 白酒醋
- 2 小匙 新鮮蒔蘿，或 1/2 小匙 乾燥蒔蘿
- 新鮮綠色蔬菜，擺盤用（可省略）
- 全麥芽麵包，擺盤用（可省略）

- 1/2 杯 紅甜椒切碎
- 1/3 杯 紫洋蔥切塊
- 3 大匙 第戎芥末醬
- 1/2 顆 檸檬擠汁
- 適量鹽與現磨黑胡椒

步驟： 用中型的碗拿叉子把鷹嘴豆壓成塊狀，加入剩下的材料、攪拌，用鹽和胡椒調味。當成沙拉享用，或和綠色蔬菜一起加在烤過的全麥芽麵包上。

每份的營養資訊（包括 2 片麥芽麵包）：

熱量	脂肪	蛋白質	膳食纖維	碳水化合物
553 大卡	13 公克	27.1 公克	23 公克	86.6 公克

純素健美墨西哥碗

由健美選手羅伯特·契克提供

　　這是終極的健身與肌肉恢復餐，碳水化合物、蛋白質、脂肪和纖維有完美的平衡。準備一批糙米、黑白斑豆和黑豆，一週可以吃幾餐，再加上萵苣、番茄和酪梨之類的配料，讓你每次吃墨西哥碗，都能享受不同的風味、口感。非常適合於午餐、晚餐或運動後享用。

食材（1 人份）：

· 1 杯 糙米飯
· 1/2 杯 煮過的黑白斑豆（或罐裝瀝乾）
· 1/2 杯 煮熟的黑豆（或罐裝瀝乾）
· 1 顆 酪梨，切片
· 1 顆 番茄，切片
· 1 把 蘿蔓萵苣，切碎
· 1 根 墨西哥辣椒，切片（去籽可以降低辣度，或完全省略）
· 1 顆 希臘金椒，切片（如果不喜歡辣味可省略）

步驟：混合米飯和豆子，按喜好加上其他材料。

每份的營養資訊：

熱量	脂肪	蛋白質	膳食纖維	碳水化合物
735 大卡	25 公克	23.5 公克	30 公克	112 公克

🟣 費歐娜的大餐

由馬拉松跑者費歐娜‧奧克斯提供

我發現這種湯給人滿滿的飽足感、好準備，令人心滿意足又容易消化，在長跑或是跟動物在外一天之後非常方便。不得不說，我熱愛季節性的在地產品，所以會修改食譜，運用手邊的食材。不過說到食物，我吃東西是「全年如一」，因為我的工作和訓練計畫其實不會隨著季節或天氣而變，身體的需要還滿固定的。

食材（1人份）：

· 1 小匙 特級初榨橄欖油

· 1 杯 小扁豆，洗過瀝乾

· 2 杯 蔬菜高湯

· 海鹽、胡椒適量

· 1 杯 根類蔬菜（例如馬鈴薯、胡蘿蔔或根芹菜）切丁

· 香草植物或香料（如羅勒或香菜籽），擺盤用（可省略）

· 1 顆 中型洋蔥，切碎

· 1 杯 豌豆仁

· 1 小匙 薑黃

步驟：

在中型鍋子中加進橄欖油，用中火加熱。加入洋蔥炒軟，大約 5 分鐘。加進小扁豆、根類蔬菜、豌豆仁和高湯，煮到蔬菜軟化，大約 20 分鐘。

整鍋倒進攪拌器，打到滑順。把湯倒回鍋子裡，煮到微滾，加入適量鹽和胡椒調味。移開爐子上，盛裝擺盤。

每份的營養資訊：

熱量	脂肪	蛋白質	膳食纖維	碳水化合物
618 大卡	6.7 公克	31.6 公克	28.3 公克	113.2 公克

西式 BBQ 美味沙拉碗

經主廚傑森・羅貝爾（Jason Wrobel）同意，

由自行車手朵希・鮑許提供

　　這一道豐盛的沙拉碗，很適合喜愛肉類和馬鈴薯的人──不過這個版本完全是素食，不需要燒烤，而且吃完不會讓你覺得有負擔。烤肉醬醃過的酥脆天貝和美味的烤豆子提供了蛋白質，下面鋪著調味過的烤馬鈴薯和重口味的無奶甘藍菜沙拉。這種沙拉碗就連最挑嘴的老饕都能打動──老少咸宜。

食材（2 人份）：

烤馬鈴薯：

・2 顆 大型白馬鈴薯、褐皮馬鈴薯或紅皮馬鈴薯，切丁

・1/4 杯 低鈉蔬菜高湯，或 2 大匙 橄欖油或葡萄籽油

・2 小匙 乾燥迷迭香，或 1 大匙 切碎的新鮮迷迭香

・1 小匙 海鹽

・1 撮 現磨黑胡椒

BBQ 烤豆子：

・2 又 1/2 杯 市售素食／純素烤豆子（例如 Amy's、Sprouts、Pacific 或 Bush's 等品牌）

甘藍菜沙拉：

・1 袋（255 公克）市售綜合甘藍沙拉絲

・2 小匙 純楓糖漿

・1 大匙 蘋果醋

・2 小匙 現榨檸檬汁

・1/4 杯 無奶的沙拉醬（例如 Follow Your Heart、Sir Kensington's 或 Thrive Market 牌）

· 1 撮 海鹽

· 1 撮 現磨黑胡椒

· 2 小匙 整粒葛縷子或小茴香籽

BBQ 天貝：

· 2 小匙 酪梨油或椰子油

· 1 包 市售調味醃過的煙燻天貝純素培根片（例如 Lightlife 牌）

步驟：

製作烤馬鈴薯： 烤箱預熱到攝氏 218 度。中型烤皿或烤肉盤放上馬鈴薯和高湯或油、迷迭香、鹽和胡椒。攪拌馬鈴薯，讓馬鈴薯裹上高湯或油。烤 45 分鐘，直到馬鈴薯變成金褐、邊緣酥脆，備用。

製作甘藍沙拉： 趁馬鈴薯在烤的同時，把綜合甘藍沙拉加進中型的攪拌盆裡。在另一個攪拌盆中加入楓糖漿、蘋果醋、檸檬汁、無奶的沙拉醬、鹽和胡椒，攪打均勻。把調味料淋在綜合甘藍沙拉，加上葛縷子或小茴香籽，混合均勻，備用。

製作 BBQ 天貝： 小煎鍋加入植物油，以中小火加熱油，加入天貝培根片。每面煎 3 到 4 分鐘至邊緣酥脆，備用。

裝盤： 以烤馬鈴薯鋪在沙拉碗底，加幾尖匙的烤豆子，接著加上沙拉和 2 到 3 片 BBQ 天貝。

每份的營養資訊：

熱量	脂肪	蛋白質	膳食纖維	碳水化合物
364 大卡	11.1 公克	18.8 公克	13.3 公克	50.3 公克

義大利蔬菜濃湯

由奧運花式滑冰選手梅根‧杜哈梅爾提供

　　現在製作健康有創意的午餐愈來愈困難了。忙著工作、玩樂、跑托育中心、訓練（或試圖訓練），偶爾還有嬰兒哭鬧，我受到時間限制。這一道義式蔬菜濃湯可以事前準備，方便冷藏或冷凍，加熱當豐盛的午餐。如果哪天晚上想現做，也可以事先準備蔬菜，然後在用餐時間之前煮好剩下的湯。雖然費事，不過這一道義式蔬菜濃湯食譜非常棒，沒想到我現在才發現。蔬菜濃湯絕對會成為我家的一道主食。可以搭配喜歡的麵包，或是烤純素起司三明治！

食材（4 人份）：

· 1 大匙 植物奶油（我喜歡貝西爾純素牌〔Becel Vegan〕）

· 2 大匙 橄欖油

· 1 顆 小型黃洋蔥，切碎

· 1 杯 胡蘿蔔切丁

· 1 杯 芹菜切丁

· 2 條 櫛瓜切碎

· 1 罐（411 公克）罐裝番茄小丁，不用瀝乾

· 1 罐（439 公克）罐裝紅腰豆，瀝乾過水

· 1 罐（411 公克）罐裝番茄泥

· 5 杯 蔬菜高湯

· 1 大匙 乾燥羅勒

· 2 小匙 乾燥香芹

· 1 小匙 乾燥牛至

· 1 小匙 海鹽

· 1/2 小匙 現磨黑胡椒粉

・1 杯 菠菜（大約兩小把）

・1 又 1/2 杯 貝殼麵（我喜歡 GoGo 牌的藜麥義大利麵）

・麵包或三明治，擺盤用（可省略）

步驟：

大鍋子開中火，用橄欖油融化植物奶油。加進洋蔥、胡蘿蔔、芹菜、櫛瓜，不時攪拌一下，煮 10 分鐘至軟化。

拌入番茄、豆子、番茄泥、高湯和香料。煮到小滾，然後關小火微滾 15 分鐘。

加進菠菜和貝殼麵，貝殼麵煮到彈牙的程度，大約是 10 到 15 分鐘。這道料理可以吃熱的，或冷卻到室溫享用，可冷藏保存一週或冷凍一個月。

每份的營養資訊：

熱量	脂肪	蛋白質	膳食纖維	碳水化合物
423 大卡	12.3 公克	16.8 公克	13.6 公克	66.3 公克

🟣 純素塔可沙拉碗

由健美選手柯林·索頓提供

這一道經典的塔可沙拉碗有著均衡的蛋白質、碳水化合物和脂肪，很適合當一週之中任一天的運動後餐點，也是一年到頭都適用的午餐主菜。塔可怎麼做都不會錯。我特別愛的是塔可沙拉碗裡有六種不同的蔬菜，加入大蒜、洋蔥、菇類和綠葉蔬菜這些超級食物的營養密度。一次做兩份，經過超長時間運動，我可以一次吃完，或是留一些當晚餐或隔天吃。這一道料理具有像是肉質、起司般的口感，即使介紹給非純素的人也很好，絕對讓他們回味無窮。

食材（2 人份）：

· 噴霧橄欖油

· 1 杯 切碎的香菇

· 1 杯 任何顏色的甜椒去籽切碎

· 2 瓣 大瓣的大蒜，切碎

· 2/3 杯 切碎白洋蔥

· 1 包 Lightlife 牌的植物碎肉（Smart Ground Crumbles ）

· 少許 卡宴辣椒 （可省略）

· 4 杯 蘿蔓萵苣絲

· 12 粒 小番茄，切碎

· 2 大匙 Tofutti 純素酸奶油

· 1/4 杯 純素起司絲（我喜歡 Daiya 牌）

步驟：

在中火上加熱大煎鍋，噴上橄欖油。加進香菇、甜椒、大蒜、洋蔥，炒軟，大約 7 分鐘，備用。

開中火，用不沾鍋讓 Smart Ground 的碎植物肉上色。想吃辣一點就加進卡宴辣椒。

做塔可沙拉碗時，從蘿蔓萵苣開始加入，然後是 Smart Ground 植物碎肉、炒蔬菜、番茄、酸奶油和起司。

每份的營養資訊：

熱量	脂肪	蛋白質	膳食纖維	碳水化合物
368 大卡	10.7 公克	36.7 公克	16.7 公克	31.3 公克

夏季義麵沙拉

由健美選手羅伯特‧契克提供

　　這是我夏天最愛的餐點之一，不過其實什麼時候都能吃。天氣熱的時候，義麵沙拉會讓人精神一振，因為室溫或冰的吃都美味。裡面有滿滿的蔬菜，像是番茄和菠菜，還能加上我最愛的一些配料，像是黑橄欖和朝鮮薊心。紅扁豆義大利麵只有一種成分——紅扁豆，這一道沙拉自然富含碳水化合物和蛋白質，有能耐也有口感可以成為非常豐盛飽足的一餐。夏天下午運動之後，我會做兩、三碗這種義麵沙拉。也很適合和剛接觸植物性飲食的人聚會時享用，因為純素和非純素的人都能接受所有食材，而且只含有真正的食物，無麩質，非常、非常可口。

食材（6 人份）：
- 1 包（227 公克）紅扁豆義大利麵
- 2 杯 菠菜，切碎
- 2 杯 甜櫻桃或小番茄，切成二或三塊
- 1 罐（397 公克）朝鮮薊心，瀝乾切丁
- 1/2 顆 大型甜椒，去籽切丁
- 1 罐（179 公克）黑橄欖，瀝乾切片
- 1 罐（425 公克）鷹嘴豆，瀝乾過水
- 1/3 到 1/2 杯 義式調味料
- 現磨黑胡椒 適量

步驟：

一大鍋水煮滾，按包裝指示烹煮小扁豆義大利麵。

煮麵的同時，按食譜準備剩下的材料。

瀝乾義大利麵、過冷水。把麵裝進大攪拌盆，加進蔬菜和各種豆子。在沙拉
上淋上調味料，翻攪均勻，並以適量胡椒調味。吃不完的可冷藏，一週內食
用完畢。

每份的營養資訊：

熱量	脂肪	蛋白質	膳食纖維	碳水化合物
346 大卡	8.5 公克	17.5 公克	13.8 公克	54 公克

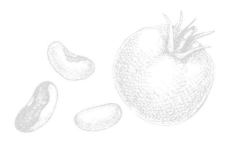

拉丁美味沙拉碗

經主廚傑森‧羅貝爾同意，
由自行車手朵希‧鮑許提供

喜歡你的食物帶一點刺激嗎？這一道拉丁風味的美味沙拉碗增添了激情——以及豐盛的營養素，讓你整天都能量充沛。也可以減少香料用量，加墨西哥辣椒和辣椒粉的時候下手輕一點。這一道沙拉碗是用「肉質」的花椰菜小扁豆塔可料、新鮮蘿蔓萵苣、酥脆的大蕉片和冰涼的腰果酸奶油製作而成，比外賣好吃一百倍！

食材（1 人份）：

酸奶油：

- 1 又 3/4 杯 市售無奶的酸奶油（如 Tofutti、Follow Your Heart 或 Kite Hill 牌）
- 2 大匙 新鮮檸檬汁
- 2 小匙 蘋果醋
- 3/4 小匙 海鹽

藜麥：

- 1/3 杯 低納蔬菜高湯
- 2 大匙 白洋蔥切丁
- 1/2 杯 紅甜椒、青椒或黃甜椒（或任何彩椒組合）切細碎
- 1 根 小型胡蘿蔔，切丁
- 1 杯 市售冷凍或常溫的即食藜麥（例如 Trader Joe's 或 Ancient Harvest 牌）
- 2 大匙 莎莎醬或新鮮番茄莎莎醬

花椰菜小扁豆塔可料：

- 2 小匙 低鈉蔬菜高湯或橄欖油

- 1/4 杯 白洋蔥切小丁
- 1 小匙 墨西哥辣椒去籽切細末
- 2 杯 市售花椰菜米（例如 Sprouts、Trader Joe's 或 Green Giant 牌）
- 1 瓣 大蒜，切細末
- 1 小匙 辣椒粉，分次使用
- 1/2 小匙 小茴香粉，分次使用
- 1/4 小匙 香菜籽粉，分次使用
- 3 大匙 番茄糊
- 1/2 杯 罐裝或常溫的小扁豆，完全瀝乾、過水（例如 Trader Joe's 牌）
- 適量海鹽與現磨黑胡椒

其他：

- 1/2 顆 蘿蔓萵苣，切碎
- 1/2 顆 酪梨，切丁
- 1 杯 櫻桃番茄，剖半
- 1 袋 市售烤大蕉片（例如 Trader Joe's、Thrive Market 或 Goya 牌）
- 1/4 杯 新鮮香菜切碎
- 2 大匙 市售烤南瓜子（例如 Trader Joe's 牌），加入乾淨的平底鍋裡重新烤過，直到產生香氣。
- 適量莎莎醬

步驟：

製作腰果酸奶油：把所有材料加進小碗，攪拌到混合均勻。加蓋冷藏備用，可保存一星期。

製作藜麥：中型的平底鍋加入蔬菜高湯、洋蔥、甜椒和胡蘿蔔，用中小火炒到洋蔥透明，大約 5 分鐘。加進藜麥，蓋上鍋蓋，小火微滾 3 到 4 分鐘，直到鍋裡的水分蒸發。再用叉子攪鬆拌勻，離火，拌入莎莎醬或新鮮番茄莎莎醬，備用。

製作花椰菜小扁豆塔可料：開中火，中型煎鍋裡加進蔬菜高湯或橄欖油。炒洋蔥和墨西哥辣椒約 5 到 7 分鐘，炒到洋蔥透明、辣椒軟化。加進花椰菜米、大蒜、1/2 小匙辣椒粉、1/4 小匙小茴香、1/8 小匙香菜籽，煮 5 分鐘。拌入番茄糊，再煮 4 到 5 分鐘，直到花椰菜軟化。加進小扁豆和剩下的辣椒粉、小茴香和香菜籽。用鹽和胡椒調味，轉到小火再煮 4 分鐘，使風味融合。用叉子壓小扁豆，壓成「牛絞肉」的質感。

裝盤：中型的沙拉碗裡鋪上一層藜麥，然後加上花椰菜小扁豆塔可料、蘿蔓萵苣絲、酪梨丁、櫻桃番茄和一小把烤大蕉片。用新鮮的香菜和烤南瓜子裝飾，加上各 1 大匙酸奶油和莎莎醬。

每份的營養資訊：

熱量	脂肪	蛋白質	膳食纖維	碳水化合物
431 大卡	10.4 公克	17 公克	17 公克	72 公克

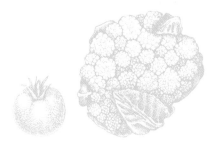

羽衣甘藍凱薩沙拉

由馬拉松選手瑪莉‧史耐德提供，
出自她的著作，《綠化身體食譜》（*Green Body Cookbook*）

覺得很需要多攝取綠色蔬菜的時候，可以吃這一道沙拉。羽衣甘藍是營養發電廠，富含多種營養素，其中包括鐵；和維生素 C 一起攝取的時候，會提高鐵質的攝取量（這裡是加檸檬汁）。你目前可能沒那麼愛羽衣甘藍，不過這一道沙拉加了素食版的凱薩醬，一定會讓你愛上它。有個要訣是灑上檸檬汁，握拳「按摩」菜葉，會使菜葉更柔軟。

這是一道美味的午餐沙拉，也可以當作晚餐的配菜。

食材（2 人份）：

烤鷹嘴豆：
- 1 罐（439 公克）鷹嘴豆
- 2 大匙 營養酵母粉
- 1/2 小匙 洋蔥粉
- 1/2 小匙 大蒜粉
- 1/2 小匙 海鹽

凱薩醬：
- 2 顆 酪梨
- 2 小匙 大蒜切丁（大約使用 2 瓣）
- 1 小匙 第戎芥末醬
- 1 罐（198 公克）醃續隨子，不需瀝乾
- 2 大匙 新鮮檸檬汁
- 1/4 小匙 海鹽

・1/4 小匙 現磨黑胡椒粉

其他：

・1 大把 羽衣甘藍（我喜歡捲葉綠葉甘藍）

・2 大匙 檸檬汁

・2 大匙 營養酵母粉

步驟：

製作鷹嘴豆：烤箱預熱到攝氏 204 度。鷹嘴豆瀝乾過水，但保留 1 大匙罐裡的湯汁備用（這叫鷹嘴豆水）。放入中型的攪拌盆，加進營養酵母、調味料和備用的鷹嘴豆水，翻攪到均勻沾上。調味的鷹嘴豆鋪在烤盤上，單層烘烤 30 分鐘，直到酥脆，備用。

製作調味料：把所有食材倒進攪拌器，攪拌到滑順，需要時刮下容器壁上的調味料。可以視需要用 1 大匙水稀釋調味料一次。

裝盤：羽衣甘藍裝進大攪拌盆，灑上檸檬汁，以手用力壓擠菜葉，直到菜葉軟嫩，滲出菜汁。羽衣甘藍加入調味料攪拌，撒上營養酵母粉，最後加上烤鷹嘴豆。

每份的營養資訊：

熱量	脂肪	蛋白質	膳食纖維	碳水化合物
512 大卡	29.4 公克	17.5 公克	26.1 公克	56.2 公克

🫐 菠菜豆腐藜麥麵沙拉碗

由健力運動員凡妮莎・埃斯皮諾薩提供

　　這一道菜完美無缺——方便製作當午餐，營養豐富，簡單的調味料大大增添風味（想要餐點熱量更低的話，可以不加調味料）。

食材（4 人份）：

調味料：

- 1/4 杯 紅酒醋
- 2 瓣 大蒜，切末
- 1 小匙 低鈉醬油
- 3 大匙 特級初榨橄欖油
- 1 大匙 乾燥牛至

義大利麵：

- 2 杯 藜麥義大利麵
- 1 把 菠菜
- 3/4 杯 豆腐
- 1 把 苜蓿芽

步驟：

製作調味料：把材料加進中型的攪拌盆裡，打勻之後備用。

製作義大利麵：按包裝上的指示煮義大利麵，煮完後過水、瀝乾，加回鍋裡。加進豆腐、菠菜和苜蓿芽，攪拌混合，淋上調味料（可省略），再度攪拌。

每份的營養資訊（不含調味料）：

熱量	脂肪	蛋白質	膳食纖維	碳水化合物
257 大卡	4 公克	10 公克	5 公克	51 公克

每份的營養資訊（含調味料）：

熱量	脂肪	蛋白質	膳食纖維	碳水化合物
357 大卡	14 公克	10 公克	5 公克	52 公克

巴西莓沙拉碗

由健美選手柯林‧索頓提供

沒什麼比得上巴西莓沙拉碗。莓果的酸味和新鮮水果的美味，混合著酥脆的燕麥碎粒。我住在佛州，溫暖的天氣裡一天任何時候都想吃。很多人靠著蔬果昔，一餐裡吃進多種富含抗氧化物質的不同水果。不過蔬果昔吃一陣子可能膩，尤其是有人每天喝一杯。而加進那些水果的沙拉碗增添了口感，是你早晨、下午蔬果昔的完美替代品。巴西莓沙拉碗有不少碳水化合物和果糖，也是絕佳的能量來源，所以在吃下巴西莓沙拉碗後一個小時裡運動，你會覺得精力充沛，能應付任何挑戰，甚至整天都神采奕奕。

食材（2 人份）：

· 2 包（198 公克）無糖巴西莓果
· 1/4 杯 無糖杏仁奶
· 1 大匙 甜菊糖
· 1 杯（144 公克）草莓，洗淨切片
· 1 杯（144 公克）藍莓，洗淨

· 1 根 冷凍成熟香蕉
· 2 杯 燕麥碎粒
· 1 大匙 椰子絲

步驟：巴西莓果、香蕉和杏仁奶加進強力攪拌器，打到滑順、濃稠。可能需要用到攪拌器的攪拌棒。再把混合物倒進碗裡，隨意加上配料。

每份的營養資訊：

熱量	脂肪	蛋白質	膳食纖維	碳水化合物
744 大卡	34.2 公克	15.9 公克	15.9 公克	103 公克

素食能量沙拉碗

由註冊營養師潘蜜拉·福格森（Pamela Fergusson）博士提供

下一次長程自行車、長跑、長泳或在健身房久待之後，試試這一道豐盛的沙拉碗，不只令人回味無窮，而且有助於增肌。基底是蕎麥片（kasha），也就是烤蕎麥；可以用乾燥的平底鍋加進蕎麥烤幾分鐘，也有同樣的效果。我很愛蕎麥，蕎麥和藜麥一樣，擁有完整的蛋白質（含有所有必需胺基酸），又是北美的國產作物，不需要進口。而且蕎麥富含纖維、鎂、鐵和銅。

這一道沙拉碗需要額外自製葵花子酸奶油，不過我強烈建議你事先做一批（同時烤地瓜、煮蕎麥片），冰在冰箱裡，可以淋在沙拉碗、烤馬鈴薯和純素玉米片上。大部分的人想做乳脂狀的醬料或調味料時，會用腰果，不過葵花子是平價的理想代替品，蛋白質更豐富，種植需要的水分少，所以對環境更友善。

食材（1 人份）：

葵花子酸奶油：
- 1 杯 生葵花子，浸泡隔夜或煮過，過水
- 1 大匙 新鮮檸檬汁
- 2 小匙 蘋果醋
- 1/2 小匙 海鹽，以及適量調味用的

沙拉碗：
- 1 顆 地瓜，不去皮，切成 4 公分的丁塊
- 2 小匙 特級初榨橄欖油（可省略）
- 1 杯 蕎麥片，或用平底鍋炒蕎麥炒到散發香氣
- 2 杯 蔬菜高湯或水

- 1/2 杯 煮熟的黑豆（或罐裝瀝乾）
- 1/2 杯 玉米粒
- 1/2 杯 紅甜椒切丁
- 1/2 顆 小型酪梨，切丁

步驟：

製作酸奶油： 材料加入攪拌器，加 1/2 杯水，打 2 分鐘到完全滑順。可能需要用刮刀刮下攪拌器容器上的酸奶油。視情況加鹽調味。冷藏備用，可保存 3 天。

製作沙拉碗：

烤箱預熱 227 度。烤盤鋪上烘焙紙。

可以把地瓜拌油，如果想無油烘烤，也可直接放在鋪了烘焙紙的烤盤裡。烤 25 到 30 分鐘，中途翻攪。

在小平底鍋裡加進蕎麥片或烤蕎麥，和 2 杯蔬菜高湯或水。煮到滾，轉小火微滾，蓋上鍋蓋。煮到所有液體吸收完，大約 12 分鐘。

在碗裡用 1/2 杯蕎麥片鋪上一層，加進豆子、玉米、甜椒和酪梨，以及 1/2 杯烤地瓜。上面撒上 1/4 杯的葵花子酸奶油。剩下的地瓜和蕎麥片裝進有蓋容器冷藏，最多可以保存 5 天。

每份的營養資訊：

熱量	脂肪	蛋白質	膳食纖維	碳水化合物
1501 大卡	94.8 公克	49.1 公克	37 公克	138.5 公克

阿育吠陀雜燴餐

由三鐵選手約翰·喬瑟夫提供

　　這道菜傳統稱為 kichiri，最棒的是食材平價實惠，嚐起來十分美味，又營養豐富。我在當僧侶時（大約 1982 年），開始在紐約市提供遊民素食，那時就做了這個。添加的綠色蔬菜和麵包，提供所有人一天需要的所有營養。重點是調味，香料多得要命，所以在料理的時候要吟誦瑜伽咒文，才能維持正面態度。

食材（6 人份）：

印度薄餅：

- 3 杯 全麥麵粉
- 1 又 1/2 小匙 海鹽
- 1/2 杯軟化的純素奶油，及擺盤用份量
- 1 又 1/3 杯 溫水

燉菜：

- 2 大匙 椰子油
- 2 大匙 有機純素奶油（我喜歡 Miyoko's 牌的），分次使用
- 2 條 新鮮辣椒，去籽切成末
- 3 小匙 小茴香籽
- 2 小匙 薑末
- 2 小匙 香菜籽粉
- 2 小匙 薑黃粉
- 4 杯 茄子切塊去皮
- 3 杯 花椰菜小朵
- 8 顆 番茄，切碎
- 4 杯 菠菜去梗剁碎

- 2 杯 熟鷹嘴豆（或罐裝鷹嘴豆過水）
- 3 小匙 喜馬拉雅玫瑰鹽

米飯：
- 1 小匙 椰子油
- 1/2 小匙 純素奶油
- 1 小匙 薑黃粉
- 3 杯 印度白香米
- 1/2 杯 整粒腰果
- 1 又 1/2 小匙 海鹽

步驟：

印度薄餅：大碗裡混合麵粉和鹽。用木杓邊攪拌，邊緩緩加進奶油和水。麵團柔軟潮溼之後，把麵團放到乾淨乾燥的檯面，用手揉麵 8 到 10 分鐘。用乾淨的溼布蓋住麵團，靜置 2 小時。

準備製作餐點的時候，把麵團分成高爾夫球大小，揉成圓形。應該大約能揉出 20 顆。

在乾淨平坦的表面撒上麵粉，把麵團擀開，擀平到大約 0.6 公分厚。開中火，加熱中型的煎鍋。把一張印度薄餅放進鍋裡煎 30 秒，用夾子翻面，再煎 30 秒。再翻面一次，煎到薄餅邊緣開始翹起。用夾子把薄餅夾到另一個爐火正上方，原本的正面朝下。薄餅應該會立刻膨起，充滿空氣。幾秒之後，翻面讓薄餅繼續膨脹。從火上移開，可以沾點額外的奶油。其餘的薄餅按以上步驟處理。

燉菜：開中火，用大平底鍋熱油和 1 大匙奶油。奶油融化後，丟進辣椒、小茴香籽、薑、香菜籽、薑黃，翻炒 30 秒或直到產生香氣。加進茄子，炒到軟化、上色。拌進花椰菜，煮到微軟，大約 5 分鐘。加進番茄和菠菜，攪拌均勻。

倒進鷹嘴豆、鹽和 3/4 杯的水。轉中小火，加蓋微滾 10 分鐘。拌進剩下的奶油。繼續煮，偶爾攪拌以免黏鍋，煮到水收乾。燉菜濃稠可口的時候，就完成了。

米飯：開中火，中型鍋子加進油和奶油。先加入薑黃，再加米。攪拌均勻，煮 3 分鐘，小心別讓米燒焦。

加進腰果、鹽和 6 杯水，煮到滾，攪拌後轉成小火，加蓋再煮 15 到 20 分鐘，直到鍋底幾乎沒水。鍋子不掀鍋蓋，離火備用。熱度會蒸發剩下的水，讓你的米飯蓬鬆。

每份的營養資訊：

熱量	脂肪	蛋白質	膳食纖維	碳水化合物
725 大卡	33.7 公克	19.7 公克	16.8 公克	95 公克

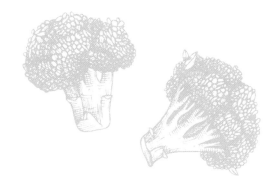

🟣 傳奇托斯卡尼馬鈴薯湯

由健美選手羅伯特‧契克提供

這是我太太多年來都會做的絕妙好湯之一。有客人來訪的時候，總是能很受歡迎，無論吃不吃純素的人都喜歡。雖然我們通常會做這一道義式湯品當晚餐，搭配巧巴達麵包和沙拉配菜，不過我們只有兩個人，所以接下來幾天的午餐會繼續享用這一道美味無比的湯。因此我們反而比較常在午餐吃，而不是當晚餐的主菜。湯是百搭料理，一週的任何日子、一年裡任何時節都可以當午餐享用，這一道湯也不例外。不過冬天裡熱騰騰上桌，湯裡漂著一塊塊馬鈴薯，特別棒。

這一道湯滋味豐富，主要是因為素食義大利香腸的關係。按食譜一次做一大批，這樣比較好，接下來幾天都可以隨時加熱、享用。

食材（8 人份）：

- 1 包 Field Roast 牌純素香腸（4 條入）
- 1 顆 大顆洋蔥，切丁
- 4 瓣 大蒜瓣，切末
- 8 杯 蔬菜高湯
- 4 顆 大顆褐皮馬鈴薯，切丁
- 1/2 杯 高脂植物鮮奶油（例如 Silk、Ripple 或 Califia Farms 牌）
- 2 小匙 煙燻液（可省略）
- 一把 捲葉綠葉甘藍，摘下葉子，切碎
- 適量猶太鹽和現磨黑胡椒

步驟：

把植物肉香腸切成一小口大小。開中火，在大鍋裡把香腸煎到微上色，移到碗裡。

於同一鍋裡（應該有香腸煎剩的一些油脂），用中火炒洋蔥，炒到開始上色，大約 6 分鐘。加進大蒜翻炒大約 1 分鐘，直到產生香氣。拌入高湯和馬鈴薯。煮滾之後保持微滾大約 20 分鐘，煮到可以輕易用叉子刺穿。

加進植物鮮奶油和煙燻液（可省略）。把香腸和甘藍菜加回鍋裡，煮到甘藍菜變鮮綠，大約 2 分鐘。攪拌、嚐味道，可以用鹽和胡椒調味。

單獨享用或搭配巧巴達、法國麵包或酸麵團麵包，也可以配綠色蔬菜沙拉。

每份的營養資訊：

熱量	脂肪	蛋白質	膳食纖維	碳水化合物
341 大卡	10.7 公克	18 公克	5.7 公克	44.5 公克

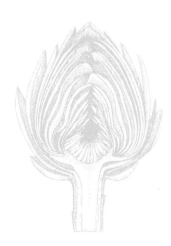

晚　餐

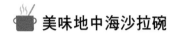 **美味地中海沙拉碗**

經主廚傑森・羅貝爾同意，
由自行車手朵希・鮑許提供

　　這一道沙拉碗有層次豐富的風味和口感，一週天天吃也不會膩。其中有滿滿的扎塔香料抓飯、新鮮芝麻葉沙拉、色澤如寶石的蒸甜菜、乳脂狀的優格小黃瓜醬，和酥脆的鷹嘴豆。

食材（2 人份）：

烤鷹嘴豆：

· 1 又 1/2 杯 市售烤鷹嘴豆（例如 Biena 牌）

優格小黃瓜醬：

· 1/2 杯 無糖原味無奶優格（豆醬、杏仁或椰子優格）

· 1/2 條 大型英國小黃瓜，或 2 條波斯小黃瓜，切細碎

· 1/2 小匙 蘋果醋或檸檬汁

· 1 大匙 新鮮蒔蘿切碎，或 2 小匙乾燥蒔蘿

· 1/4 小匙 海鹽

抓飯：

· 1 大匙 低鈉蔬菜高湯、無奶奶油或橄欖油

· 2 大匙 洋蔥切末

· 1 瓣 小瓣大蒜，切末

· 2 杯 市售冷凍或常溫即食印度白香米或糙米（例如 Trader Joe's 或 Seeds of Change 牌）

· 1/8 小匙 薑黃粉

・1/8 小匙 小茴香粉

・1/4 小匙 紅椒粉

・1/4 杯 新鮮香芹切細碎

・適量海鹽和現磨黑胡椒粉

芝麻葉沙拉：

・2 杯 野芝麻葉或嫩葉芝麻葉

・1/2 杯 番茄切丁

・1/2 杯 黃瓜切片

・1 大匙 特級初榨橄欖油

・1 又 1/2 大匙 新鮮檸檬汁

・1 大匙 中東札塔香料或鹽膚木粉

・適量海鹽和現磨黑胡椒粉

其他：

・1/3 杯 紫洋蔥切片

・1/3 杯 熟甜菜切片

・1/4 杯 黑橄欖或卡拉瑪塔橄欖，去核

・1/3 杯 無奶菲達起司（例如 Violife 牌），捏碎，可省略

・2 大匙 市售鷹嘴豆泥或茄泥芝麻醬（baba ganoush），可省略

・2 大匙 大包裝或袋裝未烤過的生松子或杏仁，用乾燥平底鍋烘到出現香氣

・1/2 杯 市售烤鷹嘴豆

步驟：

製作優格黃瓜醬：把所有材料加進中型攪拌盆裡，攪拌到完全混合，加蓋冷藏備用。3 天之內食用完畢。

製作抓飯：用小煎鍋開小火加熱蔬菜高湯。加入洋蔥炒到透明，大約 5 分鐘；加入大蒜再炒 1 分鐘，炒到散發香氣。加進煮好的米、薑黃、小茴香和紅椒粉，攪拌混合，煮到熱透，大約 5 分鐘。拌入香芹，用適量的鹽和胡椒調味。離火備用。

製作沙拉：在中型的碗裡加入芝麻葉、番茄和黃瓜。淋上橄欖油、檸檬汁，撒上札塔香料、鹽和胡椒。

裝盤：在中型的沙拉碗裡鋪上一層芝麻葉沙拉，加進幾勺抓飯和一勺優格黃瓜醬。加上紫洋蔥、熟甜菜、橄欖、無奶菲達起司（可省略）、鷹嘴豆泥（可省略）、烤松子和幾大匙烤鷹嘴豆。

每份的營養資訊：

熱量	脂肪	蛋白質	膳食纖維	碳水化合物
372 大卡	7.8 公克	12.6 公克	9.8 公克	64.5 公克

咖哩鷹嘴豆

由健美選手羅伯特・契克提供

　　偉大的鷹嘴豆是世上蛋白質密度最高的豆類之一，形狀甚至就像結實的迷你二頭肌！鷹嘴豆有助於肌肉修復和生長，所以是理想的運動後食物。而豆類一般是餐點中絕佳的基礎，尤其是加進一些香草植物和香料之後。這些咖哩鷹嘴豆很適合鋪在飯上，米飯加上鷹嘴豆能提供大量滋養的碳水化合物、蛋白質、脂肪和纖維。加上綠葉蔬菜的沙拉配菜來增添營養，淋上檸檬汁幫助吸收鐵質，就會得到精力旺盛的一餐。放手做出香辣的咖哩鷹嘴豆——多了辣度，你會補充更多水分！

食材（4 人份）：

- 1 顆 黃洋蔥，切碎
- 2 瓣 大蒜，切末
- 1 罐（386 公克）淡椰漿
- 4 杯 鷹嘴豆（或 2 罐 439 公克裝，過水）
- 1 罐（411 公克）罐裝番茄丁（最好是火烤番茄）
- 2 杯 育空黃金馬鈴薯，煮軟
- 1 大匙 番茄糊
- 1 大匙 咖哩粉
- 1 大匙 印度綜合香料
- 1/2 小匙 辣椒片，加上調味用的適量
- 2 杯 菠菜
- 糙米或全麥袋餅，擺盤用

步驟：

開中大火，在大平底鍋加進 1 大匙水，炒軟洋蔥和大蒜，大約 3 分鐘。視情況加進更多水，以免燒焦。加進番茄糊、咖哩粉、印度綜合香料和辣椒片，混合均勻。加進菠菜之外的其他材料。偶爾攪拌，煮到熱透、風味融合，大約 10 分鐘。加進菠菜，再煮 5 到 10 分鐘，直到菠菜軟化，味道交融。最後調味，需要的話加進更多辣椒片。

可搭配糙米飯或全麥袋餅。

每份的營養資訊（不包括米飯或全麥袋餅）：

熱量	脂肪	蛋白質	膳食纖維	碳水化合物
489 大卡	21 公克	16.3 公克	16.6 公克	65.3 公克

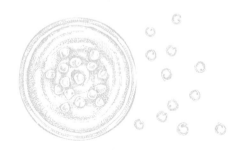

二號消防車黑豆飯

由游泳選手兼消防員瑞普・耶瑟斯汀提供，
出自他的著作，《二號消防車食譜》

這一道晚餐主食非常單純，而且好吃得不得了。這道餐點和我早餐的麥片一樣，我已經吃了超過 30 年。有客人來晚餐的時候，招待這道餐點也很適合。

裝盤時建議搭配健康的薯片或溫熱的玉米片。

食材（4 人份）：

- 2 罐（439 公克）罐裝黑豆，過水瀝乾
- 1 到 1 又 1/2 杯 蔬菜高湯或水
- 1 大匙 Bragg 胺基酸醬油
- 1 把 青蔥，切蔥花（蔥白蔥綠都用）
- 1 杯 新鮮、冷凍或罐裝玉米
- 1 罐（227 公克）罐裝荸薺，瀝乾
- 2 顆 紅甜椒、黃甜椒或青椒，去籽切碎
- 2 杯 糙米飯
- 1 小匙 辣椒粉
- 2 到 3 顆 番茄，切碎
- 1 顆 酪梨，切片
- 1 把 香菜，過水切碎
- 適量市售莎莎醬或玉溜

步驟：

中型鍋子放入豆子後加入高湯或水、胺基酸醬油和辣椒粉，加熱。

裝盤時，把幾大勺的糙米飯舀到大盤子裡，淋上豆子。豆子上加上幾大把切碎的蔬菜、香菜和酪梨。用適量莎莎醬或玉溜調味。

每份的營養資訊：

熱量	脂肪	蛋白質	膳食纖維	碳水化合物
474 大卡	8.3 公克	18.8 公克	24.7 公克	85.6 公克

燉咖哩小扁豆

由馬拉松選手瑪莉・史耐德提供，
出自她的著作，《綠化身體食譜》

這一道湯的抗氧化力超強，大概算我最愛的湯。這道湯靠著咖哩而有了超能力，各種香料合作提升消化力、促進代謝，減輕疼痛和發炎，增強免疫系統，改善骨骼健康。而且這道湯有著蔬菜滿滿的營養和小扁豆的蛋白質。

我喜歡提前準備一大批這種湯，在週間加熱當午餐。也可以淋在飯上，做成更豐盛的晚餐。

食材（2 人份）：

- 4 杯 蔬菜高湯或水（用高湯能帶來更有層次的風味）
- 3 大根 胡蘿蔔，切碎
- 2 大根 西洋芹，切碎
- 1 大顆 黃洋蔥，切碎
- 2 小匙 大蒜切丁（大約 2 瓣）
- 1/4 小匙 辣椒片，或 1/4 小匙卡宴辣椒，增加辛辣味（可省略）
- 1 罐（425 公克）全脂椰漿
- 1 罐（425 公克）番茄丁
- 1 杯 生的小扁豆
- 2 大匙 咖哩粉
- 1 小匙 海鹽
- 1/4 小匙 薑黃粉
- 1/4 小匙 現磨黑胡椒粉
- 1 片 乾燥月桂葉
- 2 滿杯 菠菜，切碎

· 糙米飯，擺盤用（可省略）

步驟：

大鍋開中火加熱，加進 1、2 大匙的蔬菜高湯或水，炒胡蘿蔔、西洋芹和洋蔥，直到剛好軟化，5 到 7 分鐘。加進大蒜、紫洋蔥或卡宴辣椒（可省略），再炒 2、3 分鐘，直到蔬菜變得更軟。

拌入剩下的高湯或水、椰漿、番茄丁、小扁豆、咖哩、鹽、薑黃、胡椒和月桂葉。把湯煮滾，加蓋，轉小火讓湯微沸，再煮 30 分鐘。

挑出月桂葉丟掉。加進菠菜，攪拌到軟化。如果喜歡湯稀一點，可以一次加進 1/3 杯的水，調整濃淡。直接上桌，或淋在糙米飯上。

每份的營養資訊（不包括糙米）：

熱量	脂肪	蛋白質	膳食纖維	碳水化合物
832 大卡	34.6 公克	32.3 公克	27.6 公克	110.2 公克

金線瓜佐天貝波隆納醬

由馬拉松選手瑪莉・史耐德提供，
出自她的著作，《綠化身體食譜》

我很愛這個食譜，這道麵的營養密度高於一般的義大利麵。義大利麵是極少加工的食品，而金線瓜（口感類似義大利麵）則完全沒加工。此外也含有大量維生素和礦物質，包括維生素 B 群、葉酸、鉀、Omega-3 和 Omega-6、鈣、鐵、磷和鋅。而且自然不含麩質！絕對可以用這取代你最愛的盒裝義大利麵，當我時間緊湊又想吃健康自煮的餐點時，就會做這一道。

這個食譜適用於任何時候，我喜歡在辛苦運動之後當作恢復餐，重建肌肉、促進恢復。如果你是力量型運動員，想要增肌，那麼這道料理含有高蛋白，特別有幫助。一包 227 公克裝的天貝有 2 份，每份有 20 公克的蛋白質！

食材（2 人份）：

- ·1 顆 中型金線瓜
- ·1 小匙 大蒜粉，分次使用
- ·1 小匙 大蒜切丁（大約 1 瓣）
- ·1 包（227 公克）天貝，切丁
- ·1/2 小匙 乾燥羅勒
- ·1 小匙 海鹽，分次使用
- ·1/2 小匙 現磨黑胡椒粉
- ·1/2 小匙 辣椒片
- ·1/2 小匙 紅椒粉
- ·1/2 小匙 乾燥牛至
- ·1 罐（709 公克）市售義式紅醬（如果喜歡風味濃郁，可以加更多！）
- ·1 包（227 公克）義大利棕磨菇（或用同樣份量的其他蔬菜代替，例如南瓜或櫛瓜），切片
- ·營養酵母粉 擺盤用（可省略）

步驟：

烤箱預熱到攝氏 204 度。大烤盤裡鋪上錫箔紙備用。（方便清理！）

金線瓜縱切剖半，去籽。瓜肉撒上 1/2 小匙鹽、1/2 小匙大蒜粉和胡椒。把金線瓜切面向下放到烤盤，烤 40 分鐘。

烤金線瓜的同時，用中火加熱大平底鍋。加進 2 大匙義式紅醬，剛好夠微微蓋住鍋底。醬料一開始冒泡，就加進大蒜和辣椒片並攪拌，讓醬料浸 1 分鐘。

加進天貝，再加 1 大匙醬料，微微蓋過天貝。拌入紅椒粉、羅勒、牛至和剩下 1/2 小匙的鹽和大蒜粉，煮 3 到 5 分鐘，持續攪拌，直到天貝熱透。如果天貝開始變黏稠，再拌進 1、2 大匙的義式紅醬。

把天貝料推到鍋子一側。另一側加 2 大匙的醬料和切片磨菇。攪拌混合，炒 3 到 5 分鐘，直到磨菇（或你選擇的蔬菜）變軟。期間不時攪動天貝，以免黏住。

把磨菇和天貝拌在一起，加進剩下的義式紅醬。轉小火，為醬汁保溫，讓風味融合。偶爾攪動，直到金線瓜烤好。

金線瓜烤好後，小心地用鏟子替金線瓜翻面，切面向上。金線瓜翻面時，下面會冒出熱蒸氣，小心燙到。讓金線瓜冷卻幾分鐘，然後用叉子把瓜肉撕成條狀。

把「金線瓜麵」放入大碗，加上天貝波隆納醬。要的話也可以撒上營養酵母。

每份的營養資訊：

熱量	脂肪	蛋白質	膳食纖維	碳水化合物
578 大卡	21 公克	35.2 公克	18 公克	78.4 公克

邋遢純素辣醬

由比基尼選手、健身模特兒娜塔莉・馬修斯提供

既有邋遢喬肉醬，又有辣椒，怎能不愛呢？搭配一些玉米麵包製作成邋遢三明治，或搭配薯片和純素起司。別忘了餐巾！

食材（10 人份）：

- 1/2 杯 水（113 公克）
- 3 瓣 蒜頭，切碎
- 1 杯 植物組織蛋白
- 1/2 杯 番茄糊
- 2 大匙 芥末（哪一種都行）
- 2 小匙 辣椒粉
- 2 小匙 乾燥或新鮮的牛至
- 4 杯 蔬菜高湯或水
- 1/4 杯 洋蔥末
- 2 罐（439 公克） 黑豆罐頭，過水
- 1 杯 番茄泥
- 2 大匙 椰棕糖
- 1 又 1/2 大匙 白醋
- 2 小匙 小茴香粉
- 1 小匙 鹽

步驟：

開中火，在大鍋裡加進 1/2 杯水和洋蔥。炒到洋蔥變得半透明，大約 5 分鐘。加進大蒜，炒到大蒜變成金黃，經常攪拌以免燒焦，大約再 3 分鐘。

拌入豆子、植物組織蛋白、番茄泥、番茄糊、椰棕糖、芥末、醋、辣椒粉、小茴香、牛至和鹽。加進蔬菜高湯或水，攪拌到完全均勻。煮到滾，加蓋之後轉小火，保持微沸。煮 20 分鐘之後離火，上桌。

每份的營養資訊：

熱量	脂肪	蛋白質	膳食纖維	碳水化合物
155 大卡	1 公克	11 公克	9 公克	27 公克

黑豆素食漢堡排

由超馬跑者布蘭登・布瑞茲
在他著作《超旺能量烹飪書》中提供

　　以下是富含蛋白質的黑豆漢堡排，搭配純素切達起司十分美味，例如 381 頁不可思議的（無堅果）素食乾酪醬，可以和你最愛的蔬菜配料一起鋪在圓麵包上，或弄碎加在穀物上，或單獨吃都好。冰庫裡留一批，這樣只要幾分鐘就能吃到美味的漢堡排。

食材（10 個漢堡排）：

- 2 杯 煮熟的黑豆（或罐裝黑豆過水）
- 1 杯 大燕麥片
- 2/3 杯 糙米飯
- 1/3 杯 營養酵母粉
- 1/4 杯 Daiya 或其他無奶的切達風味起司刨絲
- 1 粒 大型洋蔥，刨碎（或用食物處理器打碎）
- 1 大把 新鮮香菜，切碎
- 2 大匙 香菜籽粉
- 1 大匙 紅椒粉
- 1 大匙 芥末籽醬
- 2 大匙 溜醬油
- 1 小匙 海鹽，及調味用適量
- 1 到 2 杯 麥芽麵包做的新鮮麵包粉（我喜歡 Silver Hills Chia Bread 無麩質的選擇）
- 煎炸用的椰子油

步驟：

中型碗裡加進黑豆、燕麥、米飯、營養酵母粉和起司，用手拌勻。

攪拌器加入洋蔥、香菜、香菜籽、紅椒粉、芥末和玉溜。打到混合均勻。

把洋蔥糊加進豆子泥裡，加鹽、混合均勻。視情況加鹽調味。加進麵包粉以手混合，直到麵團摸起來結實、不再黏手。麵包粉和燕麥會吸收水分，變得比較難攪拌。

把麵團分成 10 個 2 公分厚的麵餅。中火加熱煎鍋，加一點椰子油，把麵餅煎到上色，每面大約 1 分鐘。

放入有蓋容器保存，可冷藏 5 天。

每份的營養資訊：

熱量	脂肪	蛋白質	膳食纖維	碳水化合物
226 大卡	3.6 公克	10.1 公克	8.9 公克	39 公克

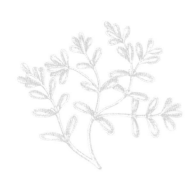

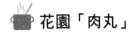 花園「肉丸」

由比基尼選手布里娜‧威格利提供

這些小扁豆「肉丸」風味十足，一下就能做好。選好你最愛的豆類或豆子，和最愛的義大利麵一同享用。如果有氣炸鍋，這份食譜很適合用氣炸鍋製作。用烤箱烹調也很好吃。

食材（2 人份，8 個肉丸）

肉丸：

- 2 杯 蔬菜高湯或水
- 海鹽適量
- 1 杯 小扁豆
- 1/4 杯 胡蘿蔔切丁
- 1/4 杯 豌豆
- 1/4 杯 磨菇切碎
- 1/4 杯 洋蔥切碎
- 2 大匙 番茄糊
- 2 大匙 活性小麥麩質、麵包粉或無麩質的鷹嘴豆粉
- 1 大匙 純素伍斯特醬或 Dale's 的醃泡汁
- 1/2 小匙 特級初榨橄欖油

醬料：

- 1 罐 市售義式紅醬
- 1 大匙 營養酵母粉
- 1/2 大匙 大蒜粉
- 1/2 大匙 洋蔥粉
- 1/2 大匙 乾燥牛至
- 1 小匙 蔗糖（可省略）

其他：

· 1 包 你最愛的麵條

步驟：

製作素肉丸：如果要用烤箱烤肉丸，先把烤箱預熱到攝氏 190 度。用中型鍋子把高湯或水煮滾。加進 1 撮鹽和小扁豆。按包裝說明烹煮，直到小扁豆軟化，20 到 25 分鐘。瀝乾備用。

用另一個小鍋把 2 杯水煮滾。加 1 匙鹽，加進胡蘿蔔煮 2 至 3 分鐘。加進豌豆，煮滾到剛好軟化，大約 1 分鐘。瀝乾備用。

把煮過的小扁豆、胡蘿蔔、豌豆、磨菇、洋蔥、番茄糊、小麥麩質（或代替品）以及純素伍斯特醬加進食物處理機。分段打到混合均勻。別過度攪拌，以免變成糊狀；打 3、4 次就夠了。

把混合物分成 8 團丸子。每個大約 1 大匙到 1 大匙半的量。

若用氣炸鍋炸肉丸，要在氣炸鍋裡鋪上錫箔，錫箔上抹油。用攝氏 190 度氣炸 12 到 13 分鐘，10 分鐘之後檢查。肉丸應該熟透了，外表呈金褐色。

或是在烤盤鋪上錫箔，錫箔上抹油，烤 20 分鐘，直到肉丸熟透，呈金褐色。讓肉丸稍稍冷卻再從錫箔上移下來，否則可能會黏底。

製作醬汁：開中小火，中型鍋子裡加入義式紅醬和營養酵母粉、大蒜粉、洋蔥粉、牛至和糖（可省略）。微滾之後再煮 5 到 7 分鐘，不時攪拌。風味融合之後，加進肉丸，讓肉丸沾滿醬汁。加在義大利麵上擺盤。

每份的營養資訊：

熱量	脂肪	蛋白質	膳食纖維	碳水化合物
588 大卡	7.1 公克	36.2 公克	17.7 公克	102.4 公克

亞洲麵條沙拉碗

由越野自行車手索妮亞・魯尼提供

這是我最愛的沙拉碗之一，準備迅速，充滿各種蔬菜，而且超級令人滿足。非常建議把沙嗲醬的份量增加一倍或兩倍，冷藏起來供日後快速料理。

食材（2 人份）：

沙嗲醬：

- 4 大匙 花生醬
- 1 顆 萊姆，榨汁
- 2 大匙 玉溜或醬油
- 2 小匙 蒜蓉辣椒醬

麵：

- 1 包（227 公克）豆乾切片
- 1/2 杯 胡蘿蔔絲（可以買現成的，省下時間）
- 1 包（255 公克）蕎麥麵（也可用任何全穀物）
- 1/2 顆 紅甜椒或黃甜椒，去籽切片
- 1 杯 香菇切片
- 1/2 杯 豆芽菜
- 黑芝麻，擺盤用

步驟：

製作沙嗲醬： 把所有材料加進攪拌器，加 2 大匙水，打到滑順，備用。

製作蕎麥麵： 開中小火，不沾鍋裡乾煎豆乾到熱透，約 3 分鐘。取出豆乾備用。鍋中加進 1 大匙水，加進香菇炒到軟化，大約 5 分鐘。

依據包裝上的指示煮蕎麥麵。把蕎麥麵放進碗裡，再加上香菇和豆腐。加入沙嗲醬，攪拌麵條沾勻醬料，擺上豆芽菜、胡蘿蔔、胡椒和芝麻。

每份的營養資訊：

熱量	脂肪	蛋白質	膳食纖維	碳水化合物
500 大卡	23.7 公克	32.4 公克	12.2 公克	51 公克

純素起司通心粉佐胡蘿蔔馬鈴薯起司醬

由奧運滑雪選手、
茹素營養師茉莉亞‧莫瑞提供

多虧重新發明了這一道經典療癒食物，你不會想念奶油、起司和鮮奶油。你不只排除了對健康毫無益處的食物，也加進了營養素高的成分，像是胡蘿蔔、馬鈴薯和營養酵母粉。營養酵母粉有種類似堅果、乾酪的風味，充滿礦物質、維生素和抗氧化物質，而且特別有益於修復細胞損傷、減少發炎。

食材（4 人份）：

胡蘿蔔馬鈴薯起司醬：
- 3 顆 中型褐皮馬鈴薯，去皮切碎
- 4 根 大型胡蘿蔔，切碎
- 1 瓣 蒜頭
- 1 小匙 洋蔥粉
- 1/4 杯 味噌
- 1/8 杯 第戎芥末醬
- 3/4 杯 營養酵母粉
- 1 顆 檸檬，擠汁
- 1 小匙 蘋果醋
- 3/4 杯 無糖無調味豆漿
- 適量 海鹽和現磨黑胡椒

義大利麵：
- 1 大顆 青花菜，切小朵（莖留下來，下次做鷹嘴豆泥時可以沾了吃！）
- 1 包（454 公克） 義大利麵種類任選
- 1 小匙 酪梨油或其他耐高溫的油

· 1 包 純素香腸（我用 Field Roast 牌）

· 煙燻純素帕瑪起司（380 頁）或市售素帕瑪起司，擺盤用

步驟：

製作胡蘿蔔馬鈴薯起司醬：用電鍋，或在大鍋子裡放幾公分深的水，把馬鈴薯和胡蘿蔔蒸到可以用叉子輕鬆剝開，大約 10 到 15 分鐘。

放進攪拌器，加入其他材料，打到滑順。可能需要用壓棒幫忙，不過幾分鐘之後就會變得柔滑。

用電鍋，或在大鍋子加進幾公分的水，把青花菜蒸軟，大約 5 分鐘。蒸好備用。

煮義大利麵，把包裝上的建議料理時間減 1 分鐘。

同時用大煎鍋，以中火熱油。煎香腸，大約每分鐘翻面一次，煎到均勻上色、熱透，大約 5 分鐘，備用。

濾乾義大利麵，加進煎香腸的煎鍋。加入青花菜，淋上起司醬，攪拌到所有材料都裹上醬料而滑潤，撒上素食帕瑪起司，即可享用。

每份的營養資訊（包括起司醬）：

熱量	脂肪	蛋白質	膳食纖維	碳水化合物
960 大卡	13.9 公克	57.6 公克	37.5 公克	167.9 公克

三豆天貝辣醬

由健美選手羅伯特‧契克提供

　　這種辣醬美味飽足，製作起來又方便快速，而且符合熱量低、營養密度高的標準。一次做一大批，隔天更好吃，所以很適合在週末煮了，享用一星期。可以把辣醬分裝到容器裡，冰進冷凍庫，要吃的時候再解凍、加熱。可以加上大量你最愛的配料，所以永遠不會吃膩。也可以在運動後享用，或是當作午、晚餐。

食材（4 人份）：

- 2 瓣 大蒜，切末
- 1/2 顆 洋蔥，切丁
- 3 根 西洋芹，切丁
- 3 根 胡蘿蔔，切丁
- 1/2 顆 青椒，去籽切丁
- 1 包（227 公克）天貝，壓碎
- 1 大匙 小茴香粉
- 1/2 大匙 辣椒粉（怕辣可酌量減少）
- 1 又 1/2 杯 煮好的黑豆（或 454 公克罐裝，瀝乾過水）
- 1 又 1/2 杯 煮好的皇帝豆（或 454 公克罐裝，瀝乾過水）
- 1 又 1/2 杯 煮好的紅腰豆（或 454 公克罐裝，瀝乾過水）
- 1 罐（411 公克）番茄丁罐頭（最好是火烤番茄）
- 1 罐（128 公克）烤綠辣椒
- 1 杯 冷凍或新鮮玉米
- 酪梨切片，擺盤用（可省略）
- 番茄切片，擺盤用（可省略）
- 蘿蔓萵苣切絲，擺盤用（可省略）

‧ 黑橄欖切片，擺盤用（可省略）

‧ 辣椒片適量（可省略）

‧ 麵包或餅乾，擺盤用（可省略）

步驟：

開中火，大鍋裡加進 2 大匙水，炒大蒜、洋蔥、西洋芹、胡蘿蔔和青椒 5 分鐘，或炒到蔬菜開始軟化。加入碎天貝、小茴香和辣椒粉，再煮幾分鐘讓風味融合，可適度加水，以免燒焦。加進其餘的材料和 1 杯水，轉小火，微滾煮到熱透、稍微變濃稠，大約 20 分鐘。

搭配你喜歡的配料，也可以配麵包或餅乾。

每份的營養資訊（選擇性的擺盤配料不計）：

熱量	脂肪	蛋白質	膳食纖維	碳水化合物
465 大卡	8.7 公克	32.2 公克	23.9 公克	71.3 公克

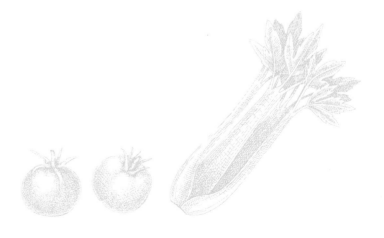

嗨翻天的地瓜蔬菜千層麵

由游泳選手兼消防員瑞普・耶瑟斯汀提供，
出自他的著作，《二號消防車食譜》

我在德州奧斯丁原型食品超市烹飪中心（Whole Foods Market Culinary Center）第一次示範的時候，做了這一道千層麵。提姆・拉弗恩特（Tim Lafuente）是位獲獎主廚，也是奧斯丁的消防員，他邀我一起參與這個活動，他做的天使細麵加了雞肉、培根、奶油和油。消防員好勝，所以示範活動很快就變成了一場競賽。當場沒宣布誰是贏家，不過我離開時得意洋洋，因為千層麵大獲成功——植物的幸福料理又一次成功了！

這一道千層麵非常美味，我和妻子辦婚禮時，正是選這一道當作主菜。

食材（10 人份）：

- 1 顆 洋蔥，切碎
- 1 小球 大蒜，所有蒜瓣都切碎或壓成泥
- 227 公克 磨菇，切片
- 1 朵 青花菜，切碎
- 2 根 胡蘿蔔，切碎
- 2 顆 紅甜椒，去籽切碎
- 1 罐（439 公克裝） 玉米罐頭，過水瀝乾
- 1 包（454 公克） 板豆腐
- 1/2 小匙 卡宴辣椒
- 1 小匙 新鮮牛至切碎
- 1 小匙 新鮮羅勒切碎
- 1 小匙 新鮮迷迭香切碎

· 2 罐（680 公克）市售義大利麵醬

· 2 盒（454 公克）全麥千層麵

· 454 公克 冷凍菠菜，解凍、濾乾

· 2 顆 地瓜，煮熟壓成泥

· 6 顆 羅馬番茄，切薄片

· 1 杯 生腰果磨粉

步驟：

烤箱預熱至攝氏 204 度。開大火，在炒鍋或不沾鍋加 1 大匙水，把洋蔥和大蒜炒 3 分鐘到軟化。加入磨菇，煮到軟化滲出湯汁，大約 5 分鐘。用漏勺把磨菇等料移到大攪拌盆裡。磨菇湯留在鍋裡。

平底鍋加上青花菜和胡蘿蔔，煮 5 分鐘，直到軟化但未爛掉。和磨菇一起加進攪拌盆裡。把甜椒和玉米炒軟，大約 3 分鐘，然後加進蔬菜攪拌盆。

用紙巾包住豆腐，吸乾豆腐的水。把豆腐加進攪拌盆裡，小心地壓碎、混入蔬菜中。加入香料，翻攪混合。

用一層醬汁蓋住一個約 23 公分乘 33 公分大的焙盤。加進一層麵條，然後用更多醬深蓋住麵條。（烤千層派的時候，麵條會在醬料裡煮，省事省時。）均勻地把蔬菜料鋪在加醬料的麵條上。蓋上另一層麵，再淋上另一層醬料。把菠菜鋪在第二層醬料麵條上。菠菜上蓋上地瓜泥，然後是另一層醬料、最後一層麵、最後一層醬料。把番茄片排在千層麵上，用錫箔紙蓋住砂鍋，烤 45 分鐘。拆掉錫箔紙，在千層麵上撒上腰果，再烤 15 分鐘。千層麵在室溫擱置 15 分鐘之後再享用。

每份的營養資訊：

熱量	脂肪	蛋白質	膳食纖維	碳水化合物
612 大卡	14.5 公克	29.5 公克	18.3 公克	101.9 公克

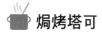 **焗烤塔可**
由比基尼選手布里娜・威格利提供

這道簡單的菜是由週二塔可日得到靈感，很適合家人分享、招待客人，或只是一次替自己做一批餐點。可以挖到玉米片或雜糧玉米片上，增添點刺激，或是搭配鮮脆的綠色蔬菜。

而且不用等到星期二再做，任何日子都很適合焗烤塔可。

注意：如果你沒有即食飯，可以用其他米飯代替。烤 45 分鐘，或烤到米軟了為止。

食材（6 人份）：

· 2 大匙 偏好的植物油（我喜歡葡萄籽油），分次使用
· 227 到 284 公克 偏好的蛋白質（豆腐、麵筋、天貝）
· 1 包 塔可香料
· 2 杯 甜椒去籽切片（我喜歡紅甜椒和青椒混用）
· 1 顆 黃洋蔥，切片
· 1 杯 即食飯
· 2 杯 蔬菜高湯
· 1 至 2 罐（439 公克）低鈉黑豆，濾乾、過水
· 1 杯 冷凍玉米粒
· 1 罐（284 公克）罐裝 RO-TEL 牌烤番茄
· 2 杯 新鮮菠菜
· 2 大匙 無奶起司刨絲
· 紫洋蔥切碎，擺盤用（可省略）
· 1 顆 熟酪梨壓成泥，擺盤用
· 新鮮香菜切碎，擺盤用

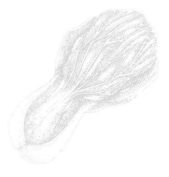

步驟：

烤箱預熱到 204 度。大煎鍋加 1 大匙油，用中火加熱。加入你喜歡的蛋白質食物，用一大撮塔可香料調味。煮 7 至 8 分鐘，或煮到蛋白質食物煮透。倒進小碗備用。

開中大火，煎鍋裡加進 3 大匙的水。加進甜椒和洋蔥，用一撮塔可綜合調味料調味。煮到甜椒軟化，洋蔥微微透明，5 到 7 分鐘。把煎鍋從爐子上拿開備用。

用剩下的油稍微潤過中型的砂鍋（可能需要不到 1 大匙）。把米均勻鋪在砂鍋底部，倒進蔬菜高湯。然後鋪一層豆子，撒上剩下的塔可調味料。加上一層煮熟的蛋白質，接著是玉米、烤番茄、菠菜、胡椒和洋蔥的混合物，最後是起司絲。不要攪拌混合！你的焗烤塔可有著所有原料的美麗分層。

輕輕蓋上錫箔紙，烤 30 到 35 分鐘，直到米煮軟，吸收了所有的液體。取下錫箔紙，再烤 10 到 15 分鐘，或烤到起司起泡，微微上色。

最上面加上紫洋蔥、酪梨泥，撒上少許香菜。

每份的營養資訊：

熱量	脂肪	蛋白質	膳食纖維	碳水化合物
287 大卡	8.1 公克	14.5 公克	12.3 公克	42.7 公克

甜　點

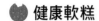

由雙鐵運動員蘿拉・克萊恩提供

　　是啊，我在極限訓練的時候，確實偶爾會享用甜食。感到渴望的時候，我會在手邊備著這些椰棗軟糕。

食材（8 人份）：

- 1 杯 去核椰棗
- 1/2 杯 杏仁
- 1/4 杯 核桃
- 1/2 杯 無糖可可粉，分次使用
- 2 條 熟香蕉
- 1/4 杯 杏仁醬
- 1/4 杯 龍舌蘭蜜

步驟：用溫水浸泡椰棗 30 分鐘，濾乾。

椰棗、杏仁、核桃和 1/4 杯可可粉加入食物處理機，打到均勻。把混合物倒入 23 公分 ×13 公分或 20 公分 ×20 公分的烤盤壓平，備用。

把食物處理機的容器擦拭乾淨，加入香蕉、杏仁醬、龍舌蘭蜜和剩下的 1/4 杯可可粉，打到均勻，然後平鋪在椰棗料上，冷凍至少 30 分鐘，切成 8 等份。冷凍保存，想吃的時候拿 1 根出來解凍就好！

每份的營養資訊：

熱量	脂肪	蛋白質	膳食纖維	碳水化合物
232.8 大卡	11.6 公克	5.8 公克	6.8 公克	34 公克

🍩 冷凍香蕉松露巧克力

由超馬跑者麥特·弗拉齊爾提供

　　我把我妹妹克莉絲汀發明的這種松露巧克力稱為「邪惡健康點心」。添加的糖分非常少，加上芝麻醬裡一些健康的脂肪，就得到甜美可口、冰淇淋般的口感。而且香蕉有助於把肝醣儲存在你的肌肉中當作燃料，也沒壞處。

食材（製作大約 14 塊 1 吋立方的松露巧克力）：

- 4 根 熟透的冷凍香蕉，切碎
- 2 大匙 芝麻醬
- 4 小匙 楓糖漿
- 2 小匙 無酒精香草精
- 1/2 小匙 海鹽
- 1/3 杯 可可粉
- 1/2 杯 無糖椰子絲，切碎
- 1/2 杯 核桃，切碎

步驟：把香蕉、芝麻醬、楓糖漿、香草精和海鹽加入攪拌器或踏板升降式攪拌機，打到滑順、乳脂狀。嚐嚐味道，需要的話用龍舌蘭蜜調整甜度。

把打好的混合物倒進 3 個 473 毫升的容器，冷凍至凝固，需要 4 小時以上或隔夜。

準備做松露巧克力。分別用盤子盛裝可可粉、椰子和核桃。把香蕉混合物拿出冷凍庫。用果肉挖勺或迷你冰淇淋勺挖出香蕉混合物，做出一口大的松露巧克力。選 1 種配料，把松露巧克力放進盤子裡翻滾沾上。按前面的步驟處理其餘的松露巧克力，盡量動作快，然後把沾上配料的松露巧克力放回容器，再次冷凍。其餘兩個容器中的香蕉糊也按上述步驟處理。

把松露巧克力冷凍 1 小時左右至硬化再享用。冷凍可保存 2 個星期。

每份的營養資訊（14 份）：

熱量	脂肪	蛋白質	膳食纖維	碳水化合物
99 大卡	6.1 公克	2 公克	2.6 公克	11.4 公克

🫐 酪梨慕斯

由 Crossfit 運動員詹姆斯・紐伯利提供

這種甜食做起來只要幾分鐘，帶著巧克力般滑潤的放縱，滿足你偶爾墮落的需要，何況還有酪梨提供的健康脂肪，和可可粉中的鈣、鐵、鎂和抗氧化物質。

食材（1 人份）：

· 1 顆 酪梨
· 1 大匙 生可可粉
· 1 大匙 純楓糖漿
· 1 撮 海鹽
· 杏仁奶少許

步驟：把所有材料用食物調理機或攪拌器打到滑順。立刻吃或冰進冰箱冷藏，增添牛奶糖般的口感。

每份的營養資訊：

熱量	脂肪	蛋白質	膳食纖維	碳水化合物
378 大卡	28.1 公克	4 公克	11 公克	32.5 公克

🍠 地瓜布朗尼

由奧運花式滑冰選手梅根・杜哈梅爾提供

這個食譜的祕密武器：地瓜！地瓜富含類胡蘿蔔素、維生素 B5、B6 和 C、鉀、纖維，好處多多。這個食譜是可口的巧克力布朗尼，其中充滿地瓜的營養素。

食材（16 塊布朗尼）：

- 1 杯 椰糖
- 3/4 杯 地瓜泥
- 1/2 杯 堅果醬（我喜歡花生醬）
- 1/2 杯 可可粉
- 1/3 杯 中筋麵粉（我用 Bob's Red Mill 的無麩質配方）
- 1 小匙 小蘇打粉
- 1 小匙 香草精
- 1/2 杯 巧克力豆或巧克力塊

步驟：

烤箱預熱到攝氏 177 度。用大攪拌盆混合糖、地瓜、堅果醬、可可、麵粉、小蘇打粉和香草精。充分混合。把巧克力片拌進去。

把麵糊倒進長寬 23 公分 ×23 公分的烤皿，烤 40 分鐘，直到邊緣酥脆，中間溼潤但烤透。布朗尼靜置冷卻 15 分鐘，然後切成 16 等份。

每份的營養資訊：

熱量	脂肪	蛋白質	膳食纖維	碳水化合物
183 大卡	6.7 公克	4.9 公克	4.1 公克	29 公克

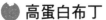 高蛋白布丁

由健力運動員凡妮莎·埃斯皮諾薩提供

　　這又是你用不著勉強自己吃下植物性飲食的證據。你不只能滿足自己的甜點胃，也能滿足每日的巨量營養素需求。

　　如果沒有高速攪拌器，就要把腰果浸泡過夜。這種布丁最適合冷藏幾小時之後上桌——所以需要事前計畫一下。除此之外，製作起來很簡單。

食材（4 人份）：

· 1 杯 腰果
· 1 盒 嫩豆腐
· 2 勺 巧克力蛋白粉（我喜歡 TRU 的植物性蛋白粉）
· 2 大匙 純楓糖漿
· 2 大匙 可可粉
· 1 小匙 香草精

步驟：所有材料加入攪拌器，加進 1 杯水，打到滑順。

每份的營養資訊：

熱量	脂肪	蛋白質	膳食纖維	碳水化合物
345 大卡	18 公克	26.8 公克	2.2 公克	21.3 公克

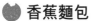 **香蕉麵包**

由自行車手克莉斯汀‧瓦達羅斯提供

香蕉麵包是我最愛做的甜食。我吃素超過 20 年，餐點非常多變化，不覺得少了任何東西。不過我通常為了運動表現而吃，重點主要放在健康的原型食物上，所以香蕉麵包讓我有種罪惡的愉悅，尤其是在辛苦的比賽之後，或我訓練休息一天的時候。如果想要邪惡一點，可以進烤箱之前撒上奶酥——不過即使沒加，也很美味。希望你和我一樣喜愛！

食材（6 人份，1 條）：

奶酥（可省略）：
- 2 大匙 中筋麵粉
- 1/2 小匙 肉桂粉
- 1/4 小匙 肉豆蔻
- 1 大匙 植物奶油稍微切碎

香蕉麵包：
- 1/4 杯 豆漿
- 1 小匙 蘋果醋
- 1 杯 中筋麵粉
- 1 杯 全麥麵粉
- 1/2 杯 砂糖
- 1/2 杯 紅糖
- 1/2 小匙 小蘇打粉
- 1 小匙 肉桂粉
- 1/2 小匙 肉豆蔻
- 1/2 小匙 海鹽

- 3 根 熟香蕉，壓成泥
- 1/2 杯 植物奶油，室溫軟化（潤鍋用的份量另計）
- 1 小匙 香草精

步驟：

製作奶酥：在小攪拌盆裡混合麵粉、肉桂粉、肉豆蔻粉與植物奶油，攪拌到變得鬆脆均勻。

製作香蕉麵包：烤箱預熱到攝氏 177 度。用植物奶油潤鍋，或抹在烘焙紙上，備用。把豆漿和蘋果醋加進小攪拌盆中拌勻，備用。大攪拌盆中加入麵粉、糖、小蘇打、肉桂粉、肉豆蔻和鹽，充分混合。拌入豆漿與醋、香蕉泥、軟化的植物奶油和香草精。混合至均勻。

把麵糊倒進準備好的平底鍋。如果要加奶酥，就把奶酥均勻地灑在麵糊上。烤 60 到 75 分鐘，直到把牙籤或水果刀插入麵包中心時沒有麵糊沾黏。

每份的營養資訊（奶酥不計）：

熱量	脂肪	蛋白質	膳食纖維	碳水化合物
382 大卡	16 公克	5.9 公克	4.6 公克	56.4 公克

椰子焦糖餅乾

由自行車手克莉斯汀‧瓦達羅斯提供

我必須進入快樂狀態的時候，就會用這個食譜。無論是比賽失利的隔天，或我訓練、比賽順利的隔天，這種餅乾總是能提振我的心情。最棒的是，吃這餅乾（幾乎）不用有罪惡感！

注意：也可以把餅乾一端沾上巧克力，增添巧克力風味。只要把融化的巧克力增加到 1/3 杯，椰子油增加到 3/4 小匙就好。把每片餅乾的末端沾沾巧克力，放到盤子上，然後把剩餘的巧克力淋上去。

食材（4 人份）：

· 1/2 小匙 椰子油（抹烤盤的份量另計） ・1 杯 無糖椰子絲

· 1/4 杯 黑巧克力片或黑巧克力條 ・1 杯 椰棗

步驟：烤箱預熱到攝氏 190 度。烤盤或大盤用少許椰子油抹過，備用。

把椰子絲鋪在乾淨的烤盤上，放進烤箱烤到金褐色（約 3 分鐘）。過程要仔細注意，以免燒焦。

把烤椰子絲和椰棗加進攪拌器，攪拌到混合均勻。把混合物捏成直徑 5 公分的小球，排放在預先準備好的烤盤或盤子裡。用拇指微微把小球壓扁。冷凍 20 分鐘。

融化巧克力（用微波爐微波 30 秒即可）。把椰子油拌入巧克力中。將巧克力醬淋在餅乾上，再把餅乾放回冷凍庫，冷凍至少 10 分鐘至巧克力定型。

每份的營養資訊：

熱量	脂肪	蛋白質	膳食纖維	碳水化合物
267 大卡	19.5 公克	2.9 公克	5.3 公克	23.6 公克

佐料、沾醬和調味料

黃瓜酪梨調味料

由超馬跑者布蘭登·布瑞茲
在他著作《超旺能量烹飪書》中提供

這是把更多蔬菜加進沙拉、增加美味的聰明辦法。

食材（8 又 1/4 杯份）：

· 2 條 中等的英國小黃瓜，去皮稍微切碎

· 1 顆 熟酪梨，去皮稍微切碎

· 2 大把 新鮮香菜

· 2 瓣 中等大小蒜瓣，去皮

· 1/2 杯 新鮮萊姆汁

· 1/4 杯加 2 大匙 葡萄籽油

· 1/4 杯加 2 大匙 過濾水

· 1 又 1/2 大匙 海鹽，加上調味用的適量

· 1/4 小匙 現磨黑胡椒粉

步驟： 把這些材料都丟進攪拌器，高速攪拌到滑順、乳脂狀。加入適量海鹽調味。存放在密閉容器中，可冷藏保存一週。

每份的營養資訊：

熱量	脂肪	蛋白質	膳食纖維	碳水化合物
132 大卡	12.9 公克	0.8 公克	1.9 公克	5 公克

香菇培根

由超跑選手麥特・弗拉齊爾提供

有時候你就是需要一點耐嚼又帶煙燻味的鹹食。做一批酥脆的香菇片，就能讓炒菜、穀物沙拉碗、沙拉、湯和炒豆腐畫龍點睛。

食材（大約 1 杯）：

· 227 公克 香菇切薄片
· 1 大匙 特級初榨橄欖油
· 1/2 小匙 海鹽
· 1/8 小匙 現磨黑胡椒粉
· 1 撮 甜紅椒粉

步驟：把烤箱預熱到攝氏 177 度。烤盤放上香菇，拌入橄欖油、海鹽、黑胡椒和紅椒粉。烤 25 分鐘，或烤到外表酥脆，內部稍微有嚼勁。

每份（1 杯）的營養資訊：

熱量	脂肪	蛋白質	膳食纖維	碳水化合物
197 大卡	14.6 公克	5.1 公克	5.7 公克	15.6 公克

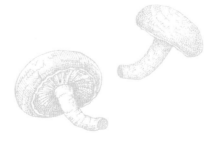

煙燻素帕瑪起司

由奧運滑雪選手、茹素營養師茉莉亞・莫瑞提供

你吃的各種鹹食都可以加上這種比本尊更美味的「起司」。腰果可以提供百分之百的銅需求（銅是人體代謝鐵質、提供能量生產不可或缺的元素）；紅椒粉（紅椒磨成粉），既含有大量抗氧化物質，又有抗發炎的特性；葵花子是銅的另一個神奇來源，此外也含有維生素 E、維生素 B_1，有助於分解脂肪和蛋白質，改善心血管功能。

食材（4 又 1/4 杯份）：

- 3/4 杯 生腰果
- 1 大匙 葵花子
- 1/4 杯 營養酵母粉
- 1 小匙 大蒜粉
- 1/4 小匙 紅椒粉
- 3/4 小匙 海鹽

步驟：用迷你食物調理機、攪拌機或香料磨粉器混合材料，直到呈現像帕瑪起司的質地。大約需要 30 秒。完成後裝入有蓋容器，可冷藏 3 星期。

每份的營養資訊：

熱量	脂肪	蛋白質	膳食纖維	碳水化合物
204 大卡	12.4 公克	12.6 公克	4.6 公克	13.7 公克

不可思議的（無堅果）素食乾酪醬

由奧運滑雪選手、茹素營養師
茉莉亞・莫瑞提供

這是多用途的醬料，不只在你想要吃點黏糊乳香的東西時可以解饞，而且其中含有花椰菜、胡蘿蔔、洋蔥和大蒜，也能提供大量的營養。可以加入披薩、澆在青菜上、當沾醬，或是拿湯匙舀著吃。

食材（4 又 3/4 杯份）：

· 1 顆 中等大小的花椰菜，稍微切碎　　· 6 根 中等大小的胡蘿蔔，切碎

· 1/2 顆 大顆甜洋蔥，切丁（或 1 大匙洋蔥粉）

· 2 瓣 大蒜（或 1 大匙大蒜粉）

· 3/4 杯 營養酵母粉　　· 1 大匙 第戎芥末醬　　· 1 大匙 味噌醬

· 1/4 小匙 薑黃粉　　· 1/8 小匙 紅椒粉（增添可口的煙燻風味，可省略）

· 1 杯 無糖杏仁奶（或其他植物奶）

步驟：用電鍋或大鍋，鍋底放幾公分深的水，把花椰菜和胡蘿蔔蒸軟，大約需 10 分鐘。

蒸的同時，取一大只平底鍋，開中火，加進 1 大匙水，把洋蔥和大蒜炒到軟化、呈金褐色，大約 7 分鐘。（使用洋蔥粉、大蒜粉時，跳過這個步驟。）如果洋蔥和大蒜開始黏鍋，就加入更多水。洋蔥、大蒜褐化之後，在鍋裡加進 1、2 大匙的水，用木鏟或刮刀刮起所有褐色的渣渣。

把洋蔥大蒜混合物、花椰菜、胡蘿蔔和其餘材料加進攪拌器，打到滑順。要當沾醬時，把醬料舀進烤箱的盤子裡，高溫烤 3 分鐘，直到變得金黃冒泡。

每份的營養資訊：

熱量	脂肪	蛋白質	膳食纖維	碳水化合物
264 大卡	3.5 公克	27.5 公克	16.6 公克	35.6 公克

🍱 毛豆菠菜鷹嘴豆泥

由職業比基尼選手、健身模特兒娜塔莉・馬修斯提供

鷹嘴豆泥是健康的點心，這沒什麼奇怪，不過這個食譜更上一層樓，比你在店裡買到的任何鷹嘴豆泥更營養豐富。這是多補充綠色蔬菜的好辦法，而且多了毛豆的蛋白質。可以搭配生菜或塗在三明治裡吃。

食材（6份）：

- 1 杯 去殼毛豆
- 1 杯 新鮮菠菜
- 3 大匙 新鮮檸檬汁
- 2 大匙 芝麻醬
- 1 大匙 營養酵母粉
- 1 小匙 龍舌蘭蜜
- 1/2 小匙 洋蔥粉
- 1/2 小匙 大蒜粉
- 1/4 小匙 海鹽

步驟： 用食物處理機或攪拌器混合所有食材，高速打均勻，直到變得滑順。裝入有蓋容器，最多可冷藏一星期。

每份的營養資訊：

熱量	脂肪	蛋白質	膳食纖維	碳水化合物
76 大卡	3.7 公克	5.1 公克	2 公克	6.5 公克

致 謝
ACKNOWLEDGMENTS

麥特・弗拉齊爾想感謝：

艾琳（Erin）、荷頓（Holden）和艾拉莉・弗拉齊爾（Ellarie Frazier），他們是給我最多啟發的純素運動員。我做的一切最主要都是為了你們。

羅伯特・契克是我的朋友，也是共同作者，是這個運動植物性飲食運動真正的教父，也是一開始激勵我想要起而效法的純素運動員。我的名字能和你並列在同一本書上，是無上的光榮。

麥克・葛雷格醫生支持這個計畫和我先前的工作，更重要的是支持了植物性飲食運動，意義深重。

本書裡出場的所有純素運動員勇於挑戰傳統，令我敬佩不已。謝謝你們分享自己的故事，激勵下一世代的茹素運動員。

感謝吾友兼生意夥伴麥特・圖爾曼（Matt Tullman）。你為我們的合作關係帶來智慧、動力、信任和恢宏的展望，並且下了不少功夫打造出我們有幸參與的傑出團隊，我心中只有無盡的感激。

感謝我們在無肉運動員、Complement、80 ／ 20 茹素計畫（80/20 Plants）和素食入口（Plant Bites）的團隊：道格・海伊（Doug Hay）、伊瑟・賈法（Esther Jaffa）、傑瑞・賽弗（Jerry Sever）、安德魯・卡特（Andrew Carter）、麥克・帕姆（Michael Palm）、克里斯・蘭伯羅（Chris Lambrou）、茱莉亞・莫瑞、麥特・賈格爾（Matt

Jager）、伊琪・費雪（Izzy Fischer）、艾莉莎・霍登菲爾（Alyssa Hodenfield）、麥肯娜・沃克（Mckenna Walker）和艾蜜莉亞・圭多博諾（Emilia Guidobono）。你們每天創造的魔法總是令我引以為豪，尤其是你們每個人都真心關切這個任務和我們的工作。

也感謝我們在這些品牌的其他夥伴：喬爾・卡恩（Joel Kahn）醫生、奧申・羅賓斯（Ocean Robbins）、T・K・皮蘭（T. K. Pillan）、馬可・安東尼歐・雷吉爾（Marco Antonio Regil）和布萊恩與（Brian）安德列亞・博格（Andrea Borg）。

賽斯・高汀（Seth Godin）和布萊恩・克拉克（Brian Clark）是我寫作和行銷最早的指導者，少了他們，一切模樣和感覺都會不同。

HarperOne 的席德妮・羅傑斯（Sydney Rogers）、瑞秋・霍茲曼和珍妮斯・唐諾德（Janis Donnaud）是真正的專業人士，幫忙把這計畫塑造成現在的樣貌——比我們想像得更宏大、壯麗。

最後，我要感謝無肉運動員社群的所有成員。可以為你們這麼做，是無上的光榮，很感激你們熱情投入、分享——更感激你們讓這世界更美好的動力。

羅伯特・契克想感謝：

我結縭超過 10 年的妻子與伴侶，凱倫・奧斯利（Karen Oxley）。

凱倫，謝謝妳整整 10 年支持我寫作自費出版的書籍，我們引以為傲的這本書才得以誕生。沒有妳，我不可能成功，這話千真萬確。我愛妳，謝謝妳體貼、耐心，相信我能成功。

謝謝我們領養的吉娃娃班尼和艾莉，在這幾年撰寫這本書的無數時刻睡在我腳邊，陪伴我度過漫長的白日和深夜。

謝謝吾友兼共同作者麥特・弗拉齊爾，關於輕重緩急和什麼是人生中最重要的事，你教了我許多。麥特，我們成功了。謝謝你在努力過程中致力於出類拔萃，對植物性飲食運動充滿熱忱。你啟發了很多人。

謝謝麥克・葛雷格醫生，他的工作大大影響了我們的人生，對我和麥特處理植物性營養的方式，也扮演了關鍵的角色。葛雷格醫生，得到你的支持真是三生有幸。有你認可這麼有意義的計畫，我們感激又引以為豪。

感謝我的母親艾德娜和父親彼得，他們鼓勵我追尋夢想，創造真正有意義的成就。也感謝我姊姊譚雅，超過 1/4 世紀前，她啟發我開始吃純素。我使出渾身解數，這本書才得以成真。

謝謝我的老師卡蘿・楊（Carol Young）、莉莉安・史密斯（Lillian Smith）、艾瑞克・達齊（Eric Dazey）、東尼・凡德米爾（Tony Vandermeer）和梅納德・費里摩（Maynard Freemole）接納我當作家的夢想，幫助我在小學三年級的小小年紀，相信自己有朝一日會站在這個位置，寫出一本極具影響力的書，讓數以千計的人改變人生。

謝謝我兒時朋友喬登・巴斯克維爾（Jordan Baskerville），他不只讓我認識了健美運動，讓我在茹素運動員社群的角色變得舉足輕重，而且從我寫作生涯之初就開始支持我，刺激我創作出最好的作品。

謝謝查爾斯・張（Charles Chang）、尚恩・科瓦勞斯基（Shawn Kowalewski）、薩提斯・卡倫迪卡爾（Satish Karandikar）、夏琳・沙（Shaleen Shah）、克里斯・錢伯林（Chris Chamberlin）和蘇珊・彼得斯（Susan Peters）讓我在「純素」和「純素強身」這些機構擔任正職的時候，有機會追求我寫作的熱情。

謝謝布萊恩・溫德爾（Brian Wendel）讓我有機會為「餐叉勝過手術刀」工作，因而改變了我看待植物性營養的方式，並且把我介紹給珍妮斯・唐諾德，最終促成了這本書。

謝謝珍妮斯・唐諾德、瑞秋・霍茲曼、席德妮・羅傑斯和HarperOne團隊為這本書承擔了風險，引導我們度過出版過程，而且真心相信這本書能大獲成功。我們感謝你們的遠見、智慧和指導，我們以我們一同創造的成果為傲。

感謝朵希・鮑許介紹我認識許多厲害的茹素運動員，讓我有幸為本書訪談，也感謝瑞普・耶瑟斯汀幫我發掘了一些一向不為人知的茹素運動員。

琳達・普蘿沛特醫師、克莉斯汀・凱斯特納（Christine Kestner）理學碩士、柯林・坎貝爾博士，卡爾德威爾・耶瑟斯汀二世醫師與麥克・克萊柏（Michael Klaper）醫師是最先支持這本書的專家，這些年來，他們的成果給了我很大的激勵。

謝謝雪柔（Sheryl）和鮑伯・格林伯格（Bob Greenberg）這些年間慷慨支持我的寫作事業，對我意義重大。

謝謝我們為本書訪談的近一百名茹素運動員，你們是成功茹素運動員的表率，為我們大家迎向更慈悲的未來而鋪路。

謝謝吳楷（Kai Wu，音譯）和麥特・賽德拉切克（Matt Sedlacek）的指導和遠見，並把他們創意的火花注入 www.veganbodybuilding.com，使之成為今日的模樣。

最後，感謝我的純素健美與健身（Vegan Bodybuilding & Fitness）社群，其中許多人陪伴了我將近 20 年。謝謝你們多年的支持、鼓勵、友誼以及對茹素運動員生活方式的貢獻。本書是你們大家這些年來支持的成果，我感激不盡。

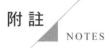
第一章：成為茹素運動員

1.　Sean Coughlan, "Gladiators Were 'Mostly Vegetarian,'" BBC News, October 22, 2014, https://www.bbc.com/news/education-29723384#:~:text=Roman%20gladiators%20 had%20a%20diet,the%20arena%20fighters%20were%20buried.&text=They%20 found%20the%20gladiator%20diet,drink%20made%20from%20plant%20ashes.

第二章：了解食物背後的力量：巨量營養素、微量營養素和熱量密度

1.　G. H. Boutros et al., "Is a Vegan Diet Detrimental to Endurance and Muscle Strength?," *European Journal of Clinical Nutrition* (April 24, 2020), https://doi.org/10.1038/s41430-020-0639-y.

2.　K. Wirnitzer et al., "Health Status of Female and Male Vegetarian and Vegan Endurance Runners Compared to Omnivores—Results from the NURMI Study (Step 2)," *Nutrients* 11, no. 1 (January 2019): 29, https://dx.doi.org/10.3390%2Fnu11010029.

3.　N. D. Barnard et al., "Plant-Based Diets for Cardiovascular Safety and Performance in Endurance Sports," *Nutrients* 11, no. 1 (January 2019): 130, https://dx.doi.org/10.3390%2Fnu11010130.

4.　"Macronutrients: The Importance of Carbohydrate, Protein, and Fat," McKinley Health Center, Univ. of Illinois at Urbana-Champaign, February 4, 2014, https://mckinley.illinois.edu/sites/default/les/docs/macronutrients.pdf.

第三章：蛋白質知多少

1.　K. M. Mangano et al., "Dietary Protein Is Associated with Musculoskeletal Health Independently of Dietary Pattern: The Framingham Third Generation Study," *American Journal of Clinical Nutrition* 105, no. 3 (March 2017): 714–722, https://doi.org/10.3945/ajcn.116.136762.

2.　S. Mettler, C. Mannhart, and P. C. Colombani, "Development and Validation of a Food Pyramid for Swiss Athletes," *International Journal of Sport Nutrition and Exercise Metabolism* 19, no. 5 (October 2009): 504–518, https://doi.org/10.1123/ijsnem.19.5.504.

3.　W. Chai et al., "Dietary Red and Processed Meat Intake and Markers of Adiposity and Inflammation: The Multiethnic Cohort Study," *Journal of the American College of Nutrition* 36, no. 5 (2017): 378–385, https://dx.doi.org/10.1080%2F07315724.2017.1318317.

4. GBD 2017 Causes of Death Collaborators, "Global, Regional, and National Age-Sex-Specific Mortality for 282 Causes of Death in 195 Countries and Territories, 1980–2017: A Systematic Analysis for the Global Burden of Disease Study 2017," *Lancet* 392, no. 10159 (November 10, 2018): 1736–1788, https://doi.org/10.1016/S0140-6736(18)32203-7.

5. Loma Linda University Adventist Health Sciences Center, "New Study Associates Intake of Dairy Milk with Greater Risk of Breast Cancer: Evidence Suggests Consistently Drinking as Little as One Cup per Day May Increase Rate of Breast Cancer up to 50%," *ScienceDaily*, February 25, 2020, https://www.sciencedaily.com/releases/202%2/200225101323.htm.

6. S.-W. Park et al., "A Milk Protein, Casein, as a Proliferation Promoting Factor in Prostate Cancer Cells," *World Journal of Men's Health* 32, no. 2 (August 2014): 76–82, https://dx-.doi.org/10.5534%2Fwjmh.2014.32.2.76.

7. A. Thompson, "From Fish to Humans, a Microplastic Invasion May Be Taking a Toll," *Scientific American*, September 4, 2018, https://www.scientificamerican.com/article/from-fish-to-humans-a-microplastic-invasion-may-be-taking-a-toll/.

8. J. K. Nelson, "Expert Answers: Fish and Polychlorinated Biphenyls," FAQ20348595, Healthy Lifestyle, Nutrition and Healthy Eating, Mayo Clinic, https://www.mayoclinic.org/healthy-lifestyle/nutrition-and-healthy-eating/expert-answers/fish-and-pbcs/faq-20348595#:~:text=Farmed%20salmon%20that%20are%20fed,lakes%2C%20streams%20and%20drinking%20water.

9. "Thirsty Food: Fueling Agriculture to Fuel Humans," *National Geographic*, accessed June 2020, https://www.nationalgeographic.com/environment/freshwater/food/.

10. N. Babault, "Pea Proteins Oral Supplementation Promotes Muscle Thickness Gains During Resistance Training: A Double-Blind, Randomized, Placebo-Controlled Clinical Trial vs. Whey Protein," *Journal of the International Society of Sports Nutrition* 12, no. 3 (2015), https://dx. doi.org/10.1186%2Fs12970-014-0064-5.

11. J. M. Joy et al., " The Effects of 8 Weeks of Whey or Rice Protein Supplementation on Body Composition and Exercise Performance," *Nutrition Journal* 12, no. 86 (2013), https://dx.doi.org/10.1186%2F1475-2891-12-86.

12. National Research Council, *Recommended Dietary Allowances*, 10th ed. (Washington, DC: National Academies Press, 1989).

13. D. T. Thomas, K. A. Erdman, and L. M. Burke, "Position of the Academy of Nutrition and Dietetics, Dietitians of Canada, and the American College of Sports Medicine: Nutri-

tion and Athletic Performance," *Journal of the Academy of Nutrition and Dietetics* 116, no. 3 (March 1, 2016): 501–528 , https://doi.org/10.1016/j.jand.2015.12.006.

14.　"High-Protein Plant-Based Diet Versus a Protein-Matched Omnivorous Diet to Support Resistance Training Adaptations: A Comparison Between Habitual Vegans and Omnivores," https://link.springer.com/article/10.1007/s40279-021-01434-9.

15.　"Soy," NutritionFacts.org, accessed June 2020, https://nutritionfacts.org/topics/soy/.

16.　G. Paul and G. J. Mendelson, "Evidence Supports the Use of Soy Protein to Promote Cardiometabolic Health and Muscle Development," *Journal of the American College of Nutrition* 34, no. sup1 (2015): 56–59, https://doi.org/10.108%7315724.2015.1080531.

第五章：脂肪：不全是壞東西

1.　G. Zong et al., "Monounsaturated Fats from Plant and Animal Sources in Relation to Risk of Coronary Heart Disease Among US Men and Women," *American Journal of Clinical Nutrition* 107, no. 3 (March 2018): 445–453, https://doi.org/10.1093/ajcn/nqx004.

第六章：補充劑：究竟該不該吃！？

1.　A. S. Prasad, "Zinc Is an Antioxidant and Anti-inflammatory Agent: Its Role in Human Health," *Frontiers in Nutrition* 1 (September 1, 2014), https://dx.doi.org/10.3389%2Ffnut.2014.00014.

2.　M. Foster et al., "Effect of Vegetarian Diets on Zinc Status: A Systemic Review and Meta-analysis of Studies in Humans," *Journal of the Science of Food and Agriculture* 93, no. 10 (August 15, 2013): 2362–2371, https://doi.org/10.1002/jsfa.6179.

3.　M. Ruscigno, "What Every Vegetarian Needs to Know About Iron," No Meat Athlete, accessed June 2020, https://www.nomeatathlete.com/iron-for-vegetarians/.

4.　S. J. Bailey et al., "Dietary Nitrate Supplementation Reduces the O2 Cost of Low-Intensity Exercise and Enhances Tolerance to High-Intensity Exercise in Humans," *Journal of Applied Physiology* 107, no. 4 (October 2009): 1144–1155, https://doi.org/10.1152/japplphysiol.00722.2009.

5.　J. L. Viana et al., "Evidence for Anti-inflammatory Effects of Exercise in CKD," *Journal of the American Society of Nephrology* 25, no. 9 (September 2014): 2121–2130, https://doi.org/10.1681/ASN.2013070702.

6.　K. C. Carpenter et al., "Baker's Yeast ß-Glucan Supplementation Increases Monocytes and Cytokines Post-Exercise: Implications for Infection Risk?," *British Journal of Nutri-*

tion 109, no. 3 (February 14, 2013): 478–486, https://doi.org/10.1017/S0007114512001407.

7. S. Talbott and J. Talbott, "Effect of Beta 1, 3/1, 6 Glucan on Upper Respiratory Tract Infection Symptoms and Mood State in Marathon Athletes," *Journal of Sports Science and Medicine* 8, no. 4 (December 1, 2009): 509–515.

8. T. C. Campbell, "Casein Is a Carcinogen," T. Colin Campbell Center for Nutrition Studies, December 4, 2014, updated January 4, 2019, https://nutritionstudies.org/provocations-casein-carcinogen-really/.

9. S.-W. Park et al., "A Milk Protein, Casein, as a Proliferation Promoting Factor in Prostate Cancer Cells," *World Journal of Men's Health* 32, no. 2 (2014): 76–82, https://dx.doi.org/10.5534%2Fwjmh.2014.32.2.76, https://www.ncbi.nlm.nih.gov/pmc/articles/PMC4166373/.

10. W. Lu et al., "Dairy Products Intake and Cancer Mortality Risk: A Meta-analysis of 11 Population-Based Cohort Studies," *Nutrition Journal* 15, no. 91 (2016), https://dx.doi.org/10.1186%2Fs12937-016-0210-9.

11. 見 https://www.health.harvard.edu/heart-health/brewing-evidence-forteas-heart-benefit. 亦見 D. M. Main, "Citrus Juice, Vitamin C Give Staying Power to Green Tea Antioxidants," Purdue University, November 13, 2007, https://www.purdue.edu/uns/x/2007b/071113FerruzziTea.htmL.

第八章：促進復原、增加訓練

1. "Foods at Fight Inflammation," Harvard Health Publishing, June 2014, updated August 29, 2020, https://www.health.harvard.edu/staying-healthy/foods-that-fight-inflammation.

2. G. Howatson et al., "Influence of Tart Cherry Juice on Indices of Recovery Following Marathon Running," *Scandinavian Journal of Medicine and Science in Sports* 20, no. 6 (December 2010): 843–852, https://doi.org/10.1111/j.1600-0838.2009.01005.x.

3. P. G. Bell et al., "Montmorency Cherries Reduce the Oxidative Stress and Inflammatory Responses to Repeated Days High-Intensity Stochastic Cycling," *Nutrients* 6, no. 2 (2014): 829–843, https://doi.org/10.3390/nu6020829.

4. Bell et al., "Montmorency Cherries"; J. L. Bowtell et al., "Montmorency Cherry Juice Reduces Muscle Damage Caused by Intensive Strength Exercise," *Medicine and Science in Sports and Exercise* 43, no. 8 (August 2011): 1544–1551, https://doi.org/10.1249/mss.0b013e31820e5adc.

5. Z. Yu et al., "Associations Between Nut Consumption and Inflammatory Biomarkers,"

American Journal of Clinical Nutrition 104, no. 3 (September 2016): 722–728, https://dx-.doi.org/10.3945%2Fajcn.116.134205.

　　麥特・弗拉齊爾是純素超馬跑者、創業家，曾發起無肉運動員運動。麥特的書已翻譯成五國語言，賣出超過十萬本，李奇・羅爾、賽斯・高汀和凱西・佛斯頓（Kathy Freston）的書中都曾提及他的貢獻；此外還有雜誌例如《跑者世界》、《戶外探索》（Outside）、《健康》（Health）、《素食新聞》（VegNews）和其他媒體包括 CNN、《運動畫刊》（Sports Illustrated）、《時人》雜誌（People）、《赫芬頓郵報》（Huffington Post）、《富比士》雜誌、《商業內幕》（Business Insider）和「網路醫生」（WebMD）網站。麥特是 Complement、80/20 Plants、Plant Bites 這三個品牌的共同創始人，這些品牌一致的任務是培養植物性飲食運動，幫助純素食者發揚光大。他和妻子與兩個孩子住在北卡羅來納州阿什維爾，在從事流浪狗救援。

　　羅伯特・契克在奧勒岡州科瓦利斯（Corvallis）的一座農場長大，1995 年，他 15 歲，開始了純素生活，當時他的體重僅僅 54 公斤。現在，羅伯特著有《純素健美與健身》（Vegan Bodybuilding & Fitness）、《減脂》（Shred It!）和《茹素長肌肉》（Plant-Based Muscle）等書。2002 年起開始培養茹素健美產業，把剛萌芽的一個產業帶到今日的榮景，常被稱為「純素健美教父」。羅伯特二度榮獲天然健美冠軍，名列《素食新聞》雜誌選出最有影響力的茹素運動員。他巡迴全球，分享他從瘦巴巴的農場小孩轉變成純素健美冠軍的故事。羅伯特是「純素健美健身」（Vegan Bodybuilding & Fitness）的創辦人與總裁，也負責維護熱門網站 VeganBodybuilding.com，經

常為「無肉運動員」、「餐叉勝過手術刀」和「純素至上」（Vegan Strong）網站撰稿，熱中多種運動，也是創業家，遵循植物性飲食超過 25 年。羅伯和妻子與領養的兩隻吉娃娃住在科羅拉多州。

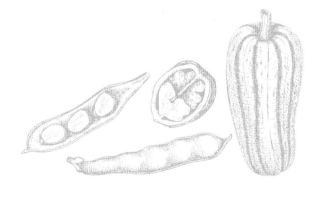

國家圖書館出版品預行編目資料

茹素運動員：頂尖選手、醫學專家實證，透過植物性飲食打造更健壯的身體 / 羅伯特．契克 (Robert Cheeke), 麥特．弗拉齊爾 (Matt Frazier) 著；周沛郁翻譯. -- 臺北市：三采文化股份有限公司, 2022.11
面；　公分
譯自：The plant-based athlete : the game-changing approach to peak performance
ISBN 978-957-658-946-1(平裝)

1.CST: 素食 2.CST: 健康飲食 3.CST: 健康法

411.371　　　　　　　　111015168

個人健康情形因年齡、性別、病史和特殊情況而異，本書提供科學、保健或健康資訊與新知，非治療方法，建議您若有任何不適，仍應諮詢專業醫師之診斷與治療。

◎封面圖片提供：
snaptitude - stock.adobe.com
◎內頁圖片提供：
geraria - stock.adobe.com

suncolor 三采文化集團

iFit 02

茹素運動員：
頂尖選手、醫學專家實證，透過植物性飲食打造更健壯的身體

作者｜羅伯特‧契克（Robert Cheeke）、麥特‧弗拉齊爾（Matt Frazier）
譯者｜周沛郁
責任編輯｜張凱鈞　專案主編｜戴傳欣
美術主編｜藍秀婷　封面設計｜方曉君　內頁排版｜曾瓊慧　文字校對｜聞若婷
行銷協理｜張育珊　行銷企劃主任｜陳穎姿　版權負責｜杜曉涵

發行人｜張輝明　總編輯長｜曾雅青　發行所｜三采文化股份有限公司
地址｜ 11492 台北市內湖區瑞光路 513 巷 33 號 8 樓
傳訊｜ TEL:8797-1234　FAX:8797-1688　網址｜ www.suncolor.com.tw
郵政劃撥｜帳號：14319060　戶名：三采文化股份有限公司
本版發行｜ 2022 年 11 月 4 日　定價｜ NT$520

THE PLANT-BASED ATHLETE: A GAME-CHANGING APPROACH TO PEAK PERFORMANCE by MATT FRAZIER AND ROBERT CHEEKE
Copyright: © 2021 by MATT FRAZIER AND ROBERT CHEEKE
This edition arranged with JANIS A. DONNAUD & ASSOCIATES, INC. through BIG APPLE AGENCY, INC., LABUAN, MALAYSIA.
Traditional Chinese edition copyright: 2022 Sun Color Culture Co., Ltd
All rights reserved.